신경질환 아틀라스

Fundamentals of Neurologic Disease

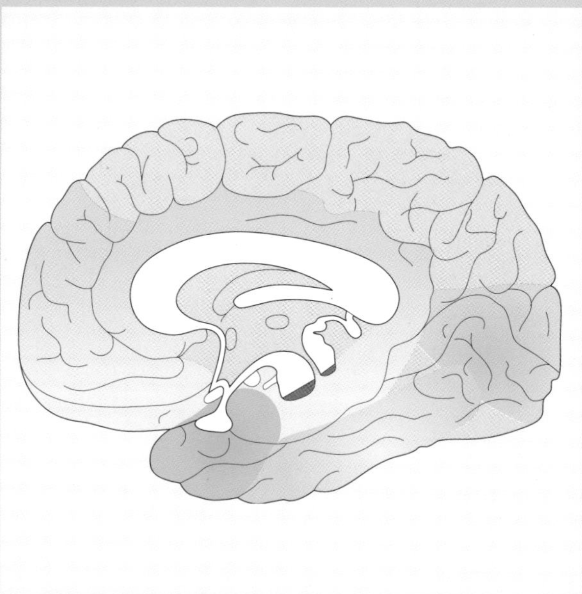
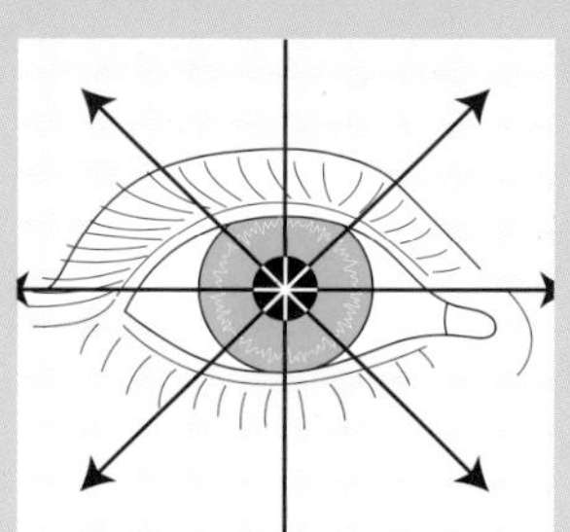
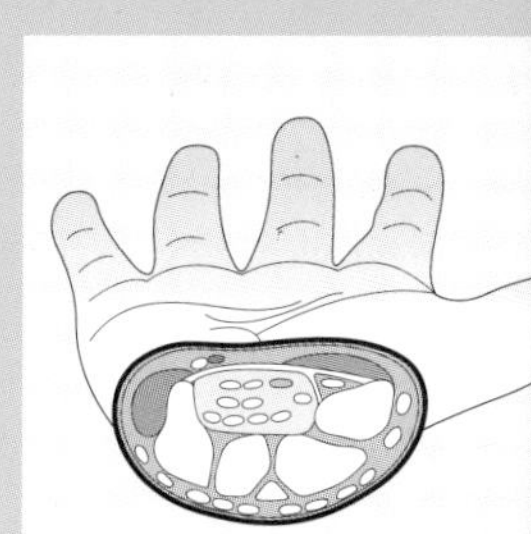
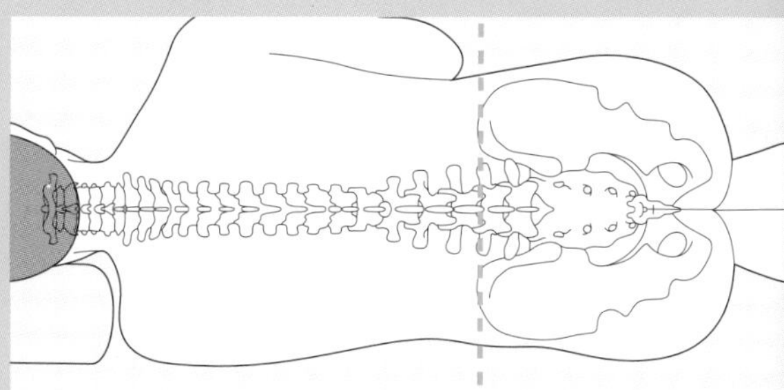
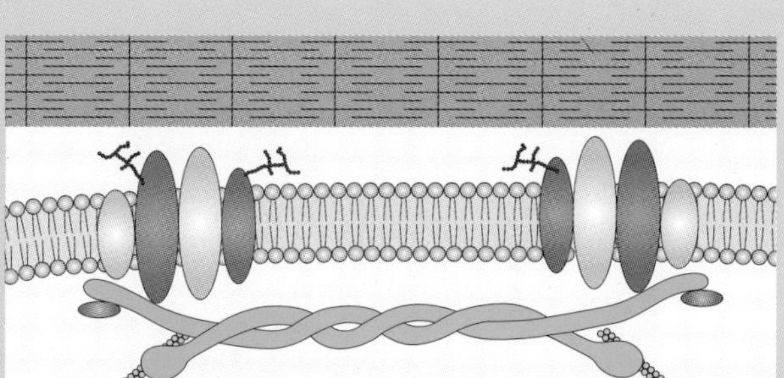
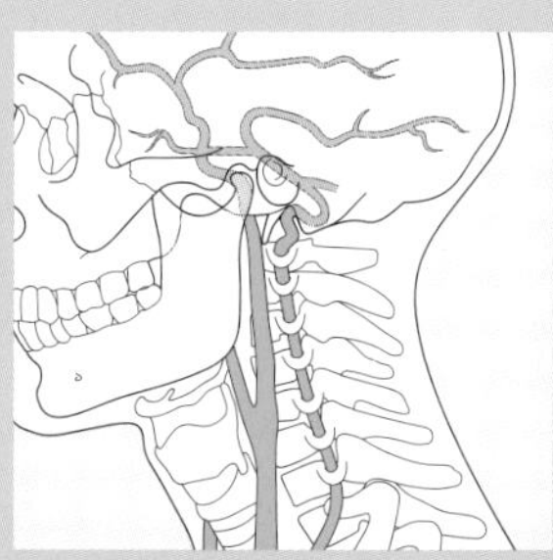
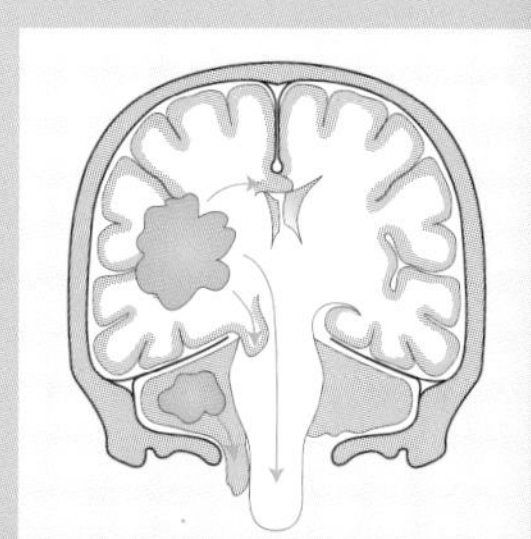

Larry E. Davis, MD · Molly K. King, MD · Jessica L. Schultz, MD 지음
정한영 · 박병규 · 김명옥 · 편성범 · 남정현 옮김

군자출판사

신경질환아틀라스

FUNDAMENTALS OF NEUROLOGIC DISEASE

첫째판 1쇄 인쇄 | 2009년 10월 20일
첫째판 1쇄 발행 | 2009년 10월 25일

지 은 이 Larry E. Davis · Molly K. King · Jessica L. Schultz
옮 긴 이 정한영 · 박병규 · 김명옥 · 편성범 · 남정현
발 행 인 장주연
편집디자인 박혜영
표지디자인 이지선
발 행 처 군자출판사
등 록 제 4-139호(1991. 6. 24)

본 사 (110-717) 서울특별시 종로구 인의동 112-1 동원회관 BD 3층
Tel. (02) 762-9194/5 Fax. (02) 764-0209
대구지점 Tel. (053) 428-2748 Fax. (053) 428-2749
광주지점 Tel. (062) 228-0252 Fax. (062) 228-0251
부산지점 Tel. (051) 893-8989 Fax. (051) 893-8986

ISBN 978-89-6278-192-2

정가 28,000원

저자 / 역자소개

저자

Larry E. Davis. M.D.

Chief of the Neurology Service at the
New Mexico VA Health Care System and Professor of
Neurology and Neuroscience at the University of
New Mexico School of Medicine

with

Molly K. King, M.D.
Jessica L. Schultz, M.D.
Neurology Service at the
New Mexico VA Health Care System and
Neurology and Neuroscience at the University of
New Mexico School of Medicinez

역자

정한영 인하대학교 의과대학 재활의학과 교수
박병규 고려대학교 의과대학 재활의학과 교수
김명옥 인하대학교 의과대학 재활의학과 부교수
편성범 고려대학교 의과대학 재활의학과 부교수
남정현 인하대학교 의과대학 진단검사의학과 부교수

머리말

본 단행본은 신경학의 기본 개념 및 흔한 신경계 질환에 대한 이해를 구하고자 하는 학생들을 위한 책이다. 각 질병의 빈도, 질병 범주에서의 대표성, 개념의 가치, 진단의 중요성에 따라 58개의 질환을 선정하였다.

대부분의 신경계질환 입문 코스들은 짧아 학생들이 신경학 교과서를 광범위하게 읽을 시간이 주어지지 않는다. 또한, 신경학 교과서의 요약본들은 무수한 신경계 질환을 담고 있지만 내용이 단편적이어서 찾고자 하는 질환에 대한 사전지식 없이는 그 내용을 이해하기가 어렵다. 따라서 대부분의 학생들은 특정 질병에 대한 부분적인 지식만 습득한 채 코스를 마무리하게 된다. 본 단행본은 표지부터 끝까지 유용한 내용으로 구성되어 있으며, 독자들에게 신경학에 대한 보다 심도 있는 이해를 줄 수 있도록 디자인 되었다.

첫 장에서는 신경학자가 환자를 대할 때 취해야하는 기본적인 접근법 및 신경학적 검사의 핵심요소, 일반적인 신경학적 검사에 대한 개괄에 대해 언급하고 있다. 환자의 과거력 및 신경학적 검사, 랩 검사 결과를 이용해 신경학적 문제를 국소화 하고 진단하는 법에 대해서도 나와 있다.

이 후의 장들은 근육에서부터 뇌피질까지의 각 해부학적 위치에 따른 흔한 질병들 및 병태생리학적으로 유사한 질병들에 따라 구분되어 있다. 각 장들은 위의 질환들에 대한 개괄로 시작하며, 각 질환에 대한 병태생리, 주 증상, 주요 체액검사 결과 및 치료에 대해 언급하고 있다. 본 책은 성인뿐 아니라 소아에 있어서의 신경계 질환까지 포함하고 있다.

본 책은 신경학적 질환의 구체적인 치료에 대한 것이 아니므로, 주요 질환 외의 다른 질환 및 약물용량, 핵심적인 랩 검사가 아닌 것에 대해서는 세세히 언급하지 않았다. 본 단행본의 목적은 신경학적 검사, 질환의 병태생리, 치료개념에 대한 이해를 통한 흔한 신경계 질환에 대한 포괄적이고 통합적인 정보를 제공하고자 하는 것이다. 본 저자들은 이 책이 학업에 있어서 학생에게는 이해를 도와주며 강사진에게는 학생들을 좀 더 쉽게 가르칠 수 있는 도구가 되어 모두에게 도움이 되길 바란다.

Larry E. Davis, MD
Molly K. King, MD
Jessica L. Schultz, MD

역자서문

신경학적 진단에 있어서 환자의 구체적인 과거력 및 이학적 검사는 가장 기본적인 것이다. 영상검사 및 체액검사 또한 중요한 요소이나, 과거 병력과 신경학적 검사를 통해 환자의 상태에 대한 실마리를 풀고, 신경학적인 병변을 국소화하는 능력은 훌륭한 의료인을 가르는 핵심요소이다. 신경학은 의학은 다른 어떤 분야보다도 그 발전 속도가 빠르며 그 발전 만큼이나 일반이나 환자들의 삶에 영향을 주고 있다. 즉, 치매, 뇌졸중, 척수질환, 근육병등과 같은 신경계 질환 뿐 아니라 교육, 언어, 기억력, 운동 훈련등과 같이 일반인들의 일상생활과 관련된 많은 분야가 신경학에서 다루어지고 있다. 이러한 지식은 신경계 질환에 대한 새로운 임상적 기술 개발과 진단에 이용되며, 나아가 최선의 치료에 이용될 수 있다.

본 요약본은 의과대학 학생이나 신경계 질환과 관련 분야에 종사하는 치료사나 관련분야 학부 학생(물리치료사, 작업치료사, 언어치료사, 심리치료사, 간호사 등)들에게 신경계 질환에 대해 입문서로 소개하고자 한다; 임상적 해부학과 병태생리학적 연관성을 강조하고 있으며, 각 질환의 감별진단 및 병태생리학적 기초 및 해부학의 이해를 돕기 위해 여러 가지 표들과 그림을 담고 있다. 대부분의 신경학 입문 관련 서적들은 양도 많고 어렵게 되어 있지만 본 저자들은 이 책을 통해 신경학에 대한 보다 쉽고 간결한 소개를 제공하려고 노력하였다.

본 신경학 입문서가 발간되기까지 원고 정리와 교정 등에 많은 도움을 준 인하대병원 재활의학과 전공의들과 군자출판사 관계자 여러 분들에게 깊은 감사를 드린다.

역자 대표 정한영

목차

1_신경학적인 문제가 있는 환자에 대한 접근

2_신경학적 검사

3_일반적인 신경학적 검사

4_근육질환

5_신경근육접합부 질환

6_말초신경 질환

7_척수와 척추의 질환

8_뇌간과 소뇌 이상

9_뇌혈관계의 이상

10_수초 질환

11_고위 피질 기능의 질환

12_추체외로계 장애

13_중추신경계 감염

14_뇌종양

15_발작과 간질 중첩증

16_혼수와 뇌사

17_발달기 신경 이상

18_외상성 뇌손상과 경막하 혈종

19_알코올 중독의 신경학적 합병증

20_통증장애와 두통

21_전정기관의 이상

1_ 신경학적인 문제가 있는 환자에 대한 접근

신경학적 진단과 치료의 주요단계

신경학적 장애가 있는 환자에게 도움을 주기 위해 임상 의사는 임상술기(병력청취, 이학적/신경학적 검사, 적절한 검사처방), 신경해부학 지식, 신경학적 질환의 병인에 대한 이해를 필요로 한다(그림 1-1). 목표는 징후와 증상을 개선하고 환자를 최적의 건강상태로 회복시키고 유지하는 것이다.

이러한 목표를 달성하기 위해서는 정확히 진단해야 하고 적절한 치료를 시작해야 한다. 숙련된 임상의사는 병력 청취를 통해 가설을 설정하고 신경학적 검사에 근거하여 가설을 확인함으로써 정확한 진단을 하는 경우가 많다. 그러나 의과대학 학생들은 경험이 별로 없기 때문에 이러한 기술이 부족하다. 다음의 여덟 가지 논리적 단계는 숙련된 의사처럼 정확한 진단을 가능하게 한다. 이러한 단계를 통하여 부적절한 검사실 검사 처방, 부정확한 진단, 엉뚱한 치료처방에 의한 값비싼 실수를 예방할 수 있다.

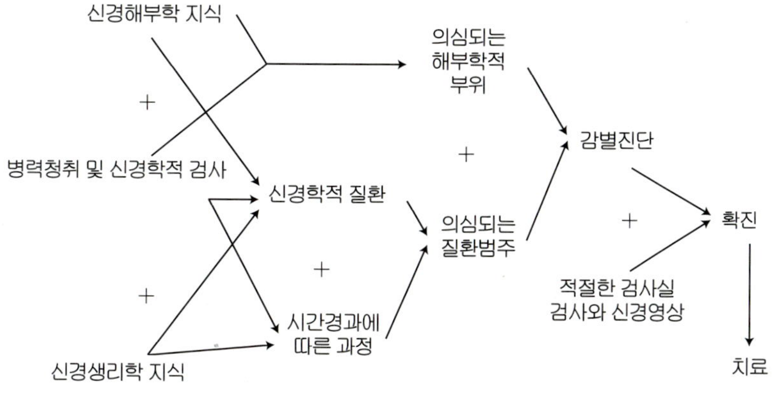

그림 1-1 신경학적 환자에 대한 접근.

신경학적 상태를 진단하는 단계

1. 현 상태가 신경계를 침범하고 있는지 결정한다.
2. 해부학적 위치를 결정한다.
3. 시간에 따른 증상의 경과를 확인한다.
4. 가장 가능성 높은 질환 범주를 결정한다.
5. 임상진단 또는 감별진단을 한다.
6. 적절한 검사실검사 또는 신경영상검사를 지시한다.
7. 확실한 진단을 결정한다.
8. 적절한 원인치료와 대증적 치료를 시작한다.

1. 현 상태가 신경계를 침범하고 있는지 결정

제일 첫 단계는 환자의 징후와 증상이 신경계를 침범하는 병에 의한 것인지 결정하는 것이다. 이러한 결정은 일반적인 내과적 질병에 관한 지식과 함께 병력과 이학적 검사에 근거한다. 예를 들어, 실신은 의식상실을 초래하지만 그 원인은 심혈관 질환에 의한 것일 수도 있다.

2. 해부학적 위치 결정

병력과 이학적 검사에 근거한 또 다른 중요한 단계는 환자의 문제를 초래하는 가장 가능성 높은 신경해부학적인 부위를 정하는 것이다. 이러한 단계는 숙련자들에게는 생략될 수 있지만 초보자들에게는 도움이 된다. 이런 해부학적인 부위를 알고 있다면 감별진단의 범위를 줄이고 가장 유용한 정보를 제공할 수 있는 검사실검사와 신경영상검사를 결정할 수 있다.

신경학적인 위치파악이 가능한 이유는 각 주요한 신경해부학적인 위치가 특정한 징후와 증상을 유발하도록 신경계가 조직되어 있기 때문이다. 즉, 신경계는 손상부위에 관계없이 유사한 증상이 나타나는 간이나 다른 많은 장기와는 다르다.

신경계는 일련의 고유한 징후와 증상을 초래하는 해부학적 구획으로 구분할 수 있다. 이 책은 다음과 같은 신경해부학적인 개요를 따른다.

근육
↓
신경근육접합부
↓
말초신경
↓
신경근
↓
척수
↓
뇌간
↓
소뇌
↓
기저핵과 시상
↓
대뇌피질
↓
수막과 뇌척수액

신경해부학적인 부위를 결정할 때, 임상의는 환자의 징후와 증상을 초래할 수 있는 가장 최상위 부분과 최하위 부분을 설정해야 한다. 가장 가능성 높은 신경해부학적인 부위를 결정하는 데에 도움이 되는 단서는 다음과 같다.

1. 질병의 가장 초기 징후와 증상을 찾아낸다. 이는 질병이 시작한 해부학적 위치와 관련되기 때문이다.
2. 위약증이나 감각변화를 초래했을만한 해부학적 부위를 결정한다. 운동계와 감각계는 많은 질환에서 흔히 손상되는 중복시냅스를 가진 긴 신경경로 체계이다. 운동피질, 뇌간, 척수,

말초신경, 신경근육접합부, 근육에서 발생하는 운동기능장애에 의한 위약증은 각 부위별로 독특한 특성을 보이므로 문제가 있는 부위를 찾아내는 데에 도움을 준다.

3. 비신경학적인 징후와 증상이 동반된다면 손상 부위를 찾아내는 데에 도움을 준다.

해당되는 신경해부학적인 위치를 알려주는 신경학적인 징후와 증상이 많지만 그 중에서 흔한 임상소견들이 표 1-1에 제시되어있다. 그러나 모든 징후와 증상들이 해당 환자에서 다 나타나는 것은 아니며 어떤 질환에서는 이 표와 맞지 않을 수도 있다.

3. 시간에 따른 증상의 경과를 확인

시간에 따라 증상의 경과는 병력의 중요한 부분이지만 확인하기 어려울 수 있다. 환자가 종종 초기증상을 인식하지 못하거나 그 증상이 다른 원인 때문인 것으로 생각할 수도 있다. 또한 환자가 증상을 정확한 시간대별로 기술하는 경우가 거의 없다. 이러한 시간에 따른 경과를 파악함으로써 정밀검사의 필요성, 질환범주의 분류, 예후결정에 도움이 된다. 아이들의 경우, 질병이 진행성인지 아닌지 결정하기 어려운 경우가 많다. 아이들이 해당 연령기준에 맞게 발달하지 못한 경우 비진행성 병변도 진행성으로 잘못 해석될 수도 있다.

4. 가장 가능성 높은 질환 결정

대부분의 신경학적인 질환은 하나의 질환범주에 속하고 각 범주마다 특징적인 흔한 임상소견을 포함한다. 가장 가능성 높은 질환범주를 결정하기 위한 유용한 질문은 다음과 같다.

- 문제가 새로운 것인지 아니면 과거부터 있던 것인지?
- 발병이나 증상을 촉발하는 요인이 있었는지?
- 무엇이 증상을 악화하거나 완화시키는지?
- 발병 양상이 급성인지, 아급성인지, 또는 점진적인지?
- 징후가 몇 시간에서 2일 동안 빠르게 진행하는지, 며칠에서 몇 주 동안 아급성으로 진행하는지, 몇 개월에서 몇 년 동안 서서히 진행하는지? 아니면 비진행성인지?
- 징후가 일측성인지 또는 양측성인지?
- 통증의 특성과 부위
- 가족 중에 유사한 문제가 있었는지?
- 병변이 덩어리 같은 것인지 아닌지?
- 부위가 국소적인지, 다발성인지, 광범위한지?

"VINDICATES (Vascular, Inflammatory, Neoplastic, Degenerative, Intoxication, Congenital, Autoimmune, Trauma, Endocrine, Social)" 라는 약어를 적용하는 것도 원인 그룹을 분류하는 좋은 방법이다. 표 1-2에는 각 범주별로 흔한 임상소견이 나열되어 있다. 다시 강조하지만, 각 범주의 질환들은 모든 특징을 나타내지 않을 수도 있다.

5. 임상진단 또는 감별진단

임상의사는 병력과 신경학적인 검사, 가장 가능성 높은 질환 범주, 신경해부학과 신경생리학적인 지식에 근거한 정보를 이용하여 임상진단을 하거나 관련된 감별진단 목록을 작성한다. 필수적으로, 임상진단이란 임상의사가 확진을 위해 어떤 검사실검사나 신경영상검사가 필요한지 결정할 수 있도록 하는 필수적인 진단과정이다. 이 책이 독자들에게 흔한 신경학적인 질환에 대한 기초정보를 상당히 제공하지만, 특정 질환에 대한 완벽한 정보와 상세한 치료방법에 대해서는 저널의 논문과 포

표 1-1 신경해부학적 부위에 따른 신경학적 질환의 흔한 임상소견

근육
감각소실 없는 위약증
원위부 근육보다 근위부 근육이 더 약함
위약증은 대개 서서히 진행
근육위축
신경근육접합부
피로(특히 씹기와 팔다리 근위부 근육)
감각소실 없는 위약증
눈꺼풀 처짐과 이로 인해 바뀌는 복시
근육위축은 없음
말초신경
운동과 감각기능 이상 동반
단일신경 또는 다발성 신경이상 징후
이상 징후가 팔다리 근위부보다 원위부에 두드러짐
몸통은 거의 영향을 받지 않음
발 또는 단일신경 통증
통각, 온도감각, 진동감각, 위치감각, 또는 모든 종류의 감각소실
근육위축과 때때로 손상된 신경에 해당되는 근육부분수축
신경근
피부분절 분포에 따른 감각소실
목이나 등에 통증이 있으면서 팔다리로 확장될 수도 있음
해당되는 신경근과 관련된 심부건반사의 소실
위약증은 해당 신경근에 의해 지배되는 근육에서만 발생
척수
감각수준 존재
위약증은 양측 다리나 사지에서 발생
방광이나 장의 이상 징후
자율신경계통 장애
척수손상 부위의 반사소실 및 손상부위 미만의 반사항진
바빈스키 징후
다리 경직
뇌간
뇌신경장애(특히 얼굴근육 위약, 얼굴감각소실, 삼킴곤란, 구음장애, 쉰소리, 복시)
어지럼
근경직이 동반된 사지마비
혼수 또는 반혼수
혈압, 심장박동수, 호흡수의 변화
소뇌
팔다리 또는 보행 실조
어지럼
안구진탕(nystagmus)
기저핵과 시상
추체외도징후(운동느림, 발을 질질 끄는 보행, 가면얼굴 등)
운동장애(일측성 또는 양측성의 무도병, 무정위운동, 또는 떨림
대뇌피질
부전마비, 감각감소, 동측반맹과 같은 국소적 신경학적 징후가 일측성으로 발생
실어증
기억상실
실행증(apraxia)
치매
발작
수막과 뇌척수액
두통 – 대개 미만성
수막자극증
뇌신경 징후 – 흔히 여러 신경이 포함

표 1-2 원인군에 따른 신경학적 질환의 흔한 임상소견

원인군	임상소견
혈관성	갑자기 발병 비대칭성 징후 초기에 증상이 악화된 후 호전됨 편부전마비와 편감각감소(무감각은 아님)가 흔함
염증성/감염성	상당히 빠르게 발병하고 진행함 열이 흔함 수막이나 대뇌피질 관련 징후가 대개 나타남 백혈구수와 적혈구침강속도 상승
종양	서서히 진행 성인의 경우 대뇌피질이 주로 손상되고 아동의 경우 소뇌와 뇌간이 주로 손상됨 일측성 국소적 징후가 병 초기에 흔함
퇴행성/유전성	서서히 진행 대칭적 징후 미만성 징후 통증이 두드러지는 경우는 거의 없음 비슷한 질병의 가족력이 있을 수 있음 임상소견은 다양하지만 치매, 파킨슨증, 위약증이 흔하다.
중독 또는 금단	몇 시간 또는 몇 주에 거쳐 증상이 서서히 진행 드물게는 약물 또는 물질남용(drug or substance abuse)의 병력 정신활동의 변화(혼돈, 섬망, 혼미, 또는 혼수) 원위부 대칭성 다발신경병증이 흔함 국소적 신경학적 징후는 덜 흔함
선청성/발달성	출생 또는 초기 아동기 때부터 존재 유사한 질환의 가족력이 흔함 대개 비진행성이지만 아동의 경우 발달이정표를 따르지 못하므로 진행성으로 나타날 수 있음 정신지연, 발작, 경직이 흔함
자가면역/탈수초화	수일에 거쳐 발병 운동, 감각, 시각적, 소뇌의 징후가 흔함 대칭성 또는 미만성 임상소견
외상	갑자기 발병 외상의 병력이 있음 혼수 또는 의식소실이 흔함 단일 말초신경의 운동 및 감각 기능장애를 초래할 수 있음 결국 임상적으로 호전됨
내분비/대사	점진적으로 발병 서서히 진행 전신질환(특히 간, 폐, 신장)이 흔함 대칭적 징후 비정상적인 젖분비가 흔함
사회/심리적	정신질병(특히 우울증)의 과거력 또는 현재력 남용의 병력 증상의 악화-완화 양상 비생리적 소견 이차성 이득 계통별 검토에서 양성이면서 다양한 신체적 호소증상

괄적인 신경학 교과서를 참고해야 한다.

감별진단은 가장 가능성 있는 진단에 초점을 맞춘다. "아프리카에 살고 있지 않다면 말굽소리를 들을 때 얼룩말이 아닌 말을 생각하라"는 격언이 신경학에서도 적용된다. 흔한 진단은 흔하지만 비전형적인 양상으로 나타날 수도 있다. 감별진단 목록에는 적절한 검사실검사를 통해 감별하려고 하는 질환들이 포함되어야 한다. 정밀검사가 진행됨에 따라 더 많은 질환이 감별진단 목록에 추가될 수 있다.

6. 적절한 검사실검사나 신경영상 검사

신경학적인 검사는 다음과 같은 경우에 도움이 되어야 한다: (1) 여러 가지 비슷한 진단이 가능할 때 원인진단 결정 (2) 치료방법 결정 (3) 치료결과의 추적. 대략적인 신경해부학적인 위치와 가장 가능성 높은 질환 범주를 알고 있다면 적절한 검사를 처방할 수 있다. 신경학적 검사가 비싸고 오래 걸리며 때로는 위험하거나 환자에게 불편하므로 신중하게 처방해야 한다. 시간과 경제적인 측면에서 효율적으로 진단하는 것이 중요하므로 진단을 목적으로 많은 검사를 한꺼번에 처방하는 접근방법은 비싸면서도 대개 도움이 안 된다.

7. 확진

확진(definite diagnosis)이나 원인진단(etiologic diagnosis)이란 진단이 확실하여 더 이상의 진단적 검사가 필요하지 않는 것을 의미한다. 병력과 이학적 검사를 통한 정보, 적절한 검사실검사와 신경영상 검사 결과, 의심되는 질환의 해부학과 병태생리학적인 지식을 통합함으로써 확진에 도움을 준다. 어떤 질환의 경우 단 하나의 진단적인 검사로 원인을 밝힐 수도 있다. 예를 들어 수막 증상이 있는 환자의 뇌척수액으로부터 폐렴연쇄구균(Streptococcus pneumoniae)이 배양된다면 폐렴알균 세균성 수막염(pneumococcal bacterial meningitis)을 확진할 수 있다. 다른 질환, 예를 들면 전형적인 편두통의 경우, 원인을 확인하는 진단적 검사가 없을 수도 있기 때문에 진단은 병력, 이학적 검사, 의심되는 병에 대한 지식에 의존할 수밖에 없다.

8. 적절한 원인치료와 대증적 치료

신경학적인 질환의 치료는 다른 장기의 질환에 대한 치료와 여러 가지 측면에서 다르다. 첫째, 신경세포는 출생 후 분화하지 않는다. 그러므로 뇌는 상실된 신경세포를 되돌릴 수 없다. 둘째, 손상된 중추신경계 수초나 희소돌기아교세포(oligodendrocyte)는 벗겨진 축삭절을 완벽하게 재수초화 시킬 수 없다. 셋째, 병변이 뇌 깊숙이 위치하여 접근할 수 없거나 결정적인 뇌영역(뇌의 주요 부위)에 둘러싸여 있기 때문에 뇌 병변을 수술로 제거할 수 없다. 넷째, 환자에게 전신적으로 투여된 약물이 혈액뇌장벽(blood-brain barrier)을 통과할 수 있어야 한다. 이 장벽은 환자에게 효과적으로 투여될 수 있는 많은 다른 약물들을 심하게 제한한다. 약물이 뇌척수액 공간으로 주입되어 혈약뇌장벽을 통과하더라도 대뇌피질 안으로 확산되기 어렵다.

신경학적인 질환 환자의 치료는 다음의 네 가지 범주로 나눌 수 있다: 예방, 원인치료, 대증적 치료, 재활. 성공하기 위한 열쇠는 검사실검사가 아닌 환자의 호소증상을 관리하는 것이다.

예방

"1온스의 예방은 1파운드의 완치의 가치가 있다"

는 말이 신경학적 질환에서 특히 적절하다. 신경학에서는 조기진단을 통해 조기치료를 하여 합병증을 최소화하는 데에 중점을 둔다. 예를 들어 고혈압 치료는 차후의 뇌졸중의 발생률을 현저하게 감소시킨다. 일과성 대뇌 허혈성 발작 환자를 아스피린으로 치료함으로써 향후 뇌졸중의 발생률을 13~20% 감소시킨다. 아이들에게 폴리오바이러스 백신(poliovirus vaccine)으로 예방접종을 하면 차후의 마비성 회색질척수염(paralytic poliomyelitis)을 예방한다.

원인치료

원인치료는 모든 환자의 치료 목표이며 선행 질환의 진행을 역전시키거나 중단시킬 수 있다. 예를 들어 수막종을 제거하여 환자를 완치시킬 수 있다. 원인이 밝혀지면 현재까지 제시된 치료방법들을 의학 또는 신경학 교과서나 저널의 최신 논문검토에서 쉽게 찾을 수 있다. 하지만 많은 신경학적인 질환의 경우 원인이 밝혀지지 않아 치료방법을 선택하기 어려워진다.

대증적 치료

치료의 목적은 원인치료뿐만 아니라 환자가 의사를 찾게 된 징후와 증상을 경감시키는 것도 포함한다. 대증적 치료는 흔히 환자의 삶의 질을 상당히 개선한다. 예를 들어, L-도파를 투여하면 파킨슨병의 불안정한 소견이 크게 호전된다. 그러나 대증적 치료가 원인치료는 아니다. L-도파가 파킨슨병의 증상을 개선하지만 병의 진행을 멈추게 할 수는 없다. 이와 유사하게, 마약이 뇌종양의 통증을 경감시키지만 종양을 완치할 수는 없다. 환자를 치료할 때 부작용을 관찰하는 것도 중요하다.

대증적 치료는 병의 심리적인 측면도 다루어야 한다. 병에 대한 공포나 걱정은 흔히 불안이나 우울증을 야기하여 환자를 무능력하게 만들 수도 있다. 병이 완치될 수 없고 치명적이라 하더라도, 의사가 보살피고 있고 증상을 최소화하기 위해 가능한 모든 것을 할 것이라는 사실을 환자가 알고 있어야 한다.

신경재활

신경재활은 신경학적 환자를 치료하는 데 중요한 치료도구이므로 간과해서는 안 된다. 뇌는 손상 후 회복할 수 있는 상당한 능력을 가지고 있다고 알려져 있다. 회복에 있어 많은 요인이 포함되는데, 그 중 중요한 것이 신경가소성(neuroplasticity)이다. 신경가소성이란 다른 신경세포 집단이 뇌의 손상된 부분의 기능을 대신 떠맡는 것을 의미한다. 이를 위해 뇌가 시냅스경로를 어떻게 바꾸는지 현재 잘 모르고 있다. 일반적으로, 아이들이 어른보다 더 많은 신경가소성 능력을 가진다. 신경가소성은 능동적 자극, 동기부여, 환자의 재활을 통하여 증진되는 것으로 확인되고 있다. 또한, 재활은 환자가 보완을 위해 새로운 방법을 배우는 데에도 도움을 줄 수 있다.

2_신경학적 검사

개요

이학적 검사는 신경학적 환자를 만나는 순간 시작된다. 면담하는 동안 환자를 관찰하고 언어 양식, 정신기능(정신활동), 행동, 비정상적인 운동을 기록하면서 많은 정보를 얻을 수 있다. 신경학적 검사는 특정 요소로 구분되는데 각 요소는 대개 분리되어 차트에 기록된다. 다음은 흔히 시행되고 있는 신경학적 검사들이다. 각 영역별로 많은 추가적인 검사가 시행될 수 있다(상세한 내용은 포괄적인 신경학 교과서 참조 바람).

정신상태검사

정신상태검사가 추구하는 범위는 드러난 문제뿐만 아니라 병력청취를 통해 관찰한 내용에 따라 달라진다. 정신상태검사 항목은 각성도, 집중력, 협조, 기억력, 기분, 정서, 말하기와 언어 등으로 구성된다.

각성도, 집중력, 협조는 병력청취 중에 평가된다. 만약 환자가 집중을 못하거나 깨어있지 못하고 협조를 못한다면, 나머지 정신상태 검사결과는 신중하게 해석해야 한다. 예를 들어 기억력의 저하는 주어진 정보에 집중하지 못하기 때문일 수도 있다.

기억력의 문제는 병력이 막연하고 부정확하거나 최근 또는 오늘의 사건들을 기억하지 못할 경우 의심할 수 있다. 환자에게 세 단어(예: 사과, 탁자, 동전)를 즉시 따라하게 하고 5분 후 다시 반복하게 한다. 정상인의 경우 2개 이상은 대개 기억한다.

인지기능은 환자의 교육, 사회경제적 배경을 고려하여 평가해야 한다. 일반적으로 인지기능이란 환자의 전체적인 정신 능력을 측정하는 것으로, 추론, 계획, 문제해결, 추상적사고, 복잡한 개념의 이해, 빨리 배우기, 경험으로부터 배우기 등을 포함한다. 결손이 발견되면 최근에 발병한 것인지, 진행성인지, 비진행성인지 살펴봐야 한다.

정신상태를 평가하는 유용한 검사로 Folstein 간이정신상태검사(Mini Mental Status Examination)가 있다(표 2-1). 이 검사는 경미한 인지기능장애에서는 민감하지 않은데, 교육수준과 사회경제적 배경에 따라서는 30점 만점에 22점까지도 정상일

표 2-1 Folstein 간이정신상태검사

작업	지시	점수매기기	
날짜 지남력	"오늘 며칠이죠?" 빠뜨린 항목 질문	년, 계절, 날짜, 요일, 월에 각각 1점을 준다.	5
장소 지남력	"여기가 어디죠?" 빠뜨린 항목 질문	주, 나라, 도시, 빌딩, 층수나 호수에 대해 각각 1점을 준다.	5
세 가지 대상 등록	세 가지 대상의 이름을 천천히 명확하게 말하고 환자에게 반복시킴	정확하게 반복한 항목에 대해 1점을 준다.	3
연속해서 7 빼기	100에서 7을 뺀 값을 답하고 거기서 다시 7을 빼는 방식으로 총 5회 시행(또는 WORLD [한글버전에서는 "대한민국" 또는 "금수강산"]의 철자를 거꾸로 말하게 함).	정확히 답한 항목에 대해 1점을 준다.	5
세 가지 대상 회상	앞서 기억등록된 세 가지 대상을 기억하게 함.	정확히 기억해낸 항목에 대해 1점을 준다.	3
이름대기	시계를 가리키고 "이것이 뭐지요?"라고 묻고 연필에 대해서도 동일하게 물어봄.	정확히 답한 항목에 1점을 준다.	2
어구 반복	"간장공장공장장"을 말하게 한다.	처음 시도할 때 성공하면 1점을 준다.	1
언어적 명령	환자에게 빈 종이를 주면서 "이 종이를 오른손으로 집어서 반으로 접고 바닥에 두세요"라고 한다.	정확하게 시행한 항목에 1점을 준다.	3
글씨로 적은 명령 (읽고 그대로 하기)	"눈을 감으세요"라고 적힌 종이를 보여준다.	환자가 눈을 감으면 1점을 준다.	1
쓰기	한 문장을 쓰게 한다.	문장이 주어와 술어를 포함하며 의미가 있으면 1점을 준다.	1
그리기	교차하는 오각형을 보고 종이에 그리게 한다. 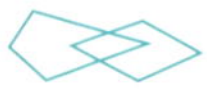	도형에 각이 10개있고 교차선이 2개면 1점을 준다.	1
점수	24점 이상이면 정상으로 간주함.		30

수 있기 때문이다.

기분과 정서와 관련해서 중요한 것으로, 우울증이나 부적절하게 익살맞은 행동이 있다. 우울증의 증상에는 신체적인 증상도 흔히 포함된다. 정서가 부적절한 경우 전두엽 기능장애의 가능성도 생각해 볼 수 있다.

말과 언어 이상은 구음장애(dysarthria)과 실어증(aphasia)으로 구분된다. 구음장애는 바위를 입에 물고 말하는 것과 같은 빈약한 조음 때문에 발생한다. 문장은 의미가 있으나 소리는 왜곡된다. 입(치아불량)이나 제9, 10, 12번 뇌신경 병증이 흔한 원인이다. 구음장애는 읽기나 쓰기 능력에는 영향을 미치지 않는다. 실어증은 말을 이해하거나 문장을 만드는데 문제가 있는 것을 의미한다. 표현실어증의 경우 형용사나 부사 없이 짧고 줄여서 말하므로 말이 왜곡된다. 수용실어증은 대개 정상적으로 말하지만 그 내용이 질문과 맞지않다. 이 두 가지 형태의 실어증에서는 "아니, 만약, 그리고, 그러나" 와 같이 빈말을 반복하는 데에 어려움이 있다. 실어증이 발생하면 읽고 쓰는 능력에 문제가 생긴다. 언어장애와 실행증은 11장 "고급피질기능 장애" 에서 다루어질 것이다.

뇌신경검사

제1번 뇌신경

후각신경(olfactory nerve)은, 환자가 맛이나 냄새를 감지하지 못하거나 전두엽 또는 얼굴뼈의 이상을 시사하는 병력이 없으면 통상적으로 거의 검사하지 않는다. 우선 코 통로가 막히지 않았는지 이경(otoscope)으로 관찰해야 한다. 양쪽 콧구멍은 서로 소통하기 때문에 냄새검사를 한쪽씩 할 수는 없다. 환자에게 눈을 감고 냄새를 맡게 한 후 무는 냄새인지 맞춰보게 한다. 커피가루, 담배, 향수 뿌린 비누와 같은 흔한 물질들이 검사하는데 편리하다. 알코올과 암모니아는 삼차신경(제5번 뇌신경)을 자극하여 위양성을 초래하므로 사용하지 말아야 한다.

제2번 뇌신경

시각신경(optic nerve) 기능은 대개 시력과 시야, 안저검사 소견으로 구분하여 평가한다. 안경을 착용한 상태에서 한쪽씩 시력을 검사하기 위해 스넬렌(Snellen) 시력표나 근거리시력 측정카드를 이용한다. 일반 신문을 읽을 수 있으면 20/40 또는 그 이상의 시력을 의미한다. 환자의 안경을 이용할 수 없다면 가운데 작은 바늘구멍을 뚫은 카드가 시력을 좋게 한다. 시력이 20/50 이상이면 신경학적인 문제가 아니고 안구의 문제이다.

시야는 대면검사(confrontation test)로 한쪽씩 평가한다. 검사자로부터 4피트 떨어져 서서 한쪽 눈을 감고 다른 쪽 눈으로 검사자 코를 보게 하면서, 검사자가 시각의 각 사분역(quadrant)에서 보여준 손가락 숫자(하나, 둘, 또는 다섯)를 세도록 한다. 대면검사는 동측반맹이나 사분맹을 찾아낼 수 있지만 녹내장에 의한 시야 감소는 확인할 수 없다.

안저검사(fundoscopic examination)에서 출혈과 삼출물이 없는지 망막혈관을 살핀 후 시각신경유두를 관찰한다. 시각신경유두의 색과 크기, 시각신경유두부종 여부가 특히 중요하다. 시각신경유두부종은 시각신경유두부의 머리 부분이 부어있고 경계가 흐릿하거나 상승되어 이에 합당한 시력을 가지게 된다.

동공의 크기와 빛 반사는 제2번 뇌신경과 눈의 자율신경에 의해 조절된다. 흐릿한 불빛에서 아래쪽에서부터 비추면서 동공을 관찰한다. 양쪽 동공은 둥글고 1mm 이내의 크기이며 자신의 코를 보려고 할 때 똑같이 줄어들어야 한다. 동공크기가 서로 다른 것은 교감신경 기능장애(작은 동공 또는 축동) 또는 부교감신경 기능장애(큰 동공 또는 산동)를 의미한다. 빛반사의 경우 직접적인 빛반사(빛을 비추는 쪽의 동공이 줄어드는 것)를 검사하고 나서 맞동공빛반사(빛을 비출 때 반대쪽 동공이 줄어드는 것)를 검사한다. 빛을 비추면 양쪽 동공이 똑같이 힘차게 줄어들어야 한다. 한쪽 눈에 빛을 비출 때 양쪽 동공이 줄어들지 않으면 일측성 망막장애나 제2번 뇌신경 기능장애를 생각할 수 있다. 동측의 홍채가 수축하지 않으면 동측의 교감신경 기능장애이고 반대쪽 동공이 수축하지 않으면 반대쪽 교감신경의 기능장애를 의심할 수 있다.

제3번, 제4번, 제6번 뇌신경

동안신경(oculomotor nerve), 도르래신경(trochlear nerve), 가돌림신경(abducens nerve)은 외안근(안구근육)을 지배한다. 검사자의 손가락이 아홉 방향으로 움직일 때 눈으로 따라 움직이게 하면서 눈의 움직임을 관찰한다(그림 2-1). 양쪽 눈이 같이 움직이는지, 전체 범위를 움직이는지, 부드럽게 움직이는지 관찰한다. 한쪽 방향을 보았을 때 복시가 생기면 해당 신경이나 눈 근육의 기능장애를 생각할 수 있다. 그림 2-2는 오른쪽 제6번 뇌신경마비 환자를 보여주고 있다. 안구진탕은 수평방향의 끝부분에서는 정상적으로 관찰될 수 있지만 중앙지점 부근에서 나타날 경우 비정상이다.

눈꺼풀간극의 거리(윗눈썹과 아랫눈썹사이의 거리)는 제3번 뇌신경과 교감신경에 의해 결정된다. 윗눈꺼풀이 많이 쳐지면서 시력장애가 있다면 제3번 뇌신경 기능장애나 예전에 눈 외상이 있었을 가능성을 생각해 볼 수 있다. 시력장애 없이 눈꺼풀이 경미하게 처진다면 교감신경의 기능장애를 의심할 수 있다. 눈꺼풀이 경미하게 처지면서 동측의 동공수축이 동반되는 병변을 호르너 증후군(Horner's syndrome)이라고 한다.

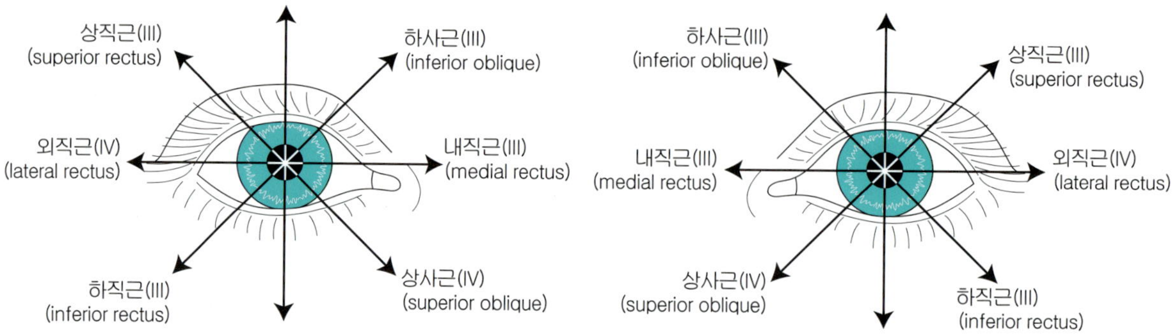

그림 2-1 주시 방향.

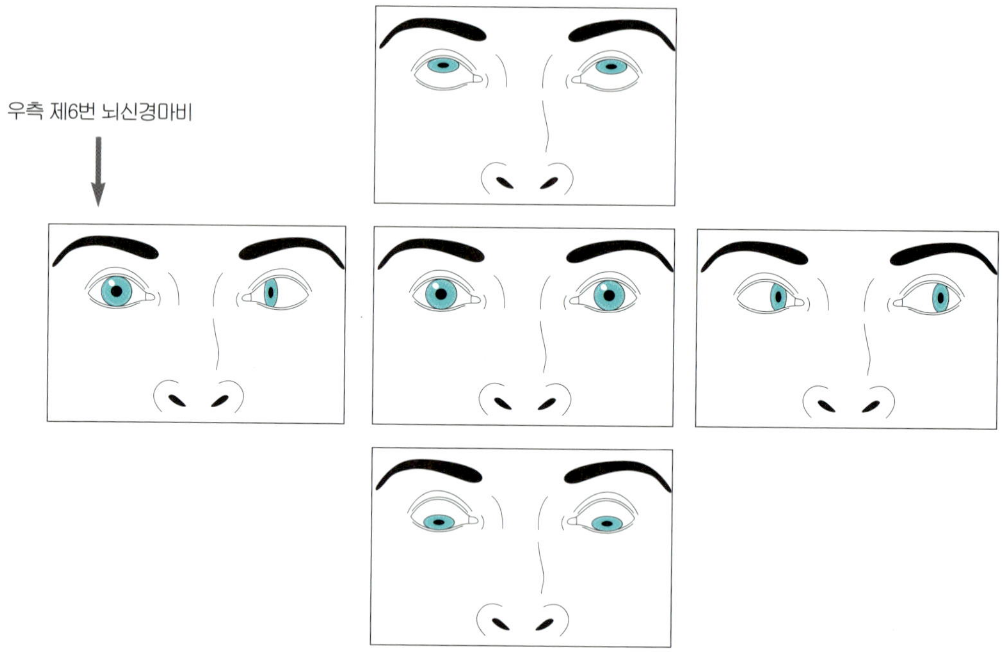

그림 2-2 우측 제6번 뇌신경마비.
환자가 우측을 볼 때 우측 눈의 외전이 안된다.

제5번 뇌신경

삼차신경(trigeminal nerve) 기능은 얼굴감각을 평가함으로써 확인할 수 있다. 무명실 끝, 손가락 또는 차가운 소리굽쇠로 제5번 뇌신경의 세 가지 분지영역을 가볍게 접촉한다. 환자는 이것을 양쪽에서 똑같이 감지해야 한다. 각막반사(홍채 바깥에 있는 각막의 가장자리를 실 다발이나 부드러운 얼굴용 휴지로 접촉)에서는 두 눈이 즉시 깜박거려야 한다. 어느 쪽이라도 깜박거리지 않으면 자극하는 부위의 감각기능장애를 의심할 수 있다. 반대쪽 눈만 깜박이고 한쪽 눈이 깜박거리지 않는다면 동측의 제7번 뇌신경 기능장애를 의심할 수 있다. 이와는 반대로 반대쪽 눈만 깜박이지 못한다면 반대쪽 제7번 뇌신경 기능장애를 생각할 수 있다. 환자의 입을 벌리게 하고 저항을 주는 쪽으로 턱을 측방이동 하도록 하여 제5번 뇌신경의 운동섬유를 검사할 수 있다.

제7번 뇌신경

안면신경(facial nerve) 기능은 얼굴 근육을 검사함으로써 평가한다. 환자에게 눈을 크게 떴다가 세게 감고 입술을 양쪽 옆으로 당기게 한다. 제7번 뇌신경의 지배를 받는 얼굴 표정 근육들은 양측 똑같이 대칭적으로 움직여야 한다.

하부운동신경원병변(lower motor neuron lesion)가 있으면 얼굴의 위와 아래 부분이 약해진다. 상부운동신경원병변(upper motor neuron lesion)은 제7번 뇌신경 핵보다 상위에 있는 피질연수로(corticobular tract) 손상을 의미하며, 이 경우 얼굴의 아래 부분만 약해진다. 이는 이마 근육이 양측성 지배를 받기 때문이다.

고실끈신경(chorda tympani nerve)은 한쪽 혀의 앞쪽 2/3에 설탕이나 소금을 주어 맛을 감지할 수 있는지 확인함으로써 평가할 수 있다.

제8번 뇌신경

청각신경(auditory nerve)의 검사는 손가락이나 소리로 반대쪽 귀를 막은 상태에서 속삭이는 소리(중간 음파)나 반대쪽 귀에서 손가락 비비는 소리(더 높은 음파)를 들을 수 있는지 확인한다. 청각이 소실되면 이경(otoscope)으로 외이도(external auditory canal)를 살펴야 한다. 전정신경(vestibular nerve) 검사는 제21장 "전정계 장애"에 기술되어 있다.

제9번 뇌신경

설인두신경(glossopharyngeal nerve)을 평가하기 위해 환자에게 '아' 소리를 내게 하고 연구개와 목젖이 대칭적으로 상승하는지 관찰한다. 만약 연구개와 목젖이 한쪽으로 치우친다면 과거 편도절제술에 의한 흉터에 의한 것이 아니라면 반대쪽 신경에 병변이 있다고 할 수 있다. 면봉으로 인두를 건드려 제9번과 10번 뇌신경에 의한 구역질반사를 관찰할 수 있다.

제10번 뇌신경

미주신경(vagus nerve)은 환자의 목소리가 쉬었는지 확인함으로써 평가할 수 있다. 만약 쉰목소리가 난다면 이비인후과적인 방법으로 성대 움직임을 관찰하여 마비를 확인할 수 있다.

제11번 뇌신경

척추부신경(accessory nerve)은 어깨를 으쓱하거나 머리를 돌리게 하여 검사할 수 있다. 환자의 어깨를 귀 높이까지 으쓱하게 한 상태에서 눌러보면서 근력이 균등한지 확인한다. 손바닥으로 아래턱에 저항을 주면서 그쪽으로 고개를 돌리게 하면서 근력이 균등한지 확인한다. 기억해야 할 것은, 우측 흉쇄유돌근이 고개를 좌측으로 돌린다는 사실이다.

제12번 뇌신경

혀밑신경(hypoglossal nerve)의 기능을 평가하기 위해 환자에게 혀를 똑바로 내밀게 한 다음 양옆으로 움직이게 한다. 혀의 한쪽에 위축과 근육부분수축이 있으면서 그 방향으로 혀가 치우친다면 동측의 하부운동신경원병변을 의심할 수 있다.

환자는 목을 구부려 턱이 가슴에 쉽게 닿을 수 있어야 하고 고개를 양쪽 어깨까지 돌릴 수 있어야 한다. 수막염이 있으면 목을 구부릴 수 없거나 구부리지 않으려고 한다. 경추 관절염에서는 목을 돌리는 데 제한이 있다.

표 2-2 영국의학협회 근력 점수체계

점수	근력 소견
0	움직임 없음(근육 수축 없음)
1	약간의 움직임(근육 수축만 있을 정도)
2	중력이 제거된 상태에서 동작가능
3	중력을 이기고 동작가능
4	약간의 저항을 이기고 동작가능
5	최대 저항을 이기고 동작가능

운동검사

근육의 크기, 긴장도, 힘, 보행, 불수의운동을 평가함으로써 완벽한 운동검사가 가능하다. 근육의 크기는 양측으로 비교한다. 특히, 손과 발의 내재근 위축을 관찰하며 두 번째 발허리(metatarsal) 관절에서 발가락이 고정적으로 들려있는지 관찰한다(망치 발가락). 하부운동신경원병변(탈신경)에 의한 위축에서는 근육의 크기가 정상의 1/3로 줄어들 수 있다. 탈신경이 진행되고 있으면 근육부분수축이 관찰된다. 상부운동신경원병변, 불용(disuse), 또는 상태악화(deconditioning)의 경우 근육부분수축 없이 근육의 크기만 정상의 2/3까지 감소한다.

근육의 긴장도를 평가하기 위해, 환자는 헝겊인형처럼 이완하도록 하고 검사자가 신전, 굴곡, 회전을 시켜본다. 근 긴장도를 고무 밴드로 생각하고 이완성(긴장 저하)인지, 정상인지, 지나치게 팽팽한지(경직이나 경축) 판단한다. 근육긴장저하가 있으면 소뇌나 아래운동신경세포의 병변을 생각할 수 있다. 경직(spasticity)은 주머니칼의 칼날을 꺼낼 때와 같이 긴장도가 증가하는 것이라고 할 수 있다. 칼날을 빼낼 때 처음 동작은 힘들지만 다음에는 쉬워져 칼날을 완전하게 펼칠 수 있다. 경축(rigidity)은 파킨슨병에서처럼 팔다리 운동에 대한 저항이 운동범위 전체에서 일정하게 나타나는 것이다(납관을 구부리는 것과 같음).

근력은 영국의학협회(British Medical Research Council)의 방법을 이용하여 평가하는데, 힘을 0에서 5까지의 상태척도로 등급화 한다(표 2-2). 이러한 상대평가체계에서는 건강한 할머니와 역도선수의 근력이 모두 5점이다. 검사자 간 재현성이 높은 것이 장점이지만, 단점으로는 경미하게 약했다가 조금 더 악화되는 경우 이를 구분하지 못하고 모두 4점으로 평가될 수 있다는 것이다.

인체의 근육은 600개 이상이므로 근위부와 원위

표 2-3 흔히 검사되는 근육, 해당 신경근과 말초신경

팔다리	근육(기능)	신경근	말초신경
팔 근위부	어깨세모근(어깨 외전)	제5경추	겨드랑신경
	두갈래근(팔꿈치 굽힘)	제5경추	근육피부신경
	세갈래근(팔꿈치 폄)	제7경추	요골신경
팔 원위부	요측수근굴근과 척측수근굴근(손목 굽힘)	제6–7경추	정중신경, 자신경
	요측수근신근과 척측수근신근(손목 폄)	제6–8경추	노신경
	단무지외전근(엄지 외전)	제8경추	정중신경
	소지외전근(새끼손가락 외전)	제1흉추	자신경
다리 근위부	엉덩허리근(고관절 굽힘)	제2–4요추	넙다리신경
	대퇴사두근(무릎 폄)	제2–4요추	넙다리신경
	뒤넙다리근(무릎 굽힘)	제4요추–제1천추	궁둥신경
다리 원위부	앞정강근(발등 굽힘)	제4–5요추	종아리신경
	장딴지근(발목 굽힘)	제1–2천추	정강신경
	뒤정강근(발목 내번)	제5요추	정강신경
	긴엄지폄근(엄지발가락 발등 굽힘)	제5요추–제1천추	종아리신경
	발 굽힘근(모든 발가락 발등 굽힘)	제5요추–제1천추	정강신경

부로 나누는 것이 좋다(표 2-3). 환자에게 팔이나 다리를 구부리거나 펴게 한 상태에서 검사자의 저항을 견디게 한다. 처음에는 저항을 약하게 주다가 강도를 높여 최대한 주거나 저항을 못 버틸 때까지 준다. 실제로 위약증이 있다면 검사자의 저항이 증가할수록 위약증은 점차 개선되는 경향이 있다. 갑자기 힘이 꺾이거나 자세가 무너지면 해당 부위에 통증이 있거나 최대한 힘을 주지 못하였기 때문으로 생각할 수 있다.

위약증의 원인은 여러 해부학적 부위별로 생각할 수 있다. 그림 2-3은 상부운동신경원병변을 초래하는 피질척수로(corticospinal tract)의 중요한 해부학을 보여주고 있다. 운동계를 평가하기 위한 부가적인 방법들은 다음과 같이 다른 장에서 기술되어 있다: 환자에 대한 접근방법(제1장), 근육장애(제4장), 신경근육접합부장애(제5장), 말초신경장애(제6장), 척수장애(제7장), 뇌간장애(제8장), 뇌혈관질환(제9장).

보행평가는 운동계를 평가하는 가장 유용한 선별검사이다. 환자에게 의자에서 일어나 정상적으로 걷게 한 후 발끝과 뒤꿈치로 각각 걸어보고 보행방향을 바꾸어 보게도 한다. 또한, 뛰거나 뒤로도 걸어보게 한다. 보행의 매끈함, 몸통과 팔의 방향, 보행방향을 바꿀 때 안정감, 적절한 팔 흔들기, 균형을 관찰한다. 비대칭적이거나 절름발이 보행이라면 부전마비(hemiparesis), 다리 관절염, 오래된 골절, 균형문제, 또는 다리 통증을 구분해서 생각해보아야 할 것이다.

균형은 롬베르그(Romberg) 자세와 일렬보행(tandem gait)으로 평가한다. 롬베르그검사에서는 발을 모으고 눈을 뜬 상태에서 균형을 잡게 한다. 균형이 정상이면 눈을 감도록 하는데, 이때 심하게 흔들리거나 균형을 잃으면 롬베르그 징후라고 할 수 있다. 대개, 이 징후는 발의 위치감이 나쁘기 때문에 나타난다. 일렬보행에서는 한발의 앞꿈치에 다른 발의 뒤꿈치를 대면서 일직선으로 걷도록 한다. 비정상적이라면 내이나 발의 위치감각기, 전정기능과 관련된 뇌간이나 소뇌의 핵이나 신경로, 또는 다리에 정형외과적 문제 때문인 것으로 생각할 수 있다.

불수의운동은 병력청취나 진찰 과정에서 확인되는데, 가장 흔하게는 팔에 나타난다. 불수의운동에 대해서 일반적으로 확인해야 할 사항으로는 (1) 편측성인지, 양측성인지 (2) 팔, 다리, 머리 중 어디를 침범하는지 (3) 지속적인지, 간헐적인지 (4) 가만있을 때에 나타나는지, 목적이 있는 동작 중에 발생하는지 (5) 임의로 멈출 수 있는지 등을 구분해야 한다. 그 종류로는 떨림(tremor), 근긴장이상(dystonia), 무도병(chorea), 발리스무스(ballismus), 틱(tics), 간대성근경련(myoclonus) 등이 있다. 대부분의 불수의운동은 기저핵의 문제 때문에 발생한다. 제12장 "추체외로계 장애"에서 이러한 불수의운동에 대해 기술하고 있다.

협조

협조(coordination) 기능을 검사하려면 근력이 정상 또는 거의 정상이어야 한다. 손가락-코-손가락 시험에서는 환자가 둘째손가락 끝으로 자신의 코를 만진 후 검사자의 손가락을 만지고 자신의 코를 다시 만지게 한다. 소뇌 기능장애가 있는 경우 동작과 수직방향으로 떨림이 발생하며 목표점에 가까울수록 심해진다. 뒤꿈치-정강이 시험에서는, 발목을 발등굽힘 시키고 뒤꿈치를 반대쪽 무릎에 두고 나서 엄지발가락 방향으로 정강이 앞을 미끄러지듯 지나게 한다. 손가락 떨림과 마찬가지로 소뇌 기능장애가 있으면 뒤꿈치는 동작방향과 수직으로 움직이게 된다. 빠른 교대운동 시험(rapid alternating movement test)에서는 손바닥과 손등

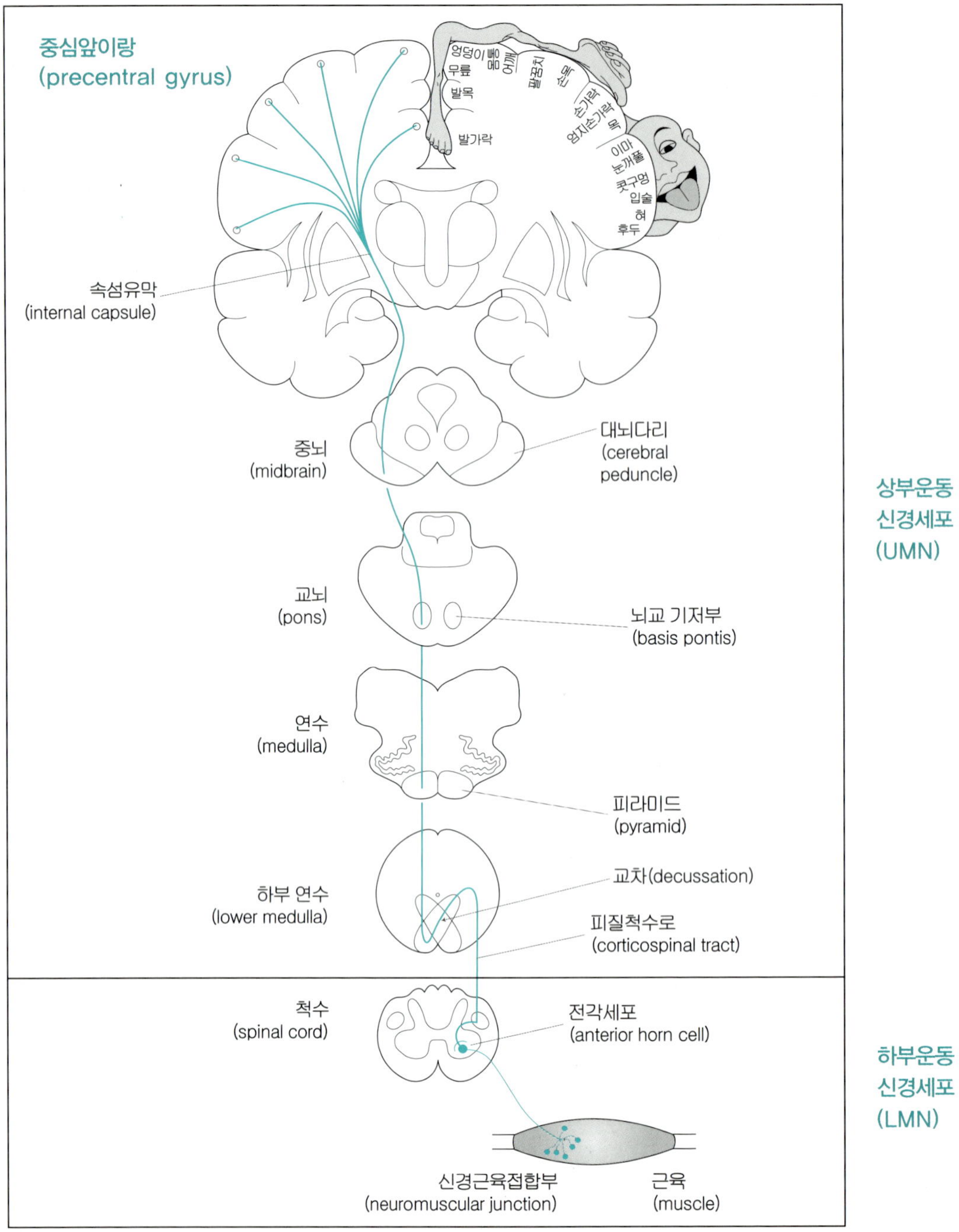

그림 2-3 피질척수로의 해부학.

으로 무릎을 교대로 치게 하면서 그 속도를 점점 증가시킨다.

감각

감각평가는 말초신경의 작은 신경섬유 기능(통증과 온도), 말초신경기능의 큰 신경섬유 기능(진동, 위치감각, 촉각), 대뇌 피질감각(입체감각인식, 피부그림감각, 두점식별)에 대한 검사로 구분한다. 병력청취나 진찰에서 특정 신경이나 신경근의 손상이 의심되지 않는다면 감각평가는 손과 발에서 시행한다(그림 2-4a, 2-4b).

통증감각은 대개 새 안전핀으로 검사한다. 가볍게 찌를 때 핀 끝의 날카로움과 클립 끝의 무딘 느낌을 구별하게 한다. 양쪽 또는 팔다리의 다른 부위를 비교할 수 있다. 안전핀은 항상 한번 쓰고 버린다.

온도감각은 대개 소리굽쇠 같은 차가운 금속물체를 이용하여 얼굴이나 위팔을 기준으로 비교한다. 검사하는 피부영역이 기준 부위에서만큼 차갑게 느껴지는지 환자에게 물어본다. 검사는 발등에서 시작하여 다리로 올라가면서 차갑게 느껴질 때까지 검사부위를 점차 위쪽으로 옮긴다.

진동감각은 128 Hz 소리굽쇠를 이용하여 검사하는데, 엄지발가락 위에서 소리굽쇠 기둥을 발가락 밑에 검사자의 손가락을 둔다. 진동이 언제 없어지는지 환자에게 물어보고 그 시점에서는 검사자도 손에서 진동을 더 이상 감지하지 않아야 한다. 환자가 진동을 잘 감지할 때까지 소리굽쇠 위치를 근위부로 점점 옮길 수도 있다. 엄지발가락의 진동감각이 정상이면 손가락에서는 검사하지 않아도 된다.

위치감각을 평가하기 위해서는 엄지발가락 양 옆을 잡고 1-2 mm 움직이다가 멈추고 발가락이 구부러져있는지 펴져있는지 물어본다. 환자가 위치를 구분하지 못하면 환자가 동작을 감지할 수 있을 정도로 발가락 운동범위를 크게 한다. 이러한 검사가 발가락에서 정상이면 손가락에서는 시행할 필요가 없다.

촉각평가는 두 가지 검사로 구성된다. 입체감각인식은 눈을 감은 상태에서 손바닥에 놓인 간단한 물체(동전이나 열쇠)를 알아맞히게 하여 평가한다. 피부그림감각 검사는 눈을 감은 상태에서 손바닥에 써지는 글자나 숫자를 맞히는 것이다. 이 검사에서는 일차감각이 정상인 것을 전제로 하는데, 검사결과가 비정상일 경우 반대쪽 감각피질이나 두정엽의 기능장애를 의심할 수 있다(제11장 "고위 피질 기능장애" 참조).

반사

심부건반사(deep tendon reflex)나 신장반사(stretch reflex)는 근육방추에서부터 척수를 경유하여 해당 근육으로 돌아오는 국소적 회로를 평가하는 것이다. 가장 흔하게 검사하는 반사는 두갈래근반사(biceps jerk), 세갈래근반사(triceps jerk), 무릎반사(knee jerk), 발목반사(ankle jerk)이다(그림 2-5). 환자에게 편안한 자세를 취하게 하는데 대개는 팔을 넓적다리 위에 놓고 발은 검사판이나 바닥에 닿을 정도의 자세이다. 부드러운 타진부 끝이 달린 길고 균형 잡힌 반사망치로 힘줄을 가볍게 두드려 자극을 전달한다. 일정한 힘으로 두드리는 것이 중요하다. 반사가 유발되지 않으면 이를 갈게 하거나 다른 손을 꽉 쥐게 하여 반사를 증폭시킬 수 있다. 아이들이나 젊은 성인에서는, 특히 불안하거나 추운 경우, 반사가 항진되는 경향이 있고 노인들의 경우 반사가 대개 감소한다. 심부건반사의 평가체계는 표 2-4에 기술되어 있다.

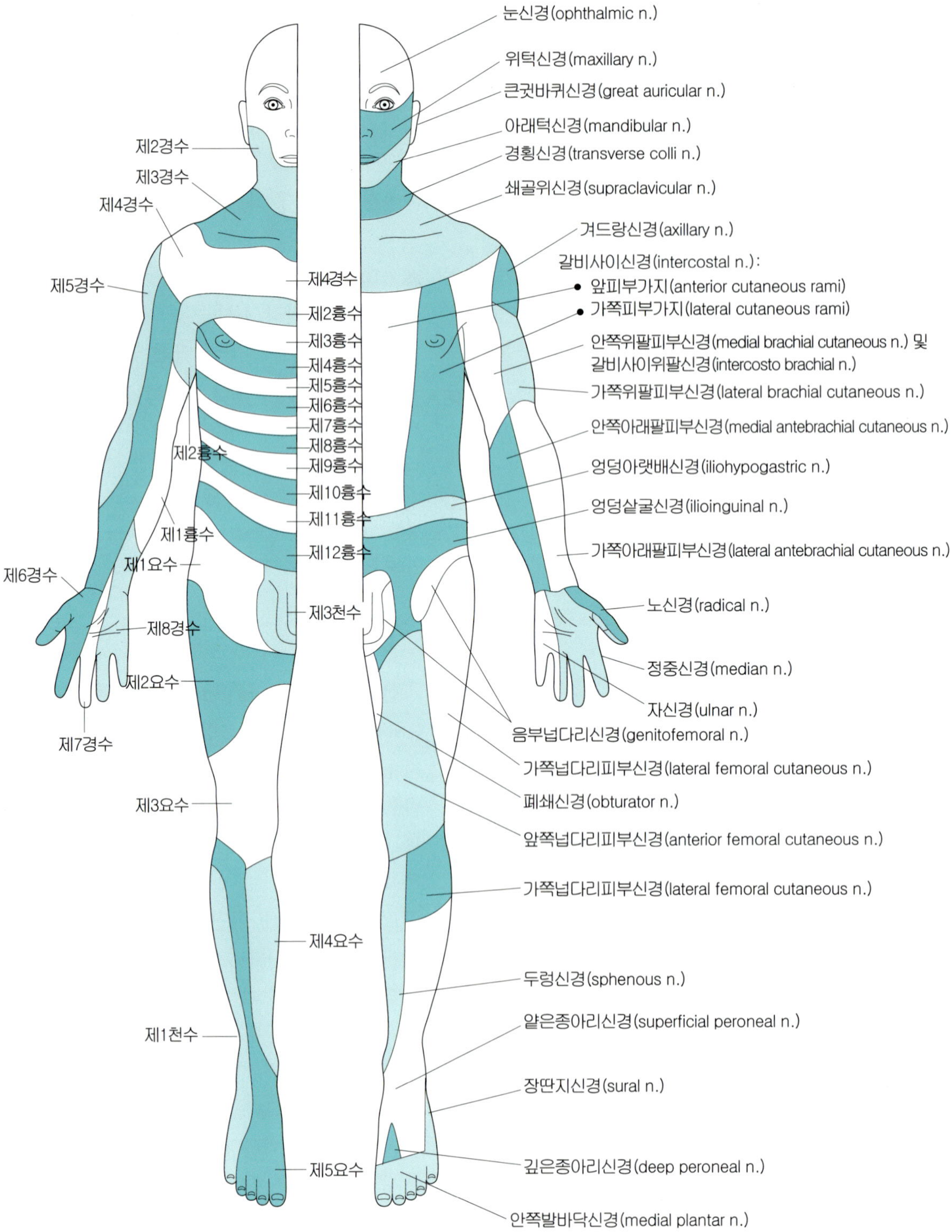

그림 2-4 피부분절과 말초신경 분포(앞쪽).

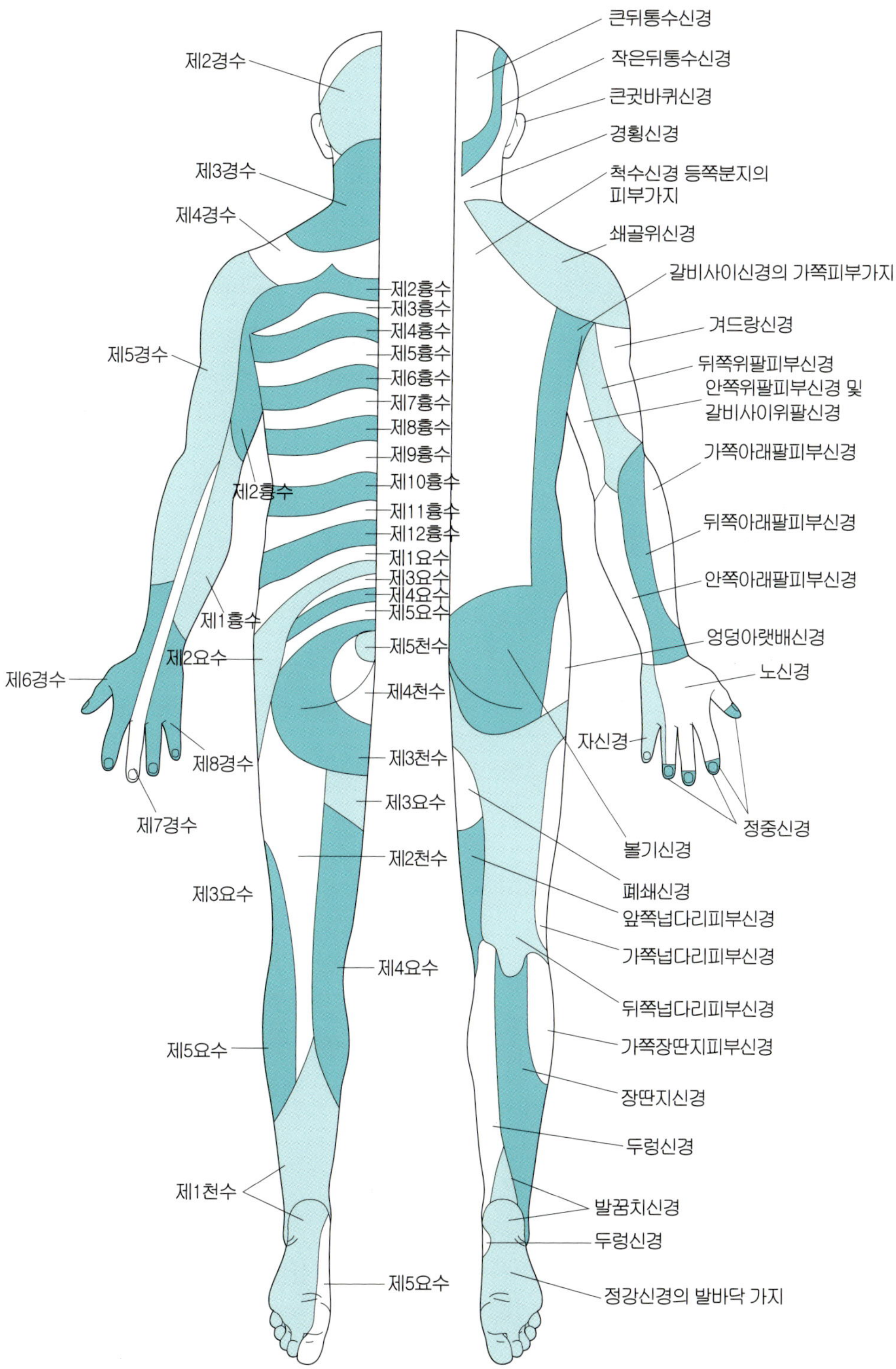

그림 2-4 피부분절과 말초신경 분포(뒤쪽).

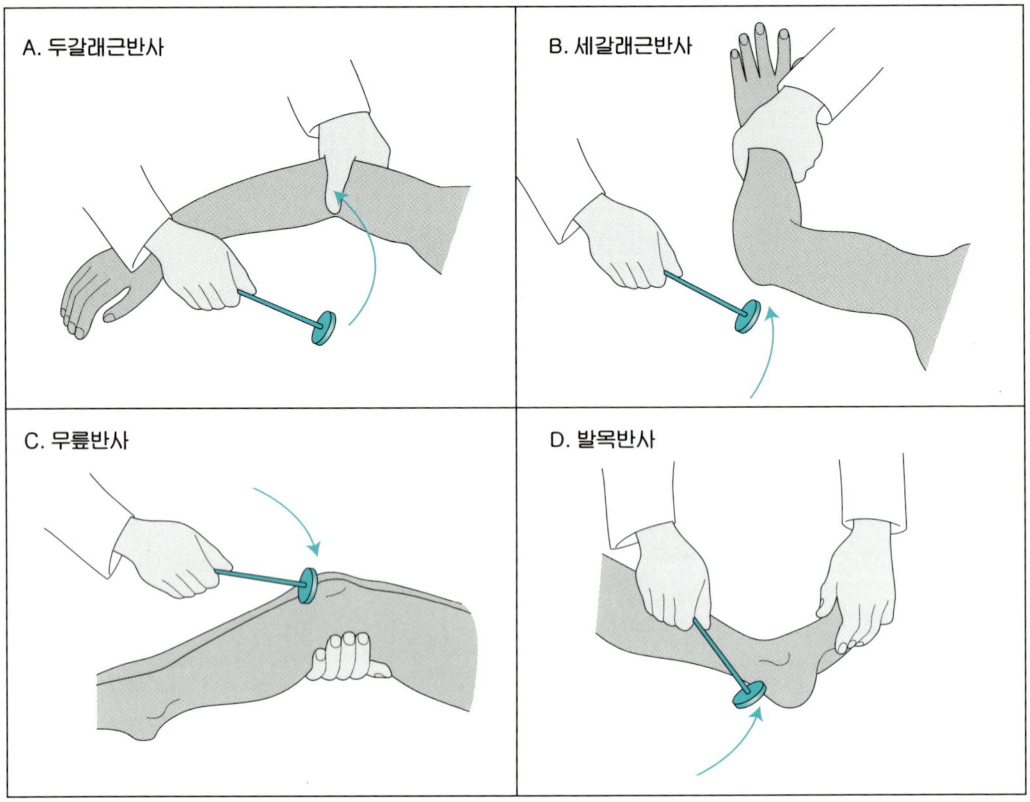

그림 2-5 심부건반사

신전족저반사(extensor plantar reflex)나 바빈스키징후(Babinski sign)는 2세 이상의 아동이나 성인의 피질척수로 손상(상부운동신경원병변)을 의미한다. 이 반사는 뒤꿈치에서 발바닥 외측을 따라 발 앞부분을 지나 엄지 발가락쪽으로 긁어서(대개 열쇠를 사용) 유발한다. 엄지발가락이 신전되고 다른 발가락이 옆으로 펴지면 바빈스키징후 양성이다. 바빈스키 징후는 전형적이며 수기를 시행할 때마다 비슷하게 나타난다. 간지러워서 피하는 동작은 일정하지 않는 경향이 있고 수기를 시행할 때마다 다르게 보이며, 발바닥 어디라도 접촉되면 유발될 수 있다.

표 2-4 심부건반사의 점수체계

점수	반사 소견
0	무반응
1+	감소, 흔히 강화를 요함
2+	정상 또는 생리적
3+	연령대비 정상, 클로누스 없이 활발함
4+	비정상적으로 활발함, 대개 클로누스 동반

전두엽 자극징후(release sign)는 양측 전두엽 손상을 의미한다. 움켜잡기 반사는 환자의 손바닥에 검사자의 손가락을 놓거나 살짝 치면 불수의적으로 계속 잡고 있으려고 하는 것이다.

소아 신경학적 검사

소아의 신경학적 검사는 환자의 나이 때문에 매우 다른 검사 기법을 필요로 한다. 같은 계통을 다른 방법으로 검사한다는 것이 중요하다. 임상의사는 아동이 나이가 들수록 성인 검사의 더 많은 부분을 소아검사에 접목시킬 수 있다. 그러므로 영아 검사는 소아의 단계 중 성인과 가장 다른 검사라고 할 수 있다.

전신

아기를 관찰한다. 어떻게 반응하는가? 환아가 과민한지, 쉽게 잠잠해지는지, 자고 있고 쉽게 깨는지, 또는 졸린 상태인지? 뇌병증이 있으면 과다흥분상태로 나타나기 쉽다. 얼굴이나 다른 부위가 기형적으로 보이지 않는지? 눈과 귀 모두 주목한다.

피부

언제나 아기의 옷은 벗겨야 한다. 색소침착저하증이나 과다색소침착을 찾아라. 척추 끝부분에 오목형성이나 털뭉치가 있는지 확인하라. 기저귀 영역을 조사하고 생식기를 주목하라.

머리

머리둘레는 항상 측정해야 하고 가능하다면 예전에 측정된 모든 결과와 비교해야 한다. 이러한 측정은 부모들도 잘 할 수 있다. 부모가 머리가 크면 아이의 머리도 클 수 있다. 대천문(anterior fontanel)은 부드럽고 팽팽하지 않으며 함몰되지 않아야 한다. 어느 정도 박동이 있는 것은 정상이다. 소천문(posterior fontanel)은 출생 직후부터 만져지지 않아야 한다.

눈

어떤 물건을 아이에게 주어 관찰하도록 하면서 눈 움직임을 관찰한다. 영아의 경우 6인치 거리에서 얼굴을 보여주는 것이 효과적이다. 좀 더 나이 든 아기는 둥글고 붉은 물체에 관심을 보인다. 동작이 부드러운지, 어느 정도 추적하지 관찰한다. 중앙선을 추적하는 능력은 생후 2개월 정도에서 생기게 된다. 수직적인 추적은 생후 3-4개월 정도부터 가능하다.

안저검사는 적색반사(red reflex)를 확인할 수 있는 중요한 검사이다. 아동의 눈을 검안경(ophthalmoscope)을 통하여 관찰하는 동안 망막에 붉은색이 보이면 이것이 적색반사이다. 이 검사로 선천백내장과 망막모세포종을 선별할 수 있다. 아기가 협조적이라면 임상의사는 눈 뒤쪽도 조사할 수 있다. 또한, 검안경이나 펜 라이트로 동공빛반응을 조사할 수도 있다.

입

장갑 낀 새끼손가락으로 빨기반사(sucking reflex)를 조사할 수 있다. 검사자의 손가락을 아기의 입에 넣어야 하며 빠는 동안 손가락이 입에서 미끄러지지 않아야 한다. 검사자의 손가락이 아기의 입 안에 있는 동안 입천장의 높이도 조사한다. 검사 도중에 아기가 울 수도 있다. 이때 입천장이 올라가는 정도를 평가할 수 있다.

긴장도

긴장도(tone)는 머리가 정중앙에 있을 때에만 평가한다. 머리가 돌아가면 그 반대쪽의 긴장도가 증가하여 비대칭긴장목반사(펜싱선수 자세)를 유발할 수 있다. 팔과 다리를 수동적으로 움직이게 하면 이에 반응하여 어느 정도 움직인다. 검사자는 아기의 가슴에 양손을 받치고 아기를 살짝 들어본다. 아기가 손가락 사이로 미끄러지는지, 가슴을 잡지 않고도 손과 손 사이에 머물러 있는지 관찰한다. 전자의 경우 근육긴장저하라고 할 수 있다. 과

다근육긴장증(hypertonia)에서는 수직으로 매달려 있을 때 아이의 다리가 가위모양으로 교차된다. 더 상세한 긴장도 평가를 위해 가슴과 배를 손으로 지지하면서 아이를 배 쪽으로 돌린다. 아이가 검사자의 손 위로 풀썩 쓰러진다면 근육긴장저하의 징후이고, 등과 목이 약간 휘면 정상, 뻣뻣하게 펴진 상태로 있으면 과다근육긴장증의 징후라고 할 수 있다. 아기의 등이 바닥에 닿으면 사지 모두 구부러져야 정상이고 나이가 들수록 점차 펴지게 된다. 아기의 손을 잡고 앉는 방향으로 당기면서 목을 가누게 자극할 경우 만삭 아기는 출생 직후부터 사지를 구부리고 머리를 들어 올릴 것이다.

반사

위에서 언급한 바와 마찬가지 이유로, 반사(reflex) 또한 머리가 정중앙에 있을 때에만 평가한다. 심부건반사를 성인과 마찬가지 방법으로 검사하지만 아기의 경우 대개 손가락으로 두드릴 수 있다. 영아에서는 발목클로누스(ankle clonus)가 대개 나타난다. 양측으로 3~4회 움직이는 것은 정상이다. 클로누스가 지속적이거나 비대칭적이라면 주목해야 한다. 빨기반사를 관찰한 후 모로반사(Moro reflex), 움켜잡기반사(grasp reflex), 걸음반사(step reflex)를 확인한다.

모로반사

양 손 위에 아기를 등 쪽으로 놓고 살짝 들었다가 아래쪽으로 내리면 팔과 다리가 대칭적으로 빠르게 펴졌다가 팔이 정중앙으로 끌려오게 된다.

움켜잡기반사

손가락을 아기의 손바닥 위에 놓으면 아기는 그 것을 단단히 움켜잡는다. 이 반사는 양쪽 똑같이 나타난다.

표 2-5 원시반사 출현과 소실의 예상시기

반사	출현해야 할 시기 (임신기간)	소실되어야 할 시기 (대략적)
빨기	34주	4개월
먹이 찾기	34주	4개월
손바닥움켜잡기	34주	6개월
발바닥움켜잡기	34주	10개월
긴장목	34주	4-6개월
모로	34주	3-6개월
자동걷기	35주	2개월

걸음반사

아기를 체중을 지지하면서 기립자세로 들어 올리면 아기는 자동적으로 테이블이나 침대 위를 걷는 동작을 한다.

뿌리반사

아이의 뺨을 가볍게 스치면 머리가 그쪽으로 돌아간다. 이러한 원시반사들이 나타나고 없어지는 시기는 표 2-5에 요약되어 있다. 검사를 마친 후에는 옷을 다시 입히고 포대기로 싸야 한다는 것을 반드시 기억해야 한다.

추천문헌

British Medical Research Council. *Aids to the Examination of the Peripheral Nervous System.* 4th ed. Philadelphia: W. B. Saunders; 2000. *(Superb booklet that outlines how to test each muscle, describes areas of sensation for all peripheral nerves, and easily can be kept in doctor's bag.)*

3_ 일반적인 신경학적 검사

개요

신경학적 검사는 (1) 몇 가지 가능한 질환이 있는 경우 진단의 수립 (2) 치료방법의 결정 (3) 치료결과의 평가에 도움을 줄 수 있다. 넓은 의미에서, 신경학적 검사는 기능 또는 구조를 평가하는 것과 분자 및 유전학 관련 검사로 분류할 수 있다. 신경학적 검진은 현재까지 가장 훌륭한 검사 방법으로 알려져 있으나, 질병의 진행 과정이 일어나는 대략적인 병변의 위치에 대한 단서를 제공해주지만 신뢰도는 다른 검사에 비해 떨어지는 편이다. 반면 자기공명영상(MRI)이나 전산화단층촬영(CT)을 통해서는 정확한 병변의 위치를 찾을 수 있지만 조직의 이상으로 인한 생리학적인 결과는 예측하기 어렵다.

이번 장에서는 일반적으로 사용되는 신경학적 검사들의 원리, 적응증, 비용과 부작용에 대해서 알아보고자 한다.

기능적인 신경학적 검사

신경학적 검진

신경학적 검진은 진단과 치료 과정에서 시작에 해당한다. 문진 및 신경학적 검진을 통해서 환자의 정상적인 신경계 기능과 비정상적인 신경계 기능에 대한 정보를 얻을 수 있다.

또한 질병의 대략적인 위치와 종류도 추정이 가능하다. 몇몇 질환(편두통, 삼차신경통, 정신분열증) 에서는 신경학적인 문진과 검진만이 유일한 진단 방법이다. 적절한 결과를 얻기 위해서는 환자의 의식이 명료하고 협조적이어야 하며 실어증과 인지기능의 장애가 없어야 한다. 검사는 안전하고 저렴하며 편안하게 여러 번 반복이 가능하다. 총 검사 시간은 30분에서 길게는 1시간 정도 소요된다(2장 “신경학적 검진” 참조).

신경심리학적 검사

신경심리학적 검사는 대뇌피질의 고위 기능을 평가하여 일반적인 침상 검사보다 높은 정확도와 신뢰도를 가진다. 주로 공인된 임상 신경심리사가

표 3-1 신경심리학적 검사와 평가할 수 있는 기능

검사	가장 잘 검사할 수 있는 기능
웩슬러 성인지능척도-III과 아동용 웩슬러 지능척도-III	지능
웩슬러 기억력 척도	전두엽
밀란 분류검사	전두엽
포르테우스 미로검사	전두엽
웩슬러 블록 설계	두정엽
벤톤 그림복사 검사	두정엽
할스테드-레이탄 검사(부분)	측두엽
밀너미로학습검사	측두엽
미네소타 다면성 인성검사	인성
로샤 검사	인성

이 검사들을 시행하고 있다. 대뇌피질의 다양한 측면을 평가하기 위한 여러 검사 방법들이 개발되었고 표준화되어 있다(표 3-1).

신경심리학적 검사의 인지기능 장애에 대한 민감도는 우수하지만 뇌 피질에서 정확한 병변의 위치를 규정하기에는 어려움이 있다. 또한 검사가 정량적인 반면 병변 크기와의 상관관계는 크지 않다.

이러한 검사들은 (1) 인지장애를 구체적인 유형으로 분류하여 진단 수립에 도움을 줄 수 있고 (2) 검사를 반복함으로써 질병의 진행 및 회복 정도를 평가할 수 있으며 (3) 치매와 우울증 같은 심리학적인 질환을 감별하고 (4) 법적이나 의료사회적인 측면에서 지능지수(IQ)를 측정할 수 있다. 보통 뚜렷한 알츠하이머 치매 환자에서는 신경심리학적 검사가 거의 도움이 되지 않는다. 검사를 시행하는데 있어서는 검사를 해야 하는 이유를 분명히 함으로써 환자에게 가장 적합한 검사가 시행되도록 하는 것이 필요하다.

신경심리학적 검사는 안전하고 저렴하며 환자에게 편안하다. 검사시간은 검사의 범위에 따라서 1시간에서 4시간가량 소요된다. 검사는 시간을 두고 반복 가능하지만 "학습효과" 로 인한 점수 상승 가능성 때문에 단기간에 반복 시행할 수 없다.

뇌파검사

뇌파검사(Electroencephalogram, EEG)는 두개관(calvarium)에 인접한 대뇌 피질 표재층에서 나온 전기적인 활동을 더해주고 증폭시킨다. 이러한 전기적인 활동은 일차적으로 피라밋세포(pyramidal cell)의 억제 또는 흥분성 시냅스후 전위(postsynaptic potentials)로부터 나온다. 깨어있을 때나 수면 중 뇌의 전기적인 활동을 기록하기 위하여 전극을 두피의 정확한 지점에 위치시킨다. 선택된 두 전극의 전위차가 컴퓨터 화면이나 긴 종이에 파형으로 기록된다. 여러 전극으로부터 기록된 파형들로 뇌파검사가 구성되며 숙련된 기사가 검사를 시행하고 신경과 의사가 판독한다.

뇌파검사를 통해서 얻은 정보는 간질파와 뇌병증(대사 또는 구조적 원인)을 의미하는 파형으로 분류된다. 간질파(극파와 예파)는 발작성이며 반복적이고 짧으면서 때로는 배경파 보다 높은 전위를 갖는다. 배경파는 4개의 다른 주파수로 구성된다. β(〉12Hz), α(8~12Hz), θ(4~7Hz), δ(0~3Hz). α파는 깨어있는 상태에서 눈을 감았을 때 후두엽에서 가장 뚜렷하게 볼 수 있는 파형이다.

대부분의 뇌병증은 배경파 속도를 저하시켜서 종종 δ파 범위에 이르기도 한다. 뇌파의 전기적인 활동은 손상받지 않은 신경 집합(neuronal group)에서만 관찰되며 종양 또는 뇌경색 부위의 사멸한 신경세포에서는 방출되지 않는다. 그러나 국소적인 뇌병변(종양 또는 농양)에서는 주위의 비정상 기능을 보이는 신경원으로부터 국소적인 서파(δ파)가 발생하기도 한다. 어떤 약물(barbiturates)은 배경파를 β파 범위까지 증가시키기도 한다.

뇌파검사는 비정상적인 뇌기능에 대하여 많은 정보를 주지만 정확한 병변 위치를 알기에는 제한적이다. 전류는 가장 저항이 낮은 통로로 흐르기 때문에 전극으로부터 기록되는 전기활동은 전극 바로 밑에서 측정되는 것은 아니다. 일반적으로 전통적인 방법으로 검사하면 뇌파의 발생원이 2 cm 입방체 안에 위치하게 된다. 특수한 상황에서 뇌파검사는 비디오 모니터와 연계하여 환자의 행동을 뇌파와 관련지어 볼 수 있다. 뇌파검사는 간질파가 수면 중에 더 활성화되기 때문에 종종 완전히 깨어있을 때와 수면 중에 시행된다. 뇌파검사는 기면증과 같은 수면장애 평가에도 이용할 수 있다. 특수한 상황에서 전극을 수술적으로 뇌 피질 표면 또는 뇌 내에 삽입하여 발작의 근원지를 찾기도 한다.

컴퓨터단층촬영(CT)과 자기공명영상(MRI)의 개발로 뇌파검사의 적응증은 줄어드는 추세이다. 뇌파검사의 적응증은 (1) 목격되지 않은 의식소실 및 발작 가능성의 평가 (2) 발작 사이 기간의 뇌기능을 평가하여 발작의 유형 결정 (3) 의식이 없는 환자에서 간질 지속 상태일 때 뇌병증의 감별 (4) 발작과 비발작의 감별 (5) 뇌사판정 등이다.

일반적으로 뇌파검사는 안전하고 저렴하며 편안하게 시행할 수 있고 검사시간은 두 시간 정도 소요된다. 뇌파검사는 필요할 때마다 반복할 수 있다. 그림 3-1은 전형적인 뇌파의 변동을 보여준다.

근전도 검사

근전도 검사(Electromyogram, EMG)는 안정상태와 근육이 수축할 때 각 근육의 운동단위활동전위(motor unit action potential)의 전기적인 기능을 평가하는 검사이다. 기록바늘전극을 근육에 삽입함으로써 검사를 수행한다. 동심성 바늘(concentric needle)에서는 바늘의 끝부분이 기록전극이고 바늘의 몸통은 참고전극 역할을 하는 반면, 단극바늘(monopolar needle)에서는 피부 위에 참고전극을 부착시킨다. 근섬유로부터의 전기적인 활동은 증폭되어서 오실로스코프(oscilloscope)에 소리와 함께 전위(voltages) 대 시간(time) 형태

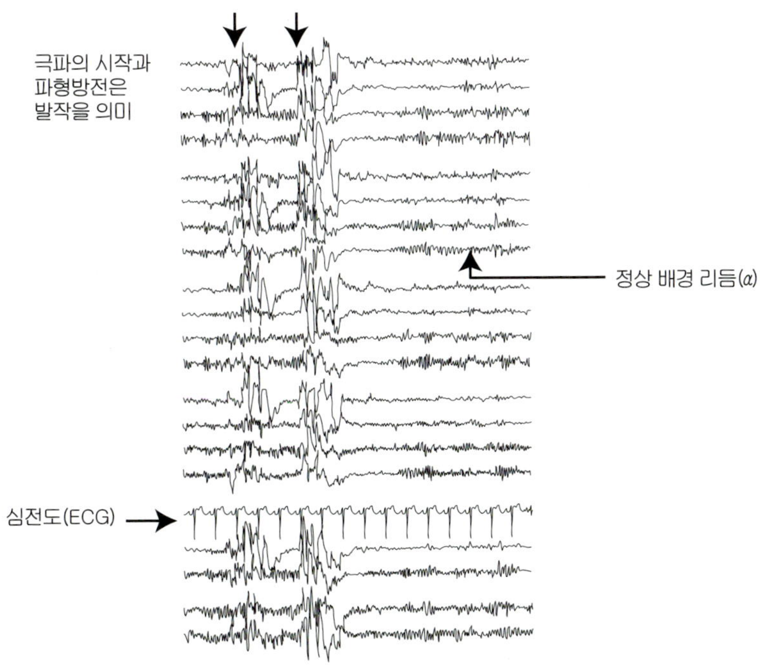

그림 3-1 전형적인 뇌파검사.

로 투사된다. 근전도 검사를 시행하기 위해서는 특수한 수련이 필요하다.

비정상적인 운동단위 또는 근섬유는 휴식기 또는 수축기의 근육에 바늘전극을 삽입할 때에 지속시간, 진폭, 파형의 모양에 변화가 생긴다. 근전도 검사는 정상적인 근육을 신경 손상이나 근육 질환으로 인한 병적 상태로부터 감별하게 한다. 검사는 안전하고 저렴하나 다소 불편할 수 있으며 검사시간은 삼십 분에서 한 시간 정도 소요된다. 환자의 불편함을 최소화하기 위해서 검사 중 발생할 상황에 대해 명확히 설명해야 하며 자주 안심시켜야 한다. 다음은 근전도 검사소견의 유형에 대해 알아보고자 한다.

정상 근육

정상 근육에 바늘 전극을 삽입할 경우 상처를 줄 수 있고 직접 수많은 근섬유를 자극하기 때문에 짧은 지속시간(<300ms)을 가지는 활동전위가 한꺼번에 생성된다. 휴지기 때 정상 근육에서 보이는

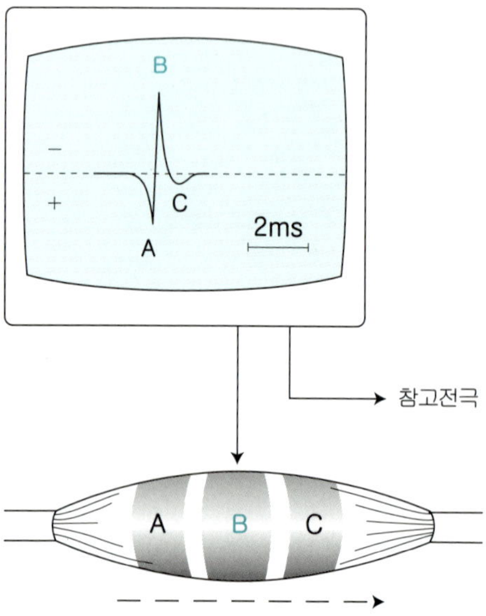

그림 3-2 단일 근섬유에서 끊어진 화살표의 전기적 활동을 기록한 근전도.

정상 근 긴장도가 전기적인 근 수축의 결과가 아니기 때문에 전기적인 활동이 일어나지 않는다. 전기파가 하나의 근섬유 표면을 따라 기록전극 쪽으로 이동하면서 파형은 양성(전도에 의한 하향 편향)이 된다. 충격(impulse)이 전극 밑을 지나면서 파형은 음성(상향 편향)이 되고 전극을 지나가면서 약간 양성이 되었다가 다시 기저선으로 돌아온다(그림 3-2). 단일 근섬유의 수축 시간은 2~4 ms 정도 지속되며 진폭은 300 μV 이하이다. 하나의 근섬유의 발화(세동전위라고 하며, 눈에 보이는 근육의 움직임을 일으키지 않음)는 정상 근육에서는 일어나지 않으며 탈신경 또는 근육병증으로 인한 근막의 불안정을 의미한다. 정상 근육에서, 전기파는 척수의 전각세포(하부 운동 신경원)로부터 축삭을 따라 이동하여 마지막에는 10~1,000개 사이의 근섬유를 지배한다(운동단위). 지배 받는 근섬유의 수는 근육에 의해 결정되는데, 사지에서 근위부 근육들이 가장 많이 지배 받는 근섬유를 가지고 있다. 약간의 자발적인 근수축을 하면 전체 운동 단위가 거의 동시에 발화하여 운동단위활동전위를 생성한다. 전형적인 운동단위활동전위는 기저선을 가로지르는 3~4개의 위상(phase)을 지니며 최대 진폭은 0.5~5 mV에 해당한다(그림 3-2). 주어진 운동단위활동전위의 모양과 지속시간은 반복발화시 일정하게 유지되며 인접한 운동단위활동전위와 구별이 된다.

탈신경 근육

신경이 완전히 절단될 경우, 근육은 즉시 마비되고 신경 자극에 흥분되지 않으며 근전도 검사에서 삽입전위를 제외하고 전기적으로 반응이 없게 된다. 신경지배 상실 2~3 주 후 자발적인 근섬유 수축이 나타날 수 있다. 근전도 검사에서는 세동전위와 양성예파(짧은 단일상의 양성 극파)가 나타난다. 운동단위가 완전히 퇴화되기 전까지는 운동

단위활동전위의 자발적인 발화가 나타날 수도 있다(속상수축이라고 하며 눈에 보이는 근육 연축을 보인다). 신경 손상이 불완전하고 수개월 전에 일어났다면 탈신경 근섬유는 인접한 운동신경으로부터 신경재지배를 위한 분지 또는 '싹돋움(sprouting)' 을 유도한다.

싹돋움을 의미하는 운동단위활동전위는 정상보다 긴 지속시간 및 더 많은 위상, 그리고 더 높은 최대 진폭을 보인다(그림 3-3c).

근육병증

산재된 근섬유의 사멸 및 기능부전으로 인해 자

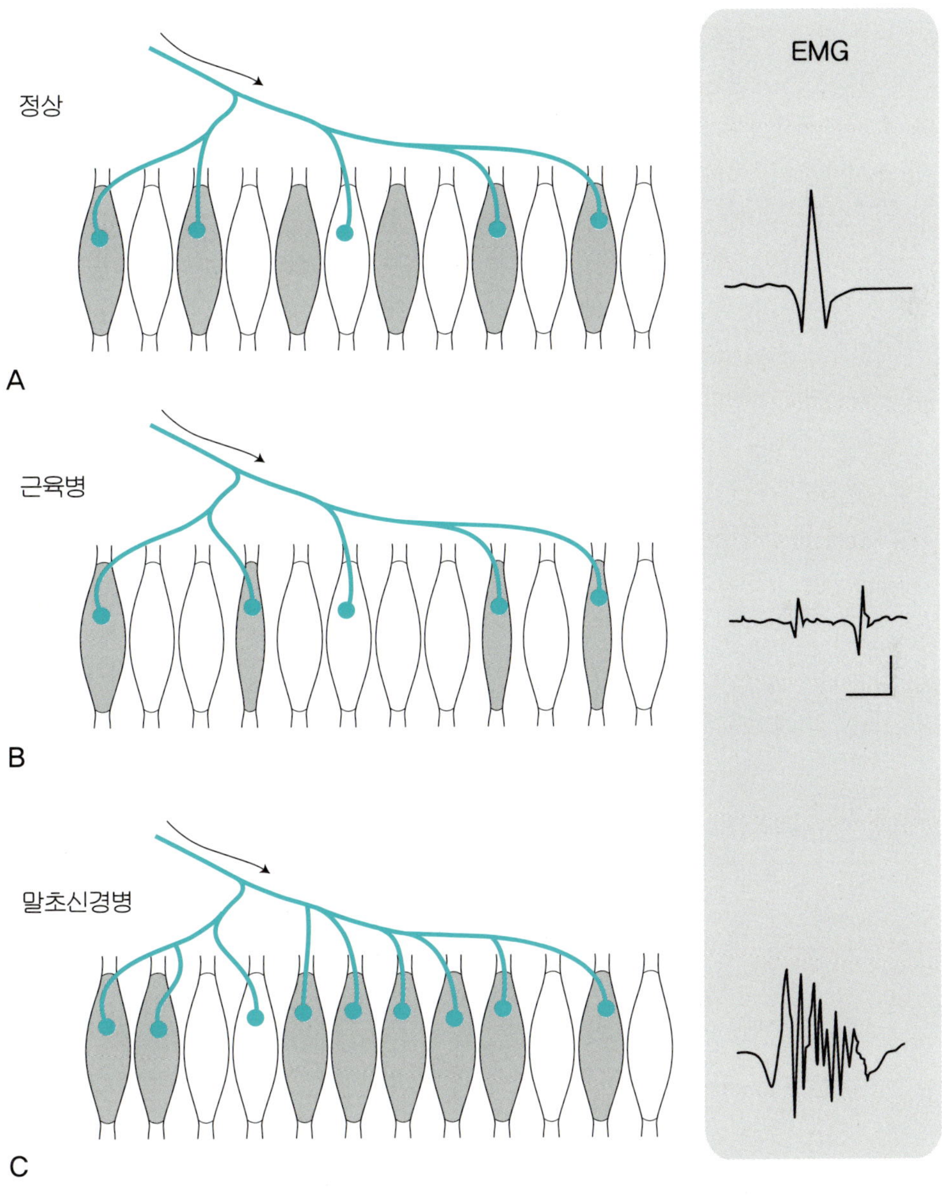

그림 3-3 병적 상태에서 근전도에서 보이는 운동단위.

발적인 근수축시 운동단위활동전위는 정상보다 짧은 지속시간과 낮은 진폭을 가진다(그림 3-3b). 어떤 운동단위활동전위는 동시 발화의 상실로 다상성을 보이기도 한다. 근육염의 경우 인접한 운동신경말단에 염증성 손상이 생겨 세동전위(fibrillation)가 동반되기도 한다.

근긴장성 디스트로피(myotonic dystrophy)와 같은 근육긴장증(myotonia)을 일으키는 근육병증(myopathy)에서는 바늘 전극을 삽입할 경우 수초간 지속되다가 사라지는 고빈도의 양성예파 집단이 생성된다. 스피커에서 근육긴장성 방전은 "급강하 폭격기(dive-bomber)" 에서 나오는 소리같이 들린다.

신경전도와 신경근육접합부 검사

신경전도 검사(nerve conduction studies)는 운동, 자율, 감각 신경 및 신경근육접합부(neuromuscular junction)의 기능을 평가한다. 말초신경계에서 실제의 신경전도속도를 구할 수 있으나 중추신경계에서는 불가능하다. 중추신경계에서는 신경 잠시(latency time, 잠복기)만을 알 수 있는데, 이는 신경경로를 따라 다양한 위치에서 자극을 주는 것이 불가능하기 때문이다. 특수한 수련을 받은 의사 또는 의사의 감시 아래 숙련된 기사가 검사를 수행한다. 검사는 안전하고 저렴하지만 환자에게 약간의 불편함을 줄 수 있으며 검사시간은 30분에서 1시간 정도 소요된다.

검사의 적응증은 (1) 신경병증이 전신적인지 다발성인지의 결정 (2) 신경병증이 탈수초화에 의한 것인지 축삭손실에 의한 것인지의 결정 (3) 신경전도 차단의 위치 결정 (4) 신경근육접합부가 정상인지와 비정상일 경우 그 특성의 결정 등에 사용된다. 일반적인 원위 감각운동 말초신경병증에서 신경검사는 병인을 알아내는 데에는 거의 도움을 주지 못한다.

운동신경 기능

운동신경 전도속도 검사는 말초신경을 따라 다양한 위치에서 가장 빠른 운동 신경 축삭의 전도속도를 측정한다. 말초신경은 신경 위의 피부에서

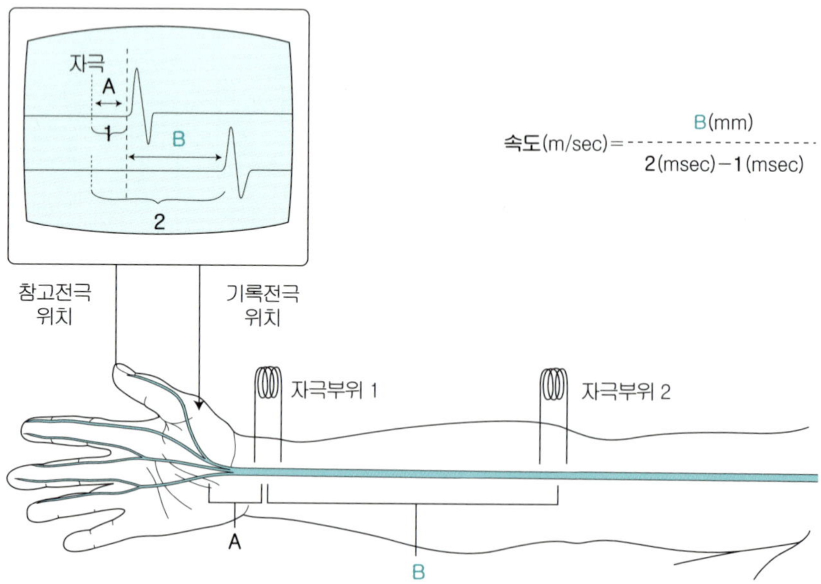

그림 3-4 운동신경전도 속도.

전기파를 적용함으로써 자극할 수 있다. 근육이 수축할 때 전극을 근육힘살(muscle belly) 위의 피부에 부착한 후 전기적 신호를 기록할 수 있다. 근육의 전기적 신호가 기록되고 전기자극으로부터 근 수축까지의 시간(잠시)이 오실로스코프(oscilloscope) 상에 나타난다. 운동신경의 전도속도는 다음과 같이 결정된다(그림 3-4). 신경 주행에 따라 자극전극을 이동하면서 잠시(latency time, 잠복기)가 결정된다. 신경 주행에 따른 두 개의 자극원 사이의 거리를 측정함으로써 거리(mm)를 잠시의 시간차(ms)로 나누어서 신경전도속도를 구한다. 정중신경과 척골신경의 정상 전도속도는 50-60m/s이며 좌골신경의 경우 40~50m/s이다. 신경전도속도의 감소는 수초의 손실을 반영하며(종종 20~30m/s까지의 감소도 일어남) 가장 빠른 운동신경의 손실을 의미하기도 한다(속도 감소의 정도는 덜하다). 운동전도 속도의 감소는 신경 주행 전체에 걸쳐서 일어날 수 있으며 주관절(elbow)에서 척골신경(ulnar nerve)의 압박과 같이 부분적으로 일어나기도 한다.

감각신경 기능

감각신경기능의 평가는 신호의 크기가 작고 신경전도속도가 매우 다양하기 때문에 더 어렵다. 감각 신경은 수초화가 이루어지지 않은 경우 0.5~2m/s 속도를 보이며 얇게 수초화 되어 있을 경우 10~20m/s의 속도를 보인다. 가장 일반적인 감각신경 검사는 정중신경의 손가락 사이 분지를 전기자극하여 손목 바로 근위부의 피부 표면 전극까지의 잠시를 구하는 것이다. 정중신경 잠시의 지연은 수근관에서 신경이 압박되었음을 의미한다.

신경근접합부 기능

신경근접합부의 기능 평가는 반복적인 신경자극검사로 정보를 얻을 수 있다. 기록전극을 근육힘살 위에 위치시키고 운동신경을 자극하면 복합운동활동전위(CMAP)를 얻을 수 있다. 신경 자극을 반복할 경우 오실로시코프 상에 복합운동활동전위가 일정하게 나타난다. 신경근접합부의 질병 상태에서는 복합운동활동전위의 진폭이 상승하거나 감소한다. 중증 근무력증 또는 보툴리눔독소증에서 반복신경자극 검사를 시행할 경우 복합운동활동전위가 점점 감소된다. 검사는 안전하고 저렴하며 다소 불편감이 있고, 15분 가량 검사시간이 소요된다.

감각유발전위

간혹 주요 신경경로(시각, 청각, 말초신경계)를 따라서 중추신경계 전도(central conduction)에 대한 통합적인 기능을 평가해야 할 경우가 있는데 이를 유발전위라 한다. 앞서 언급했듯이 실제 전도속도는 구할 수 없으나 잠시는 기록이 가능하다. 유발전위검사는 청각, 시각, 또는 말초신경을 100~500회 반복하여 자극한 후 측정된 뇌파를 컴퓨터로 평균하여 기록한다. 컴퓨터로 평균화 할 경우 반복 횟수를 증가 시킬수록 배경파의 전기적인 활동을 0으로 만든다. 비정상적인 경우에는 잠시의 지연 및 파형의 왜곡(보통 진폭의 저하)이 일어난다. 감각유발전위 검사는 안전하고 저렴하며 환자에게 불편감을 주지 않는다. 검사의 주적응증은 감각신경 경로에 중추신경계의 탈수초화를 일으킬 수 있는 질환들이다.

구조적인 신경학적 검사

요추천자 및 뇌척수액 검사

뇌척수액을 검사하는 다섯 가지 주요 이유는 (1) 뇌수막 감염의 진단 (2) 뇌수막을 침범하는 종양의 진단 (3) 헤르페스 바이러스 뇌염과 다른 뇌염원의 진단 (4) 소량의 지주막하 출혈의 진단 (5) 지주막하 공간으로 약물 및 척수조영술(myelogram)를 위한 조영제 주입을 위해서이다. 그 밖에 뇌척수액 검사가 진단에 도움을 주는 특수한 질환들이 있다. 이러한 질병에는 다발성 경화증, 길랑-바레 증후군, 종양부수증후군(paraneoplastic syndrome)이 있다. 요추천자를 진단용으로만 사용하는 것은 아니다. 항생제 또는 항암제를 수막 내로 투여해 감염성 뇌수막염 또는 수막성 종양을 치료할 수 있다. 요추천자는 안전하지만 경도의 불편감이 있고 중등도의 비용이 들며 검사시간은 1시간까지 소요된다.

요추천자의 금기

요추천자(lumbar puncture, LP)를 시행할 경우 위험한 경우가 있다. 피검사자가 뇌나 수막에 국소적인 덩어리를 가지고 있거나 폐쇄성 수두증(obstructive hydrocephalus)이 있는 경우 뇌압이 현저하게 상승될 수 있는데 요추로부터 뇌척수액을 제거해주면 대공 밑으로 뇌척수액의 압력이 낮아진다. 이로 인하여 천막을 통해 뇌가 이동(갈고리뇌탈출 uncal herniation 또는 천막뇌탈출 tentorial herniation)하거나 소뇌의 편도가 대공(foramen magnum)으로 내려가기도 한다. 이러한 위험성을 최소화하기 위하여 완벽한 문진 및 신경학적 검진이 요추천자 이전에 시행되어야 한다. 환자가 현저한 뇌압상승의 징후(유두부종)나 국소적인 신경학적 증상(편부전마비, 실어증, 운동실조증)을 보이는 경우, 또는 혼수상태, 노인, 면역저하자에서는 뇌종양 및 폐쇄성 수두증을 배제하기 위해서 먼저 컴퓨터단층촬영과 같은 신경영상 검사를 시행하는 것이 추천된다.

환자가 출혈성 질환이 있거나, 항응고제를 복용하는 경우, 혈소판수가 mm^3 당 〈 50,000 이하인 경우에는 경막외 또는 경막하 혈종이 천자부위에 생겨서 종종 요추 및 천골 신경근을 압박할 수 있다. 이러한 상태는 가능한 한 요추천자 시행 전에 교정해야 한다.

뇌척수액 공간의 해부학과 생리학

뇌척수액(cerebrospinal fluid, CSF)은 일차적으로 맥락막총(choroid plexus)의 세포로부터 생성된 혈장의 초여과물로 맑다. 저분자 단백질은 고분자 단백질보다 쉽게 뇌척수액에 도달한다. 그리하여 뇌척수액에는 알부민(분자량 69 kd)이 면역글로불린(분자량 150 kd)보다 많이 존재한다. 또한 일부 단백질(transthyretin)은 맥락막총으로부터 생성되어 뇌척수액으로 분비된다. 최종적으로 이온(칼륨)이나 단백질을 제거하고 분자(당)들을 뇌척수액으로 이동시키기 위한 복합적인 이송 체계가 뇌혈관과 뇌척수액 통로 사이에 존재한다. 이 운송체계는 능동적인 과정으로 미토콘드리아의 칼륨-나트륨 채널처럼 에너지를 필요로 하거나 당 운송과 같이 에너지를 필요로 하지 않는 수동적인 과정이며 일반적으로 물질의 농도를 일정 범위 내로 유지한다. 이러한 이유로 물질에 따라 뇌척수액 대 혈장의 농도비율이 다양하다.

맥락막총으로부터 생성된 뇌척수액의 2/3 정도가 측뇌실(lateral ventricle)과 제4 뇌실내에 존재한다(그림 3-5). 맥락막의 뇌척수액은 측뇌실로부터 제3 뇌실로 이동하고 실비우스 수도관을 통해서 제4 뇌실에 도달한다. 제4 뇌실로부터 뇌척수액은 루쉬카 구멍(Luschka foramen)과 마젠디 공(foramen of Magendie)을 통해서 소뇌 밖으로 나와 지주막하 공간으로 이동한다. 위에서 언급한 뇌척수액경로의 차단은 폐쇄성 수두증을 일으킨다. 지주막하 공간 안에서 뇌척수액은 천막의 입구를 통해 뇌 볼록(cerebral convexity)을 지나 위시상정맥동(superior sagittal sinus)에 도달한다. 지주막하 공간 안에서의 뇌척수액 경로의 차단은 소통성 수두증(communicating hydrocephalus)으로 불리는데 이는 요추의 지주막하 공간으로 유입

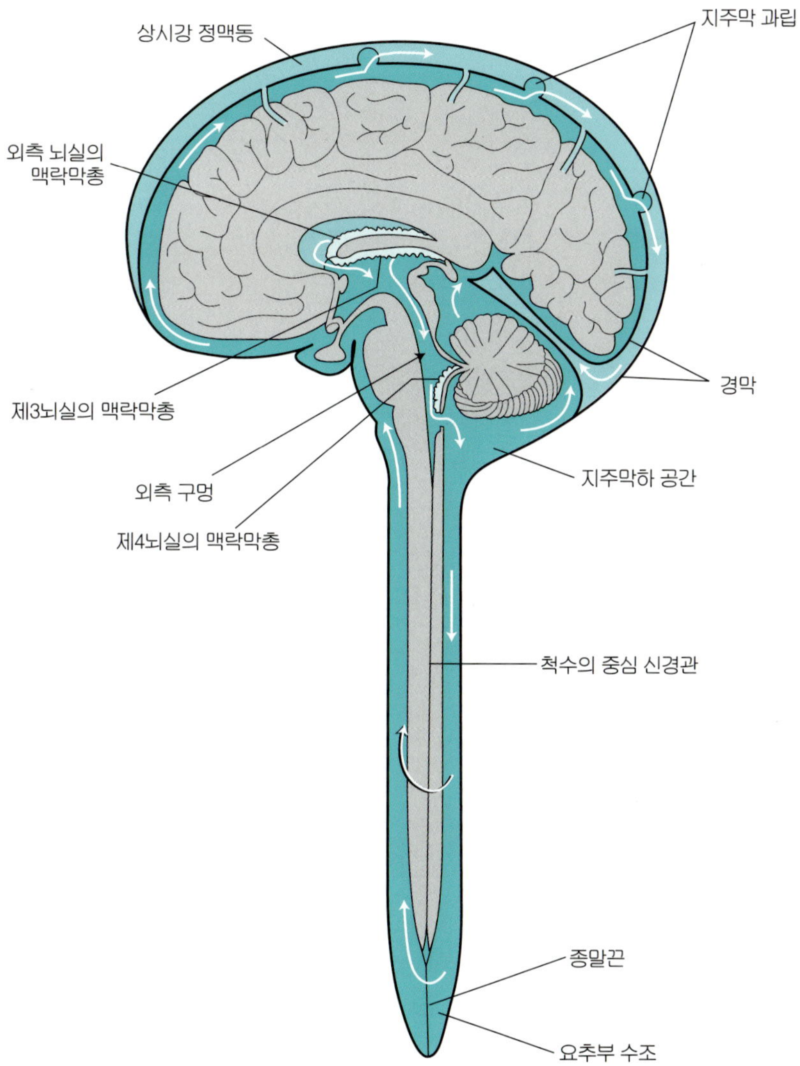

그림 3-5 중추신경계에서 뇌척수액의 흐름.

된 공기가 측뇌실로 도달할 수 있기 때문이다. 위 시상정맥동에서 뇌척수액은 지주막 융모나 지주막 과립을 통해서 정맥동으로 이동한다. 결국 뇌척수액은 혈액으로부터 생성되어서 혈액으로 돌아간다.

성인의 뇌척수액 총량은 140 mL 정도이다. 뇌실 내에 25 mL가 존재하고 척수의 지주막하 공간에 30 mL, 나머지 85 mL는 뇌 주변의 지주막하 공간에 있다. 뇌척수액은 시간당 20~25 mL 또는 하루에 500~600 mL가 생성되므로 뇌척수액은 하루에 네 차례 순환하는 셈이다. 뇌척수액의 생산은 뇌척수압(450 mm까지)과 독립적이지만 흡수되는 경우 뇌척수압과 선형으로 비례한다.

성인에서는 척수가 제12흉추와 제1요추까지 내려오지만, 소아에서는 제2요추까지 내려오기도 한다. 그보다 아래에서는 신경근들이 적합한 신경구멍을 통해 밖으로 나간다. 신경근들이 위치하는 척추 수준이 요추천자를 시행하는데 안전하다.

요추천자의 기술

시술 전에 반드시 환자에게 설명하고 동의를 얻은 후에 서면승인서를 작성해야 한다. 어떤 검사인지 설명해 줌으로써 환자를 안심시키고 검사를 편안히 진행할 수 있다. 불안을 느끼는 환자에게는 약한 진정제가 도움이 될 때도 있다. 가능하다면 요추천자는 반드시 측와위로 시행되어야 하며 이 때, 정확한 개방압 측정이 가능하다. 환자는 단단하고 평평한 면에 옆으로 누워서 무릎을 턱 쪽으로 구부려야 한다. 극돌기(spinous process)가 양측 장골능선과 평행하게 위치해서 수직이 되어야 한다. 교차점은 보통 제3요추와 제4요추(L3-L4) 사이 공간이다(그림 3-6).

요추천자바늘은 보통 제3요추와 제4요추 사이 또는 제4요추와 제5요추 사이 공간으로 삽입한다. 이 부위의 피부는 철저하게 베타딘이나 알코올 같은 항균성분 제재로 소독해야 한다. 시술하는 동안에는 무균 글러브를 착용한다. 리도카인을 요추천자 삽입 부위의 진피 또는 피하지방 안으로 주입해 볼 수 있다. 보통 잘 구부러지지 않고 정확한 뇌척수액압 측정을 위하여 20 게이지(gauge) 바늘이 사용된다. 간혹 더 작은 크기의 바늘이 사용되기도 하지만 정확한 뇌척수액압 측정이 어렵다. 요추천자 바늘은 바늘 끝의 경사면을 위로 오게 하여 피부를 지나서 각도를 약간 머리 쪽으로 향한 뒤 배꼽 방향으로 들어간다. 삽입 중에 바늘이 환자와 수평하게 유지되는 것이 중요하다. 바늘이 경막을 통해 지주막하 공간으로 들어갈 때 보통 터지는 느낌이 있다. 시술자는 검사의 단계에 상관없이 소침을 제거하여 뇌척수액이 나오는지 확인해 볼 수 있다. 피가 나올 경우 바늘을 약간 후퇴시킨 후 환자 자세를 재조정하고 다시 시술을 진행하여야 한다.

뇌척수액이 나오면 3-통로 마개와 보통 시판되는 뇌척수액 검사 키트에 포함되어 있는 압력계를 부착하여 뇌척수압을 측정한다. 압력이 올라갈 경우 환자의 긴장을 풀어주고 다리를 살짝 펴면 압력이 정상으로 돌아온다. 그 이후에 뇌척수액을 4~5개의 시험관을 사용하여 순차적으로 모은다. 성인에서는 보통 10~35 mL 정도 모으는데 처방에 따라 다르다. 소아에서는 3~5 mL 정도면 미생물실이 있는 병원에서 표준검사를 시행하는 데에는 충분하다. 그림 3-7에 일반적으로 시행하는 뇌척수액 검

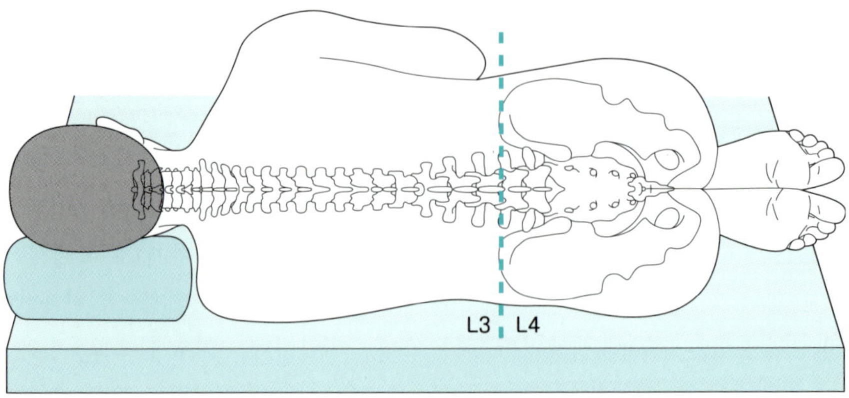

그림 3-6 요추천자를 위한 환자의 자세.

사 내용과 해당하는 시험관의 번호가 설명되어 있다. 시험관 1은 피부 세균으로부터 오염 확률이 가장 높고 요추천자 바늘로부터의 외인성 적혈구가 검출될 수 있어서 균 배양 및 세포수 검사 판독에 오류가 생길 수 있다. 추가적인 검사가 필요할 경우를 대비해서 "보관"이라고 표시한 시험관을 사용해서 수 mL의 뇌척수액을 모아두는 것이 좋다. 많은 검사실에서 "보관" 시험관은 냉동시켜서 한 달 동안 보관한다.

뇌척수액은 백혈구가 반시간 지나면 용해되기 시작하고 백혈구 대사로 당 수치가 떨어질 수 있기 때문에 즉시 임상 검사실로 옮기도록 한다. 환자 병록에는 요추천자의 적응증, 천자위치, 외상여부, 개방압, 뇌척수액 획득량 및 외관, 검사 명단을 포함한 술기 기록이 즉시 작성되어야 한다.

정상 뇌척수액 값

표 3-2에 성인 뇌척수액의 일반적인 정상치가 나열되어 있다. 신생아들은 일시적으로 세포수와 단백질의 양이 더 많다. 일반적으로 성인의 경우 뇌척수액 단백질의 상한치는 환자의 나이와 같다. 혈당이 현저히 올라간 경우에는 혈액-뇌척수액 당 수송(blood-CSF glucose transporter)이 포화되기 때문에 정상 뇌척수액의 당 수치를 구하는 것이 어렵다. 뇌척수액에서 중추신경계 감염원이 발견되지 않더라도 뇌척수액 중합연쇄반응검사(CSF PCR)를 진단목적으로 사용하는 경우가 증가하는 추세이다(13장 "중추 신경계 감염" 참조).

요추천자의 합병증

전체 요추천자검사의 10~20%에서 외상성 요추천자가 발생한다. 대부분의 경우 천자바늘이 척수지주막하 공간 뒤쪽에 위치한 바스톤 정맥총(Baston' s plexus)의 작은 정맥을 건드리는 경우이다. 이 때, 신선한 적혈구와 혈청 단백질 및 뇌척수액이 바늘로 들어오게 된다. 종종 적혈구 수가 시험관 1부터 시험관 3 또는 4까지 빠르게 저하된다. 그러나 신선한 혈액이 백혈구와 단백질 수치를 증

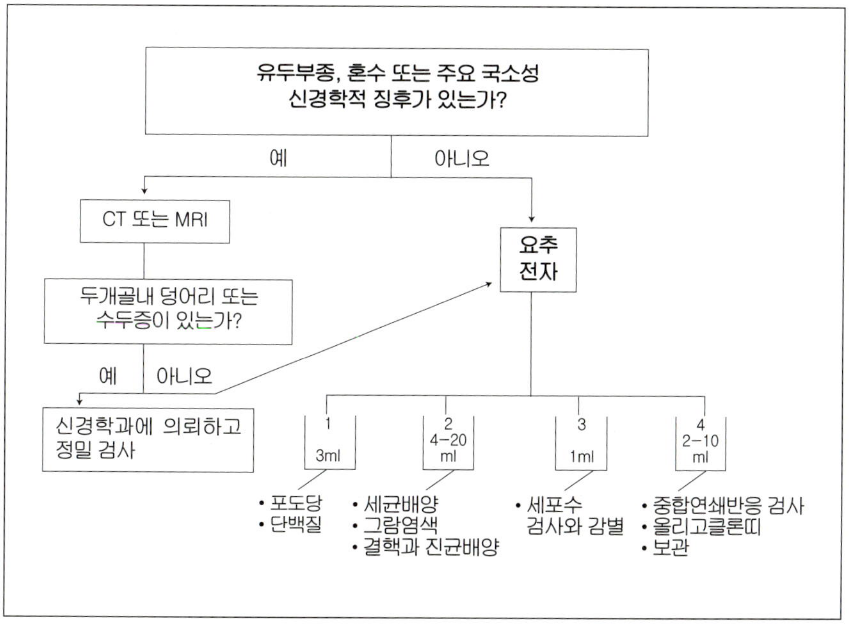

그림 3-7 요추천자의 개관

표 3-2 성인에서 정상 요추 뇌척수액 소견

검사	정상소견
형상	백색 배경에서 맑고 무색
개방압력	구부린 자세에서 70~180 mm CSF
적혈구(RBCs)	< 5 $RBCs/mm^3$
백혈구(WBCs)	5~10 WBC/mm^3
감별	주로 단핵세포(monocyte)
총 단백질	검사방법에 따라 < 45~60 mg/dL(뇌수조(Cistern) 뇌척수액이면 <30 mg/dL, 뇌실 뇌척수액이면 <25 mg/dL)
면역글로불린의 백분율	총 단백질 <15%
단일클론띠(Monoclonal band)	없거나 드물게 한 개의 띠
포도당	> 40 mg/dL(대체로 혈당 > 60%)
그람 염색	음성
배양	세균, 바이러스, 결핵균(mycobacteria)에 대한 배양검사 음성
뇌척수액-VDRL 검사	음성
세포검사	악성 세포는 없음

VDRL = Venereal disease research laboratory 매독혈청검사

표 3-3 혈액이 섞인 뇌척수액의 분석

뇌척수액 소견	외상성 요추 천자	거미막하 출혈
색상	시험관 1에서 분홍 또는 적색 시험관 3에서 더 투명	모든 시험관에서 동일 색상
적혈구수	시험관 1에서 시험관 3보다 높음	모든 시험관에서 동일
상청액의 색깔(Color of supernatant fluid)	거의 색상 없음	황색변성(노란 색)
빌리루빈	없음	1일 후 존재
혈액응괴(blood clot)	세웠을 때 생길 수 있음	없음
높은 척추사이 공간에서 반복 요추천자	종종 투명하거나 거의 투명	첫 요추천자와 동일
두부 컴퓨터 단층촬영	지주막하 공간에서 혈액 없음	지주막하 공간에서 혈액이 보일 수 있음

가시킬 수 있다. 만약 적혈구, 백혈구, 단백질 수치가 하나의 시험관에서 시행되었다면 1,000개의 적혈구당 1~2개의 백혈구와 1 mg의 단백질을 제하는 공식을 적용시킨다. 표 3-3(혈액이 오염된 뇌척수액 분석)에서 외상성 요추천자와 지주막하 출혈의 감별에 대한 유용한 정보를 얻을 수 있다.

생명에 위협을 주지는 않지만, 요추 천자 후 두통은 상당히 괴로울 수 있다. 두통은 천자 시행 수시간 후부터 시작되어 수일간 지속될 수 있다. 두통은 주로 전두엽 부위에 호발하며 환자가 누워있는 자세에서 앉거나 설 때 잘 발생한다. 다시 누운 자세를 취하면 두통이 사라진다. 발생률은 젊은 성인 여자에서 가장 높고 어린이나 노인군에서는 드물다. 젊은 성인에서의 발생률은 10% 정도이다. 굵은 천자 바늘을 사용할 때 요추 천자 후 두통의 발생 가능성이 높아진다. 많은 양의 물을 마시거나 엎드린 자세를 취할 때에 두통이 예방된다는 증거는 없지만, 수 시간 동안 엎드린 자세로 있는 것이 도움이 될 수 있다. 대개 단순히 침상 안정을 취함으로써 두통이 사라진다.

뇌탈출(brain herniation)은 가장 위험한 합병증이지만 다행히 드물다(뇌척수액 압력이 올라갈 때

조차도 발생률이 2% 이내임). 만약 환자의 뇌척수액 압력이 현저히 올라가있다면, 바늘을 뒤로 빼기 전에 적어도 5mL 이상의 뇌척수액을 모으는 것이 중요하다. 바늘을 뒤로 빼면, 뇌척수액이 경막의 구멍으로 새어나오기 시작한다. 뇌척수액 압력이 예상 밖으로 높을 때에는 요추 천자 후 즉시 해야 할 몇 가지 사항이 있다. 환자는 8시간 이상 신경학적인 변화가 생기는지 면밀히 관찰되어야 한다. 즉각적인 컴퓨터단층촬영이나 자기공명영상이 뇌척수액 압력 상승의 원인을 밝히는데 도움을 줄 수 있다. 안전하게 정맥로를 확보하여 마니톨(mannitol) 투여가 필요할 경우를 대비해야 한다. 신경외과 의사에게 알려서 수술적인 치료를 요하는 뇌척수액압 상승 원인을 알아보는 것이 도움이 된다. 뇌탈출이 시작되면 환자에게 정맥을 통해서 마니톨을 투여하고 기도삽관 시행 후 뇌압을 낮추기 위해 과호흡을 시킨다.

신경학적 영상 검사

컴퓨터단층촬영이나 자기공명영상은 뇌와 주변 구조물들에 대한 해상도가 높고 안전하며 검사 시간이 적당해 미국에서는 가장 널리 쓰이는 검사 방법이다. 컴퓨터단층촬영이나 자기공명영상 모두 환자를 발 쪽부터 머리 쪽으로 바라보는 것처럼 영상이 제공된다. 그러므로 뇌의 우측이 화면에는 좌측에 나타난다.

컴퓨터단층촬영은 단직선의 X-선 방출을 사용하여 뇌를 투과한다. 방사선 방출은 반대쪽으로 지나가면서 뇌의 치밀한 생체 조직과 부딪치기 때문에 둔화되고 약간은 약화된다. 뼈와 같이 매우 치밀한 조직은 많은 양의 방사선 방출을 차단하며 뇌 실질은 약간 정도, 그리고 뇌척수액과 물은 차단도가 더 낮다. 일반 방사선 사진처럼 뼈는 높은 밀도가 방출된 X-선이 어두운 필름에 투영되는 것을 차단하기 때문에 밝게 나타난다. 반대로 덜 치밀한 조직인 뇌척수액 또는 지방은 방출된 X-선이 투과하여 필름에 노출될 수 있기 때문에 어둡게 나타난다. X-선 검출기가 스캐너 주위에 위치하여 다양한 각도로부터 영상정보를 모으고, 컴퓨터화된 연산체계를 통하여 각 단면의 영상을 구성한다. 일반적인 CT는 1 cm 정도의 두께로 뇌의 수평단면 영상을 만들어내는데 MRI에서 사용하는 면과는 차이가 있다. CT를 촬영할 때 전체 방사선 노출량은 흉부 단순방사선을 촬영할 때와 비슷하다. 현재 뇌의 한 단면을 촬영하는 데는 수 초 가량 소요되며 뇌 전체는 15~20분 정도 소요된다.

자기공명영상은 뇌 영상을 얻을 때 컴퓨터단층촬영과는 다른 물리학적인 원리를 사용한다. 뇌의 양자가 자기장내에 위치할 때 진동하게 된다. 진동하는 정도는 자기장의 강도에 의존적이다. 양자(positron)는 전자기장에 노출될 때에 진동하는 정도에 따라 에너지 흡수가 가능하다. 양자가 에너지를 흡수한 후 핵은 이 에너지를 내보내거나 방사시켜서 처음의 평형 상태로 돌아간다. 핵으로부터 에너지의 재방사 또는 전파가 자기공명영상신호로 관찰된다(그림 3~8).

핵이 평형상태에 도달하는 데에는 시간이 필요하고 이때 두 가지 물리적인 과정에 의해 지배받는데 이는 (1) T1, 자기장과 평행한 핵의 자기화 요소들이 평형상태로 돌아오는 시간 (2) T2, 자기장과 수직한 핵의 자기화 요소들이 평형상태로 돌아오는 시간이다. 뇌조직간의 대조는 양자 밀도, T1, T2에 의해서 결정된다. 자기공명영상신호는 핵이 처음에 전자기장의 영향을 받는 방식을 바꿈으로써 선택된 성질을 가중하여 "T1 또는 T2 강조 영상"이 될 수 있다.

T1 강조 영상은 선명하고 가장 정확한 뇌의 해부학적인 정보를 제공해주지만 병적인 상황에 대

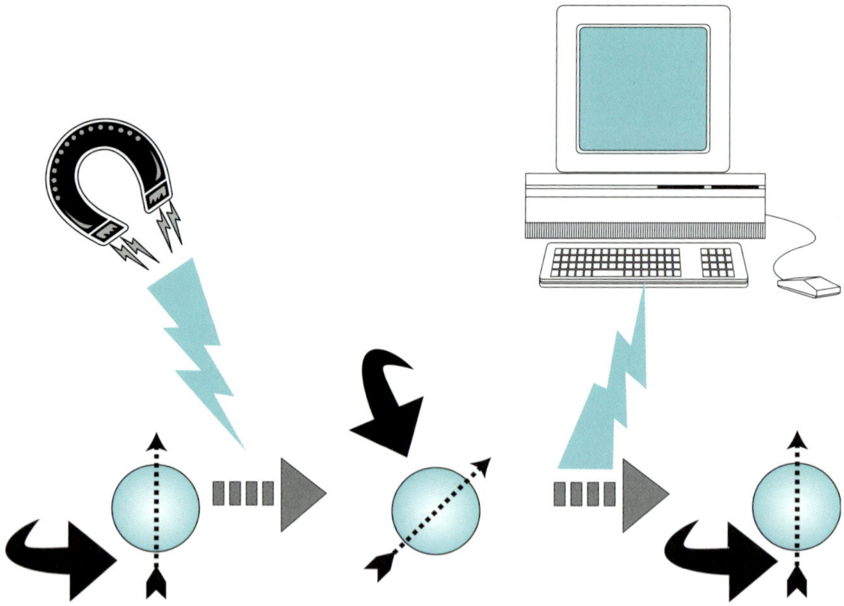

그림 3-8 자기공명영상의 기본 원칙.

표 3-4 신경영상에서 조직에 따른 신호 강도와 밀도

신경영상	밝은 신호	어두운 신호
자기공명영상 T1 강조영상	지방 메트헤모글로빈(methemoglobin) 가돌리늄(Gadolinium) 조영 증강	뼈 또는 고밀도 칼슘 뇌척수액 부종 또는 물 공기 혈류
자기공명영상 T2 강조영상	부종 또는 물 뇌척수액 메트헤모글로빈(세포외)	뼈 또는 고밀도 칼슘 공기 지방 혈류 헤모시데린(hemosiderin) 탈산화혈색소(deoxyhemoglobin) 메트헤모글로빈(적혈구내)
컴퓨터단층촬영	뼈 혈관에 있지 않은 혈액 컴퓨터 단층촬영 조영제 주요 혈관의 혈전	뇌척수액 부종 또는 물 지방 공기

한 정보에는 제한적이다. T2 강조 영상은 병리적인 상태를 보는 데에는 더 좋지만 해부학적 구조를 보는 데에는 덜 적합하다. 표 3-4에 T1과 T2 강조 영상에서 밝거나 어둡게 보이는 조직들을 설명하고 있다. 병변이 뇌척수액으로 차있는 뇌실과 입접한 곳에 위치한다면 T2 강조 영상에서 뇌척수액

표 3-5 신경 질환에 따라 일반적으로 사용하는 신경영상검사들

영상 적응증	일반적으로 처방하는 검사
두부 외상	
급성	CT
만성	MRI
뇌출혈	CT
중추신경계 감염	가돌리늄(Gadolinium) 조영제를 사용한 MRI
급성 뇌졸중	확산강조영상을 포함한 MRI
경련	MRI
뇌종양	가돌리늄(Gadolonium) 조영제를 사용한 MRI
다발성 경화증	MRI
치매	MRI
신경근병증을 동반한 요통	MRI
척수병변과 척수병증	MRI
비전형적인 두통	MRI

표 3-6 자기공명영상과 컴퓨터단층촬영의 비교

MRI의 장점
• 뼈에 근접한 위치에 있는 뇌를 보는데 더 좋은 영상을 제공
• 뇌의 해부학적 위치 규명에 유리
• 작은 뇌 병변을 감지하는데 유리
• 아래 등급의 종양(low-grade tumor)과 같이 작은 중추신경계 병변을 감지하는데 유리
• 주요 경부 및 뇌 동맥과 정맥을 볼 수 있음(자기공명 혈관조영술)
• 방사선 노출이 없으므로 CT보다 안전(특히 임신 중)
CT의 장점
• 영상 촬영이 빨라 가만히 있지 못하거나 협조가 안 되는 환자도 동작 잡음(movement artifact)이 적게 촬영이 가능
• 환자의 체내 또는 체외의 자성을 띤 물체가 있어도 촬영 가능
• 폐쇄 공포증이 적음
• 지주막하출혈, 뇌석회화와 골절을 감지하는데 유리

과 병변을 구분하는 것이 어려울 수 있다. 이런 경우에는 중간 강조영상(양자밀도 영상) 또는 액체감약반전회복(FLAIR) 영상이 도움이 된다. 확산강조 자기공명영상은 급성 뇌경색을 진단하는데 도움이 된다.

자기공명영상 종류를 구분하는 열쇠는 뇌척수액이다. T1 강조 영상에서 뇌척수액은 어둡고 T2 강조 영상에서는 밝다.

환자의 안전이 자기공명영상기계 주변의 고자기장 때문에 다소 고려해야 할 사항이 있다. 대부분의 자기공명영상기계는 1.5 tesla인데 이는 지구자기장의 30,000배 정도의 강도를 의미한다. 환자나 주위 사람의 강자성 물체가 미사일이 되거나 기계 안에서 날아다닐 수 있다. 인공 심박동기는 금기증에 해당한다. 대부분 현대 수술용 클립과 정형외과적인 장치들은 안전하나, 옛날 신경외과용 클립은 위험할 수 있다. 환자가 기계 안에 있을 때 응급 상황이 발생하면 인공호흡기, 이송차, 다른 응급 용품이 강자성일 수 있기 때문에 소생술 시행 이전에 환자를 검사실 밖으로 옮겨야 한다.

표 3-5에서 볼 수 있듯이, 자기공명영상은 대부분의 신경학적인 질환에 있어서 가장 우수한 검사 방법이다. 표 3-6에서는 자기공명영상과 컴퓨터단층촬영검사의 장점을 비교하고 있다. 자기공명을 사용한 새로운 검사들 중에서, 자기공명분광검사는 N-acetylaspartate, 콜린(choline), 크레아틴(creatine), 미오이노시톨(myoinositol), 락테이트(lactate) 같은 물질들의 뇌에서의 대사 정도를 평가할 수 있다. 종종 고강도(2.0~4.0 tesla)의 장치를 사용하기도 한다. 자기공명분광검사는 현재 임상적 적용이 많지는 않지만 연구자들이 뇌종양 및 농양 같은 뇌 병변을 생화학적으로 찾아내는 방법을 연구 중이다. 기능적 자기공명영상 검사(fMRI)는 국소적인 신경발화 양상의 변동에 따른 뇌혈류의 변화를 평가한다. 그러므로 기능적 자기공명영상 검사는 구조와 기능에 대한 간접적인 정보를 제공한다. 신경학적 영상검사는 안전하고 환자에게 편안하지만 비용이 비싸고 1시간 정도 소요된다.

단일광자/양전자 방출전산화 단층촬영

소량의 방사성 표지 물질을 정맥 내로 주입할 경우, 양자의 방출을 컴퓨터단층촬영에서 x-선을 검출하듯이 탐지할 수 있다. 영상은 뇌의 특수한 부위에 표지자가 축적된 정도에 따라서 색 체계로 구성이 된다. 다양한 물질들이 혈류, 산소 또는 당 대사, 특수한 신경전달물질 수용체의 농도를 반영한다. 검사는 안전하나 비싸고 다소 불편하며 1시간 정도 소요된다.

뇌, 신경, 근육 생검

뇌, 수막, 말초신경 또는 근육의 작은 조각을 수술적으로 제거하여 조직검사와 감염원의 배양을 한다. 생검의 적응증은 (1) 뇌종양의 병인 결정 (2) 뇌척수액 및 다른 신체부위에서 발견되지 않은 추정되는 뇌 감염원의 배양 (3) 근육병증 또는 신경병증에서 특이질환의 확진 등이다. 생검은 조직을 파괴하기 때문에 보통 다른 안전한 진단 방법이 실패하거나 알려지지 않은 종류의 뇌종양수술 중 시행하게 된다. 생검은 비싸고 불편하며 합병증의 위험이 있다. 예를 들면 뇌생검은 5% 정도의 발작 위험이 있고 모든 생검 부위는 감염의 위험이 있다.

분자학적/유전학적인 신경학적 검사들

인간 유전체 지도의 완성과 질병의 표현형과 특수한 유전자 위치를 연결하는 방법이 발전함으로써 많은 신경 유전 질환의 진단이 가능하다. 돌연변이를 일으키는 대부분의 질환은 단일 염기 치환현상으로 인해 아미노산 치환(과오돌연변이, 신경섬유종증 1형), 종료신호의 조기 전위(무의미 돌연변이, 듀시엔형과 베커형 근디스트로피 또는 비정상적인 리보핵산 전사 재단(transcript splicing)을 일으킨다. 다른 임상적으로 중요한 돌연변이는 디옥시리보핵산의 결손, 복제(다운 증후군), 또는 비정상적인 삼염기반복(헌팅턴 무도병, 척수소뇌 위축증)이 있다. 열성 유전 질환은 보통 돌연변이로부터 유발되는데 두 염색체 모두에서 비정상적인 효소가 생성되어서 반대 염색체로부터의 정상 효소가 보상을 하지 못하게 된다. 중요한 효소 기능의 전체 또는 심한 상실은 뇌발달에 영향을 끼치거나 뇌 단백질의 정상적인 전환을 방해해서 신경원에 비정상적인 축적을 유발하는 대사질환으로 나타난다. 우성 유전 질환은 주로 중요한 단백질에 영향을 주는 돌연변이에 의해 생긴다.

많은 유전적 신경질환의 유전적 돌연변이는 중추신경계 조직이 아니더라도, 백혈구, 피부생검 또는 구강점막세포 채취로 알 수 있다. 타이-삭스 질환에서 헥소사미니데이스A(hexosaminidase A)의 경우처럼, 특수한 효소에 대한 분석이 시행된다. 염색체 띠염색 및 분광 핵형분석(spectral karyotyping)을 통해서 대략적인 염색체 디옥시리보핵산의 결손 및 복제를 확인할 수 있다. 특수한 유전적 돌연변이를 알아보기 위하여 중합효소연쇄반응, 자동 형광항체 염기서열분석, 서던블롯(Southern blotting), 형광동소교잡법(fluorescence *in situ* hybridization, FISH) 같은 세포 디옥시리보핵산을 선별검사해 볼 수 있다.

검사방법이 지속적으로 발전하고 새로운 유전적 돌연변이가 발견되고 있지만, 분자적 유전 검사는 다음과 같은 제한이 있다: (1) 검사에서 돌연변이를 찾아내지 못해도 돌연변이가 생긴 위치가 검체와 다를 수 있기 때문에 추정 질환을 배제할 수 없다. (2) 같은 유전자 안에서 다른 돌연변이가 다른 표현형을 만들 수 있다. (3) 같은 유전자 안에서의 돌연변이가 다른 표현형을 만들 수 있다. 그 밖에 불완전 침투, 나이와 관련한 발병 시기, 그리고 다른 유전자가 종종 질병의 표현형과 진행 속도를 변화시킨다.

중추신경계 감염원을 진단하는데 있어서 획기적인 발전은 중합효소연쇄반응(PCR) 검사이다. 검사는 현재 많은 바이러스, 세균, 결핵균, 진균, 원생동물에 적용 가능하다. 중합효소연쇄반응 검사는 감염원 DNA 또는 RNA의 특징적인 분절 일부를 인식하기 때문에 핵산이 완전하지 않더라도 검출이 가능하다. 마찬가지로 배양 검사에서 음성이어도 중합효소연쇄반응 검사에서 양성인 경우를 종종 보게 된다. 검사는 뇌척수액 또는 생검조직으로 시행한다. 일반 검사와 비교할 때, 중합효소연쇄반응 검사는 민감도가 높고 빠르며(수 시간에서 하루 안에 완료), 저렴하고 안전하다(감염원을 필요로 하지 않음).

중합효소연쇄반응 검사는 다음의 원칙을 따라서 시행한다. 첫째, 시발체(primers)라 부르는 특징적인 DNA 분절을 이용하여 올리고핵산염 시발체를 합성한다. 둘째, 시발체, DNA 뉴클레오티드 및 열에 안정적인 DNA 중합효소를 의심되는 감염원의 DNA와 섞는다. 이 혼합물을 가열하고 녹여서 이중가닥 DNA를 분리한 다음 식혀서 시발체가 분리된 감염원 DNA 가닥의 상보서열(complementary sequence) 염기와 결합하도록 한다(예; G-T-A-C의 상보서열은 C-A-T-G이다). DNA 중합효소가 시발체 끝에 새로운 뉴클리오티드 염기를 추가한다. 셋째, 다시 열을 가하여 새로운 DNA 분절을 분리해서 DNA 주형의 수가 두 배가 되도록 반복 순환 시킨다. 자동화된 장비를 사용해서 수 시간 안에 수백만 개의 복제물을 만드는 것이 가능하다. 넷째, DNA 주형이 모두 같은 길이와 구성물로 이루어져 있어서 젤 전기영동 또는 다른 방법을 통해서 검출한다.

추천문헌

Fishman RA. *Cerebrospinal Fluid in Diseases of the Nervous System*. 2nd ed. Philadelphia: WB Saunders; 1992. *(Excellent compendium of normal CSF values and changes that occur in many diseases.)*

4_근육질환

개요

인체에는 600개 이상의 근육이 있으며 그 무게는 전체 체중의 약 40%를 차지한다. 근육은 골격근(수의운동을 담당하며 척수 전각의 운동신경세포나 뇌간이 지배), 평활근(위장관, 비뇨생식관, 혈관, 피부의 불수의운동을 담당하며 자율신경이 지배), 심장근(자율신경이 지배하는 심장 근육)으로 분류된다. 각 근육의 종류에 따라 뚜렷한 형태와 생화학적인 특징을 가지며 질병은 한 가지 종류 또는 그 보다 많은 종류의 근육을 침범한다. 간단히 말해서, 하나의 근육섬유는 하나의 긴 다핵세포로, 수축을 위한 근육원섬유와 에너지 생산을 위한 풍부한 사립체를 가지고 있다. 골격근의 질환은 모든 종류의 근육질환을 의미하는 근육병증, 근육의 염증을 의미하는 근육염, 근육 퇴화(흔히 선천적)를 의미하는 근디스트로피 등 여러 가지 이름으로 불린다. 근육질환을 진단하는 첫 단계는 다른 원인의 위약증과 감별하는 것이다(표 4-1). 그러나 표 4-1에도 예외는 있다. 예를 들어, 간헐적인 경우(고칼륨성[hyperkalemic] 또는 저칼륨성[hypokalemic] 주기적 마비[periodic paralysis]), 근위부보다 원위부 근육이 더 많이 침범되거나(원위부 근디스트로피, 근육긴장퇴행위축), 근육긴장증이나 지속적인 근육 수축이 초래되거나(근육긴장퇴행위축), 특정한 근육군만 침범되는 경우(입인두 근디스트로피의 경우 눈꺼풀 근육과 삼킴근육) 등을 생각할 수 있다. 그러므로 어떤 근디스트로피가 발생했을 경우 모든 골격근은 구조가 유사하더라도 똑같이 취약하지 않다.

표 4-2는 여러 종류의 위약증 간 차이를 보여주

표 4-1 일차적 골격근 질환의 흔한 소견

• 위약증은 원위부보다 근위부에서 심함
• 대칭성 위약증
• 근육 위축은 위약증의 정도에 비례함
• 근육을 만져보면 물렁한 느낌
• 근육긴장 저하
• 서서히 진행되는 위약증
• 통증을 수반하는 경우가 드문 위약증
• 심부건반사의 소실은 위약증의 정도에 비례함
• 감각소실 없음
• 혈청크레아티닌키나아제가 병 초기에 흔히 상승
• 근전도 검사에서 근육병증 소견

표 4-2 팔다리 위약증의 구별되는 특징

특징	상부운동신경세포 (피질척수로)	하부운동신경세포 (말초신경)	원위부 다발신경병증	신경근육접합부	골격근
근육 침범	근위부보다 원위부, 흔히 편측	근위부보다 원위부	근위부보다 원위부	원위부보다 근위부	원위부보다 근위부
근육 위축	경미함	현저함	중등도	경미함	중등도
정상근력이지만 빨리 피로해짐	없음	없음	없음	있음	없음
근육부분수축	없음	흔함	없음	없음	없음
심부건반사	항진	감소하거나 소실	감소하거나 소실	정상이거나 약간 감소	정상 또는 위약 정도에 비례하여 감소
감각소실	편측 가능	있음	있음	없음	없음
가족력 있음	흔하지 않음	흔하지 않음	흔하지 않음	흔하지 않음	흔함
크레아틴키나아제 상승	없음	없음	없음	없음	있음
근전도와 신경전도 소견	특이소견 없음	근전도에서 탈신경 소견, 또는 운동신경 전도속도 느려짐	근전도와 신경전도 검사가 비정상	근전도나 신경전도 검사에서 경미한 변화	근전도에서 근육병증성 운동단위

고 있다. 이것은 근육질환에 의한 위약증을 구분하는 데에 도움이 된다.

근육질환은 다음과 같이 크게 4가지로 분류된다: 유전적인 이상에 의한 근디스트로피, 세포막의 비정상적 나트륨, 칼슘, 칼륨 이온통로를 특징으로 하는 통로병증(channelopathy), 염증성 근육병증, 속발성 내분비 근육병증.

듀시엔 근디스트로피 (Duchenne Muscular dystrophies)

서론

근디스트로피는 유전적으로 결정되는 질환으로 발병 연령, 성별 분포, 근 위축이 가장 심한 부위, 표현형 징후가 다양하다. 가장 흔하고 심각한 근디스트로피는 듀시엔(Duchenne) 근디스트로피로, 디스트로핀이 심하게 결핍되었거나 없는 치명적인 소아질환이다. Xp21의 X 염색체에 큰 유전자가 디스트로핀을 부호화(encode) 한다. 듀시엔 근디스트로피는 디스트로핀 유전자의 유전돌연변이와 동반된 가장 흔한 질환이다. 이러한 질환을 한데 묶어 디스트로핀병증이라고 부른다. 듀시엔 근디스트로피의 유전 방식이 엑스연관열성유전(X-linked recessive inheritance)이므로 거의 모든 환자들이 남자이다. 여성 보인자(carrier)의 약 10%에서는 경미한 근 위약증이 있다.

듀시엔 근디스트로피의 발생빈도는 100,000명의 남아 출생 중 30명이며 전체 인구의 유병률은 100,000명당 3명이다. 이 중 새로운 돌연변이에 의한 발생은 약 1/3이다.

병태생리

디스트로핀 유전자는 가장 큰 유전자 중 하나로 알려져 있으며, DNA의 약 2,300개 염기의 크기이거나 전체 X 염색체의 1% 정도 크기에 해당된다. 근육 디스트로핀은 골격근, 평활근, 심장근 내에 일차적으로 발견되는 3,685개의 아미노산으로 분자량이 427 킬로달톤(kd)이다. 디스트로핀 아이소형(isoform)은 피질 신경원, 조롱박세포, 아교세포, 신경집세포에 존재한다. 디스트로핀은 횡문근형질막(sarcolemma)의 세포골격 단백질의 5%를 차지한다. 이 단백질은 막대 모양으로 횡문근형질막 바로 밑에 섬유처럼 존재하여 2개의 평행한 섬유처럼 보인다(그림 4-1). 아미노 말단은 액틴(actin)에 부착되고 카르복시 말단은 막횡단(transmembrane)에 존재하는 막횡단 단백질 복합체와 결합한다. 근육에서 디스트로핀은 근섬유요소를 횡문근형질막과 결합시켜, 듀시엔 근디스트로피 환자들의 근섬유가 안정적이고 유연하게 한다.

환자의 75%에서는 유전자의 큰 결손이나 부분적인 유전자 복사가 발생하며 나머지 환자의 경우 특징이 불명확하다. 결손의 약 80%는 단백질의 중심부에서 나타난다. 나머지 25%의 환자의 경우 작은 돌연변이 또는 점돌연변이(point mutation)가 나타난다. 일반적으로 프레임쉬프트(frame-shift) 돌연변이는 카르복시 말단(carboxyterminus)이 부족한 불완전한 분자를 생성하므로 듀시엔 근디스트로피를 초래한다. 프레임쉬프트가 아닌 돌연변이의 경우에는 카르복시 말단을 가지면서 부분적으로 기능을 하는 비정상적인 단백질이 생성된다. 이러한 형태의 돌연변이는 베커(Becker) 근디스트로피(듀시엔 근디스트로피의 경미한 형태로 디스트로핀이 정상보다는 적지만 소실되지 않음)에서 흔히 관찰된다. 그러므로, "하나의 유전자 = 하나의 단백질 = 하나의 질환"이라는 옛말은 지나치게 단순화된 것이라 할 수 있다.

듀시엔 근디스트로피를 초래하는 디스트로핀 유전자 돌연변이에 의해 디스트로핀 단백질은 소실되거나 막횡단 단백질 복합체와 결합하지 못하고 빠르게 분해되어 심하게 변형된다. 결국에는 디스트로핀 뿐만 아니라 디스트로핀과 연관된 단백질 복합체도 소실되게 된다. 디스트로핀 정량검사(또는 연구)에서 듀시엔 근디스트로피 환자 근육의 정상 디스트로핀은 3% 미만이었다(그림 4-2).

디스트로핀이 없으면 막이 불안정해지고, 크레아틴키나아제(creatine kinase)가 근섬유로 유출되고, 정상 근육 수축으로 손상되기 쉽다. 시간이 경과하면서 손상된 근육세포벽을 통하여 칼슘이 비정상적으로 유입되어 칼슘 항상성이 교란되고 세포단백분해효소가 활성화된다. 이로 인해 섬유 괴사, 이차적인 염증, 세포자멸사(apoptosis)가 초래된다.

성숙한 근육섬유가 감수분열 후 상태라 하더라도 골격근은 단핵 근육 전구세포를 함유하는데, 이

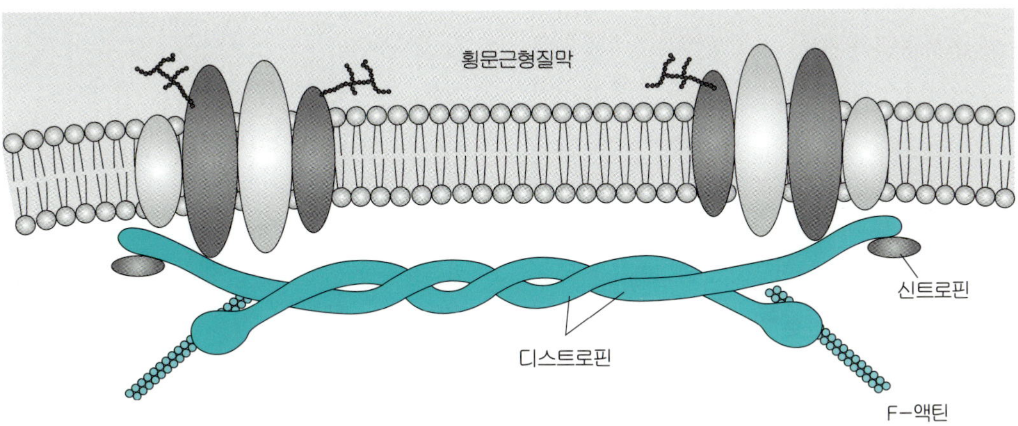

그림 4-1 바깥 근육막(횡문근형질막) 아래에 있는 디스트로핀 분자.

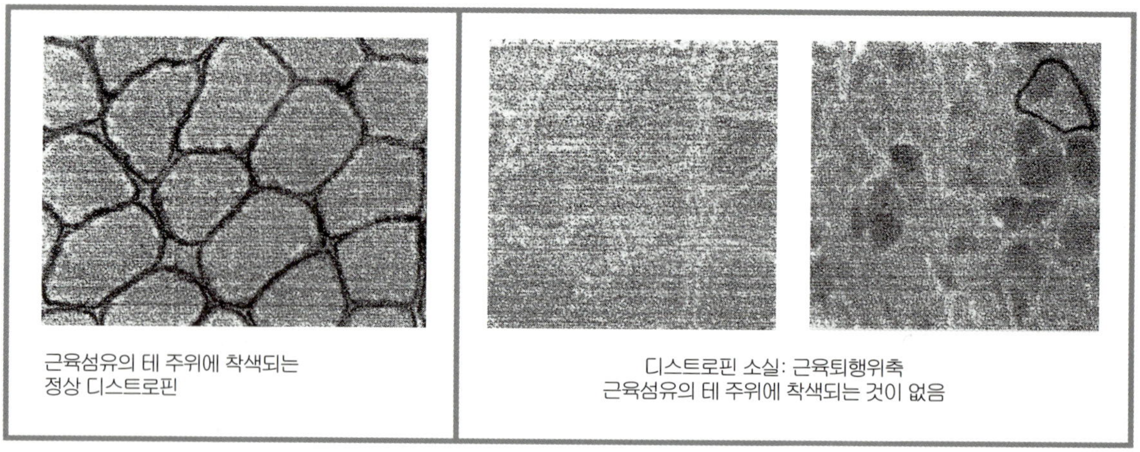

그림 4-2 듀시엔 근디스트로피 환자의 디스트로핀 정량 검사 결과.
디스트로핀은 정상 디스트로핀 함량의 3% 미만이었다(Alan Pestronk 박사로부터 허가 받음).

전구세포는 퇴행되는 근육섬유의 자극에 반응하여 증식하고 융합한다. 이러한 재생된 근육섬유에도 디스트로핀이 부족하며 이러한 과정이 반복된다. 시간이 경과하면 근육에 섬유화와 흉터가 형성되고 지방세포가 침입하여 퇴행된 근육세포를 대체하게 된다. 결국 가성비대(pseudohypertrophic) 모습의 부풀고 물렁한 근육이 생성된다.

주요 임상소견

듀시엔 근디스트로피 아동들의 경우 신생아 시기부터 질병이 진행되지만(혈중 크레아틴키나아제 증가, 근육 생검에서 괴사), 임상 증상은 3~4세 때까지 거의 나타나지 않는다. 부모들은 대개 뛰거나 경사를 오르는 데에 어렵고 자주 넘어지고 장딴지 근육이 커져 딱딱하고 고무 같다고 보고한다. 4~5세가 되면 다리를 벌리고 흔들거리며 걷고, 아킬레스건 구축 때문에 흔히 발가락으로 걷게 된다. 위약증은 근위부 근육에서 현저하여 Gowers 수기(양 손을 무릎에 두고 허벅지를 점점 위쪽으로 잡으면서 일어서기)를 나타낸다(그림 4-3).

초등학교 입학 초기에는 팔다리 위약증이 진행하고 심한 척추전만(lordosis)이 동반된다. 외안근과 방광 및 장의 괄약근은 디스트로핀이 적기 때문(이유는 모름)에 상대적으로 덜 침범된다. 10~12세가 되면, 아이들은 걸을 수 없고 의자차에 의존한다. 심부건반사는 소실되고 고관절 굽힘근과 아킬레스건에 구축이 나타난다. 10대 후반기에는 위약증이 심해지고 측만증이 현저해지고 관절구축이 흔하다. 아이들의 약 25%에서 지능지수가 75 미만이고 평균 지능지수는 일반 아동의 평균값보다 1 표준편차 미만이다. 어떤 아이들의 경우 평활근이 손상되어 위장관 운동저하와 변비가 발생한다. 심장 근육이 손상되는 심근병증도 서서히 발생하게 된다. 척추측후만증과 호흡근 위약으로 폐활량이 감소하여 최대 들숨압(inspiratory pressure)과 날숨압(expiratory pressure)이 낮아진다.

듀시엔 근디스트로피 말기는 반복적인 폐 감염과 울혈성 심장기능상실을 특징으로 한다. 사망 연령은 10~30세로 평균 18세이다. 5% 정도만이 26세 이상 산다.

여성 보인자들은 대개 정상이지만 10%에서는 근위부 근육의 경미한 위약이 나타난다. 보인자는

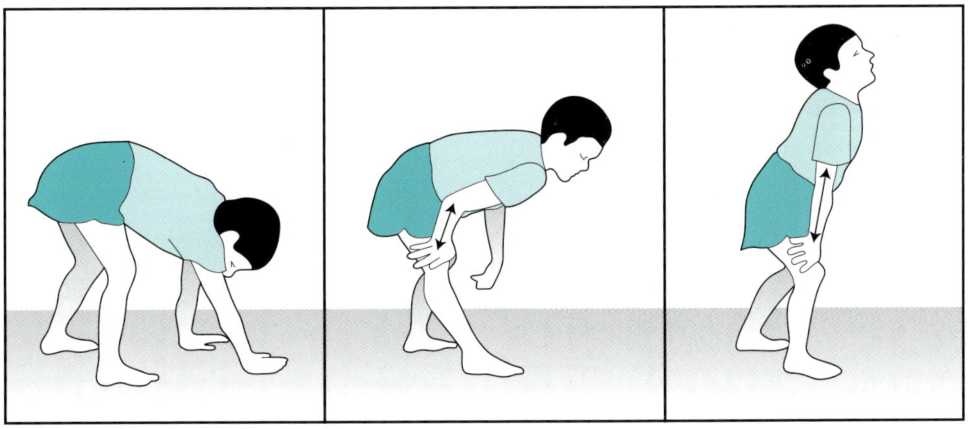

그림 4-3 Gowers 수기.

가족력과 경미하게 증가된 혈중 크레아틴키나아제로 대개 확인 가능하다(모든 보인자에서 크레아틴키나아제가 증가하지는 않음).

주요 검사소견

어린 아이들의 경우 혈중 크레아틴키나아제 농도(또는 수치)가 현저히 높아 종종 정상성인 상한치의 100배 이상을 보이기도 한다. 듀시엔 근디스트로피 말기에는 근육량이 줄어들기 때문에 크레아틴키나아제 수치는 떨어지게 된다. 환자의 2/3에서는 심전도가 비정상적으로 나타난다.

근전도 검사에서는 근육병 운동단위전위가 나타나고 가끔 근육섬유의 분절괴사로 인한 세동전위가 발현된다(제3장 "통상적인 신경학적 검사" 참조).

근육 생검에서는 괴사되고 재생된 큰 유리섬유(hyaline fiber, 과도하게 수축되고 불투명하고 많이 어두운 색)을 함유한 여러 크기의 섬유들이 섞여있는 것으로 관찰된다. 괴사한 섬유는 근육섬유 사이의 막으로 이루어진 그물이 소실되고 대식세포가 침입하여 유리처럼 보인다(그림 4-2). 남아있는 근육섬유의 섬유형태는 정상이다. 괴사되지 않은 근육섬유를 전자현미경으로 관찰하면 형질막의 결손이 보이고 이곳을 통하여 칼슘이 비정상적으로 유입된다. 병의 말기에는 근육섬유가 섬유화되고 지방으로 대체되는 것을 볼 수 있다. 면역조직화학염색에서는 횡문근형질막을 따라 디스트로핀이 소실되거나 거의 볼 수 없다.

현재 중합효소연쇄반응(PCR) 분석을 이용하여 듀시엔 근디스트로피 환자의 약 75%에서 디스트로핀 유전자 결손을 확인할 수 있다. 그러나 중합효소연쇄반응 검사로 비정상적인 프레임쉬프트(frame-shift) 여부를 결정할 수는 없다. 이로 인하여 듀시엔 근디스트로피와 카르복시 말단을 함유하는 베커(Becker) 근디스트로피를 구분하기 어렵다. 듀시엔 근디스트로피에서 돌연변이가 결손이라면, 융모막 조직의 중합효소연쇄반응 검사로 출생 전에 진단이 가능할 것이다. 돌연변이의 원인을 알 수 없다면 임신 19주에 태아 근육 생검으로 디스트로핀 존재 여부를 판단할 수 있다.

치료 원칙과 예후

치료는 여러 전문분야에서 접근해야 한다. 병적인 과정을 되돌릴 수 있는 약은 아직까지 없다. 그러나 코르티코스테로이드 투여로 1년까지는 근력과 수행능력을 개선할 수 있다. 관절 보조기를 사용하고 구축을 예방하거나 풀어주어 가능한 오랫동안 걸을 수 있도록 유지한다. 의자차는 보행불능의 대명사가 아니고 이동을 위한 수단으로 봐야 할 것이다. 아이들이 의자차에 의존하게 되면 자세와 보조기 사용에 초점을 맞추어 척추측만을 예방해야 한다. 가끔, 자세를 개선하고 관절구축을 교정하기 위한 외과적인 시술이 필요할 수도 있다. 교육은 정상적으로 이루어져야 한다. 병의 말기에는 폐기능을 극대화시키고 호흡감염을 최소화시키는 데에 관심을 집중해야 한다. 플라스미드나 바이러스 매개체를 통하여 정상 유전자를 근육섬유 안으로 주입하거나 유전적으로 정상인 근육모세포(재생된 근육섬유와 융합됨)를 접종하여 돌연변이 상태의 디스트로핀 유전자를 대체하기 위해 많은 연구가 진행되고 있다. 그러나 현재까지 발표된 모든 연구결과는 실망스럽다.

피부근육염(염증성 근육병증)

서론

염증성 근육병증(inflammatory myopathy)은 근육 염증을 특징으로 하는 여러 종류의 질환을 일컫는 용어이다. 어떤 경우에는 감염(선모충증이나 바이러스성 근육염)이 원인이 되기도 하지만 대부분의 경우 원인은 알 수 없다. 피부근육염은 면역매개 발병기전에 의한다. 모든 연령에서 발생 가능하지만 5세에서 14세의 아이들에서 증상이 잘 나타난다. 대부분의 자가면역질환과 마찬가지로 남성보다 여성에서 빈도가 높지만 대부분의 경우 가족력은 미약하다. 100,000명당 0.6명꼴로 발생하는 것으로 추산되지만 어른의 경우 발생률은 100,000명당 1명이다. 흑인이 백인보다 이 병에 걸리기 쉽다. 피부근육염 환자는 진단 당시나 몇 년 후 악성종양에 걸릴 확률이 약간 높다. 전신홍반루푸스와 쇼그렌증후군과 같은 교원혈관병(collagen vascular disease)과의 연관성도 보고되고 있다.

병태생리

이 병의 원인은 밝혀지지 않았지만 혈관의 다양한 면역매개 과정의 결과로 생각되고 있다. 피부근육염은 혈관에 막공격복합체(membrane attack complex)가 침착되어 보체가 활성화되는 항체매개 질환으로 생각된다. 혈관이 파괴되어 허혈이 발생하면 근육섬유의 괴사, 미세경색(microinfarct), 다발주위 위축(근육다발 가장자리에 생김)이 초래된다. 모세혈관의 파괴는 근육에만 국한되는 것이 아니고 피부(얼굴, 눈꺼풀, 햇빛에 노출되는 부위)와 폐(사이질 폐질환), 심장(심장비대)과 같은 다른 장기에서도 가능하다.

환자로부터 세포질 분자, 신호인지입자, 근육염 특이적인 항원결정인자(epitope) 등 불분명한 특성의 세포항원에 대한 자가면역항체가 발견되기도 한다. 예를 들어, 히스티딜 전달 (t)-RNA 합성효소에 대한 항-Jo-1 항체(anti-Jo-1 antibody)는 다발근육염과 피부근육염에서 관찰되기도 하는데 이러한 자가항체의 임상적 의의는 명확하게 밝혀지지 않았다. 그러나 항-Jo-1 항체의 역가가 상승하면 질환의 활성도가 증가하고 사이질 폐질환의 발생 위험이 높아질 수 있다.

주요 임상소견

근위부 위약증이 전형적인데, 처음에는 어깨와 골반주위뼈(pelvic girdle)의 근육에 대칭적인 양상으로 나타난다. 근육 통증은 흔하지 않다. 병이 진행됨에 따라 삼킴곤란과 경부 위약증이 발생할 수 있다. 때로는 호흡근이 침범되기도 한다. 초기에 나타나는 피부발진은 눈 주위, 입 주위, 뺨, 앞가슴에 주로 발생하는 부종을 동반한 홍반(연자색 모

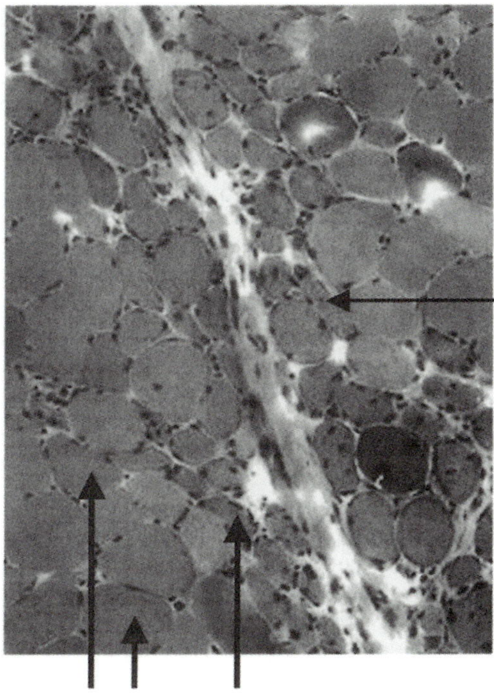

그림 4-4 피부근육염의 근육생검 소견.

양)을 특징으로 한다. 햇빛에 노출된 피부에도 이와 비슷한 발진이 발생할 수 있다. 발진은 흔히 진행하여 비늘벗음(scaling), 색소침착, 탈색소, 단단하게 경화된 피부를 초래한다. 손발톱바닥 주위에 선형 홍반성 변색이 생길 수도 있다.

사이질 폐질환(interstitial lung disease)은 발병 후 대개 수년이 지나면 환자들의 10% 정도에서 발생한다. 환자들은 폐쇄세기관지염(bronchiolitis obliterans), 사이질 폐질환(interstitial pneumonia), 미만성폐포손상(diffuse alveolar damage)으로 인하여 마른기침과 호흡곤란을 경험한다.

주요 검사소견

혈중 크레아틴키나아제는 정상의 3~30배까지 상승한다. 일부의 경우 항-Jo-1 항체와 항세포질항체, 항신호인지입자항체, Mi-2 항원에 대한 항체를 포함한 자가항체가 발견된다.

근전도 검사에서는 자극성 근육병증과 함께 근육병증 변화(짧고 작고 많은 다상활동전위)가 관찰되고 염증이 동반되어 탈신경 징후(세동전위와 양성예각파)가 나타난다.

피부근육염의 근육생검에서는 다발주위에서 근육의 변화가 관찰된다. 근육병증 변화로 괴사와 재생, 근육섬유 위축(그림 4-4)이 발생하고 시토크롬산화효소의 활성도가 저하된다. 염증성 변화가 보이지만 근육 질환의 중증도와는 상관없다.

혈관에서는 염증세포가 혈관주위에 모이고 동맥염, 정맥염, 동맥과 정맥의 내막증식, 섬유소 혈전에 의한 혈관폐색이 발생한다. 폐색된 혈관과 인접한 근육섬유는 허혈과 경색 상태로 된다. 피부근육염이 발병한 대부분의 아동과 일부 성인의 경우 IgG, IgM, 보체(C3)를 함유하는 면역복합체가 동맥과 정맥의 혈관벽 내에서 확인된다. 전자현미경에서 관찰되는 이러한 근육과 피부의 혈관병증적인 변화는 실질적인 진단적 소견이다.

치료 원칙과 예후

치료 전 확진이 필요하며 이를 위해 전형적인 임상병력, 특징적인 근전도 검사소견, 염증성 근육병증이나 특징적인 혈관손상을 보여주는 근육생검소견이 있어야 한다. 코르티코스테로이드(corticosteroids)가 일차적인 치료로 초기에 고용량을 사용하고 환자가 근력을 회복하고 크레아틴 키나아제가 감소함에 따라 용량을 점차 줄인다. 코르티코스테로이드 치료에 효과가 없거나 부작용이 발생하면, 아자티오프린(azathioprine)이나 메토트렉세이트(methotrexate)와 같은 면역억제제를 사용한다. 이러한 약들은 3~6개월 투여해야 효과를 볼 수 있다. 중증인 경우 사람의 면역글로불린(IVIg)이 초기부터 사용될 수도 있다.

아이들의 경우 피부근육염의 지속기간은 다양한데, 병이 비활성화 되려면 수개월에서 4년이 걸릴 수도 있다. 성인의 경우 5년 생존율이 90%이고 10년 생존율이 80%이다. 악성종양, 사이질 폐질환, 또는 심근병증이 동반된 경우 예후는 더 나쁘다.

원발성 고칼륨혈성 주기적 마비 (통로병증)

서론

통로병증(channelopathy)은 유전적 장애로 인한 비정상적인 통로 질환군이다. 통로는 세포막에 있는 구멍으로 이온이 세포로 출입하도록 하여 세포를 탈분극 또는 과다분극 시킨다. 이러한 고분자 단백질 복합체는 지질막을 가지며 소단위라고 불리는 뚜렷한 단백질 단위로 분류된다. 각 소단위는 특정한 기능을 하며 다른 유전자로 부호화된다. 통로는 비작동관문(non-gated), 직접작동관문(directly gated), 이차전령관문(second-messenger-gated) 방식으로 구분된다. 중요한 직접작동관문 통로에는 전압작동(voltage-gated)관문(나트륨, 칼륨, 칼슘, 염화물)과 배위자작동(ligand-gated)관문(아세틸콜린, 글루탐산염, 감마아미노부티르산(GABA), 글리신)이 포함된다.

통로 결정부위의 유전돌연변이에 의해 기능이 비정상적으로 되거나 소실된다. 통로병증 질환들은 근육섬유와 신경원과 같은 흥분성 세포에 일차적으로 영향을 주고 대개는 간헐적인 징후와 증상을 유발한다. 원발성 고칼륨혈성 주기적 마비는 전압작동관문 나트륨통로의 돌연변이가 있는 통로병증군에 속한다. 그 밖의 나트륨 통로병증에는 가족성 열성경련, 선천성 이상근긴장증, 저칼륨혈성 주기적 마비가 동반된 전신성 간질이 포함된다.

병태생리

고칼륨혈성 주기적 마비는 나트륨 통로의 알파-소단위(SCN4A)에 영향을 주는 염색체 17q35의 우성돌연변이 때문이다(그림 4-5). 모든 경우의 90%는 두 가지 돌연변이 때문인데, 그 중 하나는 주기적 이완성(flaccid) 위약증과 근육 긴장증을 초래한다.

고칼륨혈성 주기적 마비 환자의 근육막은 두 가지 종류의 나트륨 통로를 가지고 있다. 정상 유전자에 의한 정상적인 통로는 빠르게 열린 후 빠르게 닫힌다. 그러나 돌연변이에 의한 나트륨 통로는 적절하게 열리지만 비정상적으로 느리게 닫힌다.

정상 근육에서 고칼륨혈증이 발생하면 일부의

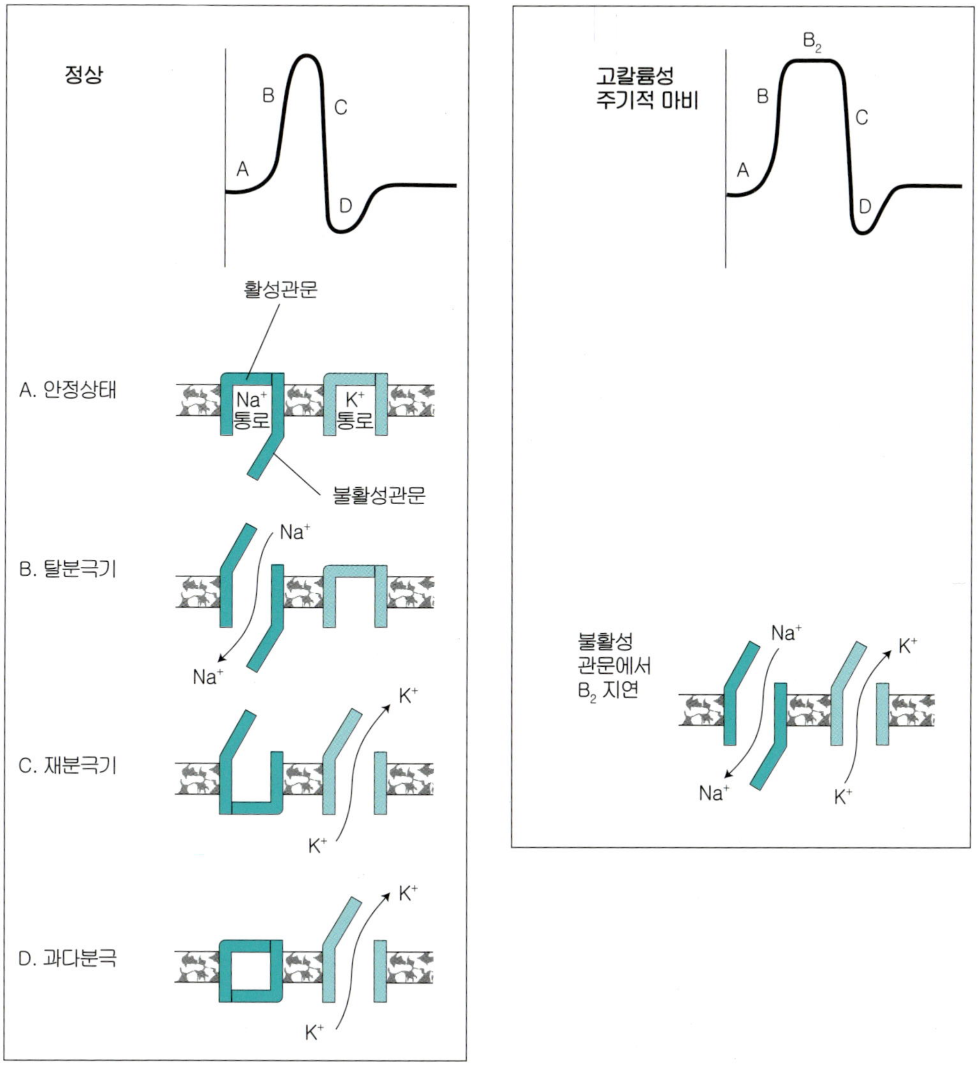

그림 4-5 고칼륨혈성 주기적 마비는 나트륨 통로의 알파-소단위(SCN4A)에 영향을 주는 염색체 17q35의 우성돌연변이 때문임.

정상 나트륨 통로가 열리고, 근육수축을 일으킬 정도로 충분히 탈분극 되기 전에 통로가 닫히면서 약간의 막 탈분극(membrane depolarization)이 빠르게 교정된다. 그러나 고칼륨혈성 주기적 마비 근육에서는 고칼륨혈증으로 인해 정상 및 비정상 나트륨 통로 모두가 개방된다. 돌연변이에 의한 나트륨 통로는 오래 열려있어 나트륨이 근육세포로 과도하게 유입되고 이로 인하여 탈분극이 오래 지속된다. 결국 탈분극된 근육섬유는 마비되고 전기적으로 비흥분 상태가 되어 이후에 가해지는 신경자극에 반응하지 않는다. 나트륨이 유입되면 세포내칼륨이 세포외공간으로 유출되고, 세포외수분이 근육섬유로 들어가게 되어 혈액농축을 초래한다. 이로 인하여 칼륨의 혈청농도가 더욱 상승한다. 칼륨이 상승하면 더 많은 근육섬유가 지속적으로 탈분극 되고 전체 근육이 빠르게 마비된다.

이러한 주기는 칼륨이 콩팥으로 배설되거나 다른 교정조치를 통해 혈청 칼륨농도가 정상으로 회복되면 종료된다. 마비는 15분에서 수 시간까지 지속될 수 있다.

정상인에서도 혈청 칼륨이 7 mmol/L를 넘으면 근육 마비가 발생된다. 고칼륨혈증은 신부전(renal failure), 부신기능부전이 있거나 이뇨제 스피로노락톤(spironolactone)에 노출되면 발생할 수 있다.

주요 임상소견

마비발작은 대개 10세 이전에 시작하고 자주 발생하지는 않는다. 연령이 증가하면서 발작의 빈도는 점점 증가한다. 중증인 경우, 발작은 매일 일어난다. 대부분의 경우 아침 식전에 발생한다. 낮에 발생하는 발작은 대개 심한 운동 후 휴식하는 동안 촉발된다. 다른 유발요인으로는 과도한 칼륨소비, 정서적 스트레스, 공복, 추운 환경, 코르티코스테로이드 투여가 포함된다.

발작이 시작될 때 환자는 감각이상이나 과도하게 근육이 긴장된 느낌을 경험할 수 있다. 그런 다음, 이완성 전신 위약증이 발생하고 팔, 다리, 몸통을 움직일 수 없게 된다. 호흡근육, 뇌신경, 방광과 장의 괄약근은 보존된다. 발작은 15분에서 1시간 지속되다가 저절로 없어진다. 그 후에는 근력이 정상으로 돌아오고 정상 활동을 시작할 수 있다. 심한 고칼륨혈성 주기적 마비의 경우 몇 년이 지나면서 영구적인 근 무력증이 초래될 수도 있다.

하나의 돌연변이가 발작이 없는 시기에 다양한 정도의 근육긴장증을 유발한다. 근육긴장증의 임상 증상은 정상적인 근육수축 후 느리게 이완되는 것을 특징으로 하는데, 환자들은 대개 뻣뻣하다고 표현한다. 흔히 환자들은 물건을 쥔 후 쉽게 풀지 못한다. 추운 환경에서는 자주 근육긴장증이 악화된다.

주요 검사소견

발작이 있는 동안 혈중 칼륨농도는 5~6 mmol/L까지 올라가지만 심장독성 수준까지 도달하는 경우는 드물다. 혈중 나트륨 농도는 이온이 근육섬유로 들어가면서 조금 떨어진다. 칼륨은 콩팥으로 배설되고 요칼륨 농도가 상승한다. 혈청 크레아틴키나아제 농도는 발작이 있는 동안 정상이거나 약간 상승한다. 발작이 없는 동안 혈중 칼륨 농도는 대개 정상범위 상한이고 요칼륨 농도는 정상이다.

발작이 있는 동안 마비된 근육의 근전도 분석에서는 전기적으로 무반응이다. 발작이 없는 시기에는 가장 흔한 돌연변이에서 근전도 검사소견은 정상이지만 덜 흔한 돌연변이에서는 근육긴장증이 보인다. 근육긴장증에서는 근전도 바늘을 근육에 삽입하면 일련의 빠른 전기적 방전이 유발되는데, 그 진폭과 빈도가 점차 감소하는 특징이 있다. 근전도 스피커에서는 급강하 폭격기(dive-bomber)와 같은 소리가 들린다. 근육긴장증은, 통로병증(다른 근육긴장증에서는 나트륨통로 또는 칼륨통로)으로 인하여 근육섬유의 흥분도가 증가하므로 각 근육섬유에 반복활동전위가 생기기 때문이다.

근육 조직학적 소견은 정상이거나 근육섬유에 비특이적 변화가 보일 수 있다. 영구적인 근육병증이 발생한 경우 근육섬유에 공포형성, 국소적 근육원섬유퇴행, 중심핵이 관찰될 수 있다.

고칼륨혈성 주기적 마비와 관련된 유전자가 알려져 있기 때문에 혈액검사는 가장 흔한 돌연변이를 발견하는 데에 유용하다. 그러나 두드러진 가족력이 있고 발작이 있는 시기에 혈청 칼륨농도가 일시적으로 증가된 주기적인 마비 환자에서 진단이 흔히 이루어진다.

치료 원칙과 예후

대부분의 발작이 짧기 때문에 많은 환자들은 어떤 약물치료도 필요 없다. 어떤 환자들은 탄수화물을 소모하거나 발작이 시작할 때 가벼운 운동을 하면 발작을 중단시키거나 단축시킬 수 있다. 발작이 심하고 빈번하면 혈청 칼륨농도를 낮추는 티아지드(thiazide)나 아세타졸아마이드(acetazolamide) 이뇨제를 만성적으로 투여하여 도움을 받을 수 있다.

추천문헌

Davies NP, Hanna MG. The skeletal muscle channelopathies: basic science, clinical genetics and treatment. *Curr Opin Neurol* 2001;24:539–551. *(Recent review of all channelopathies that affect muscle.)*

Emery AEH. The muscular dystrophies. *Lancet* 2002;359:687–695. *(Nice review of current status of all muscular dystrophies.)*

Hilton-Jones D. Inflammatory muscle disease. *Curr Opin Neurol* 2001;14:591–596. *(Reviews dermatomyositis, polymyositis, and inclusion body myositis.)*

Pestronk, Alan. www.neuro.wustl.edu/neuromuscular *(Outstanding, accurate, current online information on clinical, laboratory, pathology, and treatment of all muscle and peripheral nerve diseases.)*

5_신경근육접합부 질환

개요

인간에서 신경과 신경, 신경과 근육, 말초 감각 수용체와 신경으로의 모든 전달은 시냅스를 통해 일어난다. 신경 축삭을 따라 주행하는 전기 신호는 시냅스라고 부르는 특별히 만들어진 신경의 끝에서 전환되는데, 시냅스에서 전기 신호가 시냅스 간극(synaptic cleft)으로 신경전달물질의 방출을 유발한다. 신경전달물질은 이온 통로로 특별히 만들어진 수용체에 부착되기 위해 시냅스 간극을 지나면서 시냅스 후 세포의 국소적인 탈분극이나 과분극을 일으킨다. 충분한 양의 이온 통로가 신경전달물질에 의해 자극되었을 때, 시냅스 후 세포는 완전히 탈분극 되거나 탈분극으로부터 억제되게 된다. 요약하면, 모든 신경 전달은 전기와 화학적 전달을 거쳐 다시 전기적 전달로 이루어지게 되는 것이다.

적어도 30개에 달하는 여러 유형의 신경전달물질들이 있으며, 중추신경계에서 가장 많은 신경전달물질이 작용한다. 신경전달물질은 크게 단순화학물질(아세틸콜린, 노르에피네프린, 도파민), 아미노산(감마아미노부티르산 GABA, 글리신, 글루타민), 펩티드(P 물질, 엔돌핀)로 나눌 수 있다. 신경전달물질의 작용 지속시간은 이온 통로의 개폐에 이용되는 초 단위이하의 정도의 짧은 시간부터, 수용체가 효소에 의해 세포내 경로에 영향을 주는 신경내 이차전령물질을 자극할 때 걸리는 몇 시간, 며칠까지 매우 다양하다.

시냅스 질환들은 화학적, 생물학적 독소, 시냅스 수용체 물질에 대한 항체, 시냅스 수용체나 막 통로에서 일어나는 유전학적 돌연변이 등으로부터 일어난다. 칼슘, 칼륨, 나트륨 이온 통로의 돌연변이에 의해 발생하는 시냅스 질환(이온통로질환)들은 간질, 편두통 형태의 두통, 실조, 근긴장증, 람버트-이튼 증후군으로부터 나타나는 위약증 등과 같은 우발적 질환과 관련되어 나타난다.

시냅스 질환들은 (1) 하나의 신경전달물질 경로의 과도한 억제나 흥분 (2) 우연히, 또는 상당히 변동하는 증상이나 징후 (3) 시냅스의 계속되는 발화와 함께 증가되는 징후들과 같은 다양한 임상소견을 갖게 된다.

이 장에서는 신경근육접합부에 영향을 주어 위약증을 유발하는 독소와 항체들을 갖는 질환들에 초점을 맞추어 설명하고자 한다.

중증근무력증

서론

중증근무력증(Myasthesia gravis)은 신경근육접합부를 침범하는 가장 흔한 질환이다. 중증근무력증은 독소에 의해 발병하는 질환이 아니며, 아세틸콜린 수용체에 대한 자가항체로부터 기인한다. 미국에 30,000명 이상의 중증근무력증 환자가 있으며, 100,000명의 성인 당 10명의 유병률을 갖는다. 중증근무력증은 역학적으로 서로 다른 두 연령대에서 많이 나타나는데, 첫 번째는 주로 여성에서 10세부터 40세 사이에 일어나며 두 번째는 주로 남자에서 50세와 75세 사이에 일어난다.

중증근무력증은 특징적인 자가항체와 함께 이 환자들은 빈번하게 갑상선 항진증, 류마티스 관절염, 전신홍반루푸스 등 다른 자가면역질환들을 일으킨다는 점에서 전형적인 체액성 자가면역질환으로 생각된다.

병태생리

중증근무력증의 발병 원인이나 발병의 시작에 대해서는 명확하게 알려져 있지 않다. 그러나 위약증은 세 가지 원인이 있는데, 가장 중요한 것은 신경근육접합부의 시냅스 후막에 있는 아세틸콜린 수용체에 대한 혈중 항체들이다. 이 항체들 중 일부는 나트륨/칼륨 통로의 핵심부분에 위치한 아세틸콜린 수용체에 붙어 나트륨/칼륨 통로가 열리지 못하게 방해한다(그림 5-1). 충분한 양의 아세틸콜린 수용체가 항체에 의해 차단되면 근육은 근섬유의 수축을 유발하기에 충분할 만큼 탈분극되지 않게 된다. 위약증에 기여하는 두 번째 원인은 아세틸콜린 수용체 분자가 더 빠른 속도로 퇴행하는 것

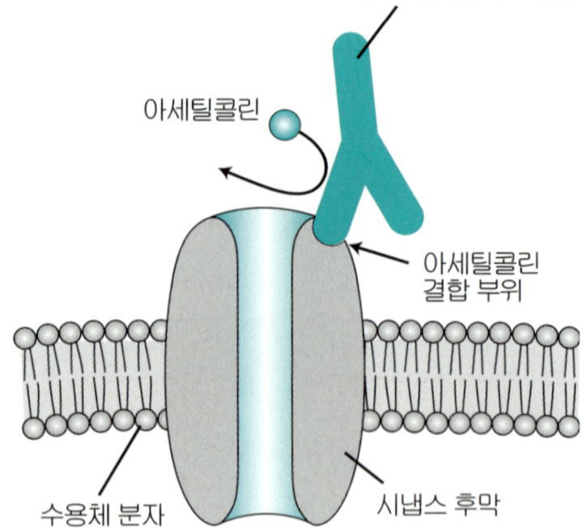

그림 5-1 중증근무력증에서 아세틸콜린 수용체에 대한 항체가 아세틸콜린 결합 부위를 차단한다.

이다. 아세틸콜린 수용체에 대한 항체가 동시에 두 개의 인접한 아세틸콜린 수용체들에 붙었을 때 세포 신호가 두 수용체의 내재화(internalization)를 유도하여 이것들을 분해하게 된다. 수용체의 교체 속도가 막에서의 새로운 아세틸콜린 수용체의 대체 속도보다 더 빠를 때, 시냅스에서 이용할 수 있는 아세틸콜린 수용체의 소실이 초래된다. 세 번째 원인으로 아세틸콜린 수용체에 붙어있는 항체가 혈청의 보체활성작용을 유발하여 시냅스 막에 이차적 손상을 유발하는 것이다. 수년에 걸친 보체 손상의 결과로 시냅스 후막이 풍부한 함입(invagination)을 잃게 되어 구조상 단순한 막 형태가 된다(그림 5-2A, 그림 5-2B). 중증의 만성인 경우 시냅스 후막은 아세틸콜린 수용체 분자가 정상의 2/3 정도로 감소하게 되는데, 이는 탈분극을 일으키는데 불충분하여 아세틸콜린 항체가 존재하지 않을 때라도 근 수축을 불가능하게 한다. 이 환자의 경우 피리도스티그민(pyridostigmine)을 사용하더라도 근 섬유 수축을 향상시키지 못한다.

이 환자들 중에서 75%는 흉선의 병증과 연관된

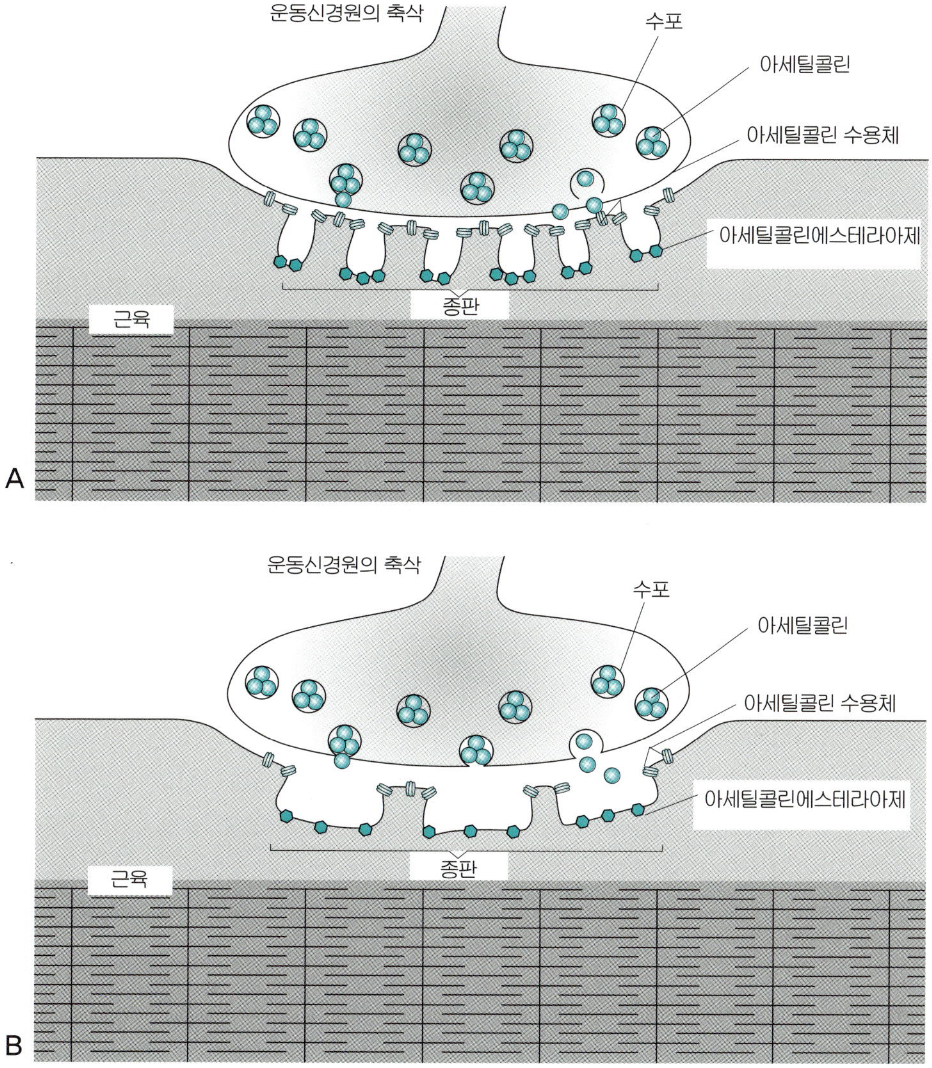

그림 5-2 신경근육접합부.
(A) 정상, (B) 단순해진 시냅스 후막을 가진 중증근무력증.

다. 이 환자들의 85% 가량에서 배중심 림프구증식(germinal center lymphocyte proliferation)을 보이는 흉선 증식(thymic hyperplesia)을 가지고 있다. 또한 15%는 흉선종(thymoma)을 갖는다. 비정상적 항체를 생성하는데 있어 흉선의 역할은 확실하게 규명되어 있지 않다. 최근의 가설에 의하면 아세틸콜린 수용체의 항체가 T 세포 매개 항체 반응이라는 것이다. 흉선의 수술적 제거가 흔히 임상적 향상과 혈중 항체들의 숫자를 감소시킨다.

중증근무력증은 유아에서도 올 수 있다. 중증근무력증 산모에게서 태어난 영아는 충분한 양의 혈중 항체를 갖고 있어 저긴장, 위약증과 함께 빨지 못하는 상태가 될 수 있다. 이러한 일시적 증후군은 산모의 항체가 사라질 시점인 생후 몇 주 때까

표 5-1 중증근무력증의 주요 소견

약화 • 연수 근육: 안검하수, 복시, 조음 곤란, 삼킴 곤란, 씹기 장애 • 사지 위약증: 근위부가 원위부보다 더 심함
골격근의 피곤 • 오후 또는 운동 후 위약증의 증가
정상적인 정신활동, 감각, 심부건반사

지 지속된다. 이와 다르게 선천성 중증근무력증이 올 수 있는데, 이는 아세틸콜린 수용체의 유전 돌연변이에 의해서 온다. 이 유아들은 지속적으로 위약증이 계속되며 면역억제제에 반응하지 않는다.

주요 임상소견

임상적 증상은 신경근육접합부의 차단에 의해 골격근의 근력이 일정하지 못하며 피로해지는 양상을 보인다(표 5-1). 흔히 아급성 형태를 보이며 가장 초기 증상은 안검하수와 복시이다. 축 늘어진 눈꺼풀과 복시는 하루 동안 시간이 지남에 따라 변화되며 오후로 갈수록 심해진다. 환자의 15% 가량에서는 눈의 증상 외에 진행되지 않는다. 대부분의 다른 환자들에서는 씹기 장애, 삼킴 곤란, 큰 소리로 말하기 장애 등 연수 근위약증(bulbar muscle weakness)의 징후들이 나타난다. 몇몇 환자들에서 저녁식사 때에나 먹어야 할 양의 식사를 아침에 먹는 것을 볼 수 있는데 이는 저녁으로 갈수록 고기를 씹기 힘들기 때문에 나타나는 현상이다. 사지의 위약증이 흔히 나타나는데 특히 원위부 근육보다 근위부 근육을 훨씬 더 침범한다. 짧은 시간에 시행되는 최대 근력 검사에서 정상을 보일 수 있으나, 환자들은 흔히 팔을 바깥쪽으로 펼친 자세에서 피곤을 느끼지 않고 1분 이상 버틸 수 없으며 심한 경우 걸을 수 없고 호흡 마비까지 나타나게 된다. 감각, 정신활동, 심부건반사 등은 영향을 받지 않는다.

위약증이 가장 심한 시기는 증상 시작 후 첫 3년 내에 나타난다. 10% 가량의 환자들은 첫 2년 내에 자발적 회복을 경험한다. 그러나 그 밖의 다른 환자들은 대개 증상의 중증도는 차이를 보일 수 있지만 평생 만성 상태로 남게 된다.

주요 검사소견

아세틸콜린 수용체에 대한 혈청 항체가 환자의 85%에서 발견된다. 약간의 추가적인 환자들에서 차단항체(blocking antibody)가 발견된다. 항체 역가의 수치가 항상 병의 심한 정도를 반영하는 것은 아니다. 이는 검사가 통로 기능을 방해하지 않는 항체를 포함한 모든 아세틸콜린 수용체 항체들을 검출해내기 때문이다. 그러나 각 환자에서 역가의 감소는 임상적 양상을 반영한다.

흉선종은 흉부 방사선촬영이나 컴퓨터단층촬영을 통해 찾아낼 수 있다. 갑상선중독증을 나타내 주는 혈중 티록신 수치의 증가가 중증근무력증 환자의 최대 5%에서 발견된다.

근위부 근육들(흔히 승모근)에서 시행된 반복적 신경 자극(초당 3회의 속도) 검사에서 복합근 활동 전위가 15% 이상 점진적 감소하는 것으로 진단할 수 있다(제3장, "흔한 신경검사들" 참조).

진찰실에서 시행할 수 있는 텐실론 검사(Tensilon test)는 눈에 나타나는 징후가 뚜렷한 중증근무력증의 진단을 확인하는데 도움이 된다. 에드로포늄(edrophonium)은 짧게 작용하는 항콜린에스테라아제 약물로서 환자에게 천천히 정맥 내로 주입된다. 주입 후 5분에서 10분이 지나면 치료받지 못한 중증근무력증 환자에서 안검하수에 명확한 객관적 향상이 나타나야 한다. 흔히 염분의 주입이 속임약 반응을 평가하기 위한 목적으로 에드로포늄 주입 전에 시행된다.

치료 원칙과 예후

중증근무력증의 치료 목표는 근력을 향상시키고

아세틸콜린 수용체에 대한 혈중 항체를 감소 또는 제거하는 것이다. 근력 향상에 초점을 두는 증상적 치료는 항콜린에스테라아제 약물을 투여하는 것이다. 이 약물들은 혈중 항체의 역가(적정량)를 감소시키지는 않지만 환자의 근력을 향상시키는 가장 중요한 약물이다. 피리도스티그민(메스티논, Mestinon)은 가장 주요한 경구 약물이다. 이 약은 하루 여러 차례 환자에게 주입된다. 항콜린에스테라아제 약물은 시냅스 간극에서 아세틸콜린을 분할하는 효소인 아세틸콜린에스테라아제를 억제하는 작용을 하는 약물이다. 이 효소의 부분적 억제가 더 긴 시간동안 아세틸콜린 분자들이 시냅스 간극에 남아있도록 해주어 차단되지 않은 아세틸콜린 수용체를 찾게 하여 충분한 아세틸콜린 수용체 통로들이 완전히 탈분극될 때까지 열려있게 함으로써 근섬유를 수축하게 만든다. 그러나 과량의 피리도스티그민은 모든 아세틸콜린에스테라아제를 차단할 수 있어 아세틸콜린을 분해하지 못하고 아세틸콜린 수용체에 붙은 아세틸콜린을 제거하지 못한다. 아세틸콜린 수용체로부터 아세틸콜린을 제거하지 못하면 탈분극된 근육의 약화를 초래하게 되는데 이를 "콜린성 위기"라고 부른다.

많은 치료들이 혈중 항체의 양을 줄일 목적으로 이용된다. 꽤 심한 환자에서 흉선을 외과적으로 제거하는 흉선절제술은 임상 증상을 향상시키고 혈중 항체 역가를 감소시킨다. 코르티코스테로이드들과 다른 여러 면역억제제들(아자치오프린, azathioprine과 시클로스포린, cyclosporine)은 항체 역가를 낮추고 근력을 증가시키기 위한 목적으로 사용된다. 정맥내 면역글로불린과 혈장분리반출술에 의한 혈장 교환은 일시적으로 혈중 항체를 낮추고 몇 주 동안 근력을 향상시킬 수 있다. 이러한 일시적 방법들은 예정수술, 폐렴, "근무력증 위기" 등과 같은 경우에 빠른 임상적 향상을 꾀하기 위해 시도할 수 있다.

중증근무력증 환자들은 신경근육접합부에 영향을 줄 수 있는 아미노글리코시드계 항생제, 클로로퀸, 신경근차단 마취제(판큐로늄, 디-튜보큐라린) 등의 약물을 피하여야 한다.

피리도스티그민과 면역억제제들의 다양한 조합을 이용하여 혈중 항체 수치를 낮추기 위한 시도를 통해 대부분의 환자들은 꽤 정상적인 삶을 유지할 수 있다. 중증근무력증 때문에 일어나는 사망은 이제 거의 드물며 일반적으로 폐렴이나 급성 호흡부전에 의해 일어날 수 있다.

보툴리눔 독소증

개요

독소들은 오래 전부터 신경근육접합부에 영향을 주는 능력을 갖고 있다고 알려져 왔으며 이 때문에 마비나 근연축(muscle spasm)을 일으키게 된다. 쿠라레(curare)와 같은 약물들은 말초신경계에서 시냅스 후 흥분성 아세틸콜린 수용체들을 차단하여 마비를 일으키는 알려져 있다. 파상풍(tetanus) 독소나 환각제 중독(LSD: lyseric acid diethylamide)은 과흥분 상태를 유발한다. 파상풍 독소는 척수 렌쇼세포(Renshaw cell)와 전각세포 사이에 있는 억제성 글리신 수용체를 차단한다. 전각세포에서 억제의 차단은 작은 흥분을 반복적으로 발화시켜 심각한 근연축 상태를 만든다. LSD는 중추신경계의 세로토닌 시냅스 수용체들을 방해함으로써 심각한 환각을 일으킨다.

보툴리눔 독소(Botulinum toxin)는 알려져 있는 가장 강력한 생물학적 독소이다. 인간에서 상처를 통한 보툴리눔 독소증의 경우 50% 치사량(LD_{50})이 정맥주사나 근육주사시 불과 0.1 μg, 식중독에 의한 보툴리눔 독소증의 경우 경구 노출시 70 μg인 것으로 알려져 있다. 보툴리눔 독소증은 시냅스에서 말초 운동, 콜린성 자율신경들의 전달을 차단하여 나타나는 하행성, 대칭성, 이완성 마비이다. 사람에서는 주로 조리된 음식에 있는 보툴리눔 독소를 섭취하여 발생하는 식중독성 보툴리눔 독소증과, 유아 위장관에 클로스트리듐 보툴리눔(Clostridium botulinum)이 자라서 뒤이어 독소가 흡수되는 유아 보툴리눔 독소증이 있다. 그러나 상처에 의한 보툴리눔 독소증의 경우 피하 주사에 의해 클로스트리듐 포자에 오염된 헤로인을 접종한 헤로인 중독자들에서 주로 발생한다(그림 5-3).

보툴리눔 독소증의 발생률은 유형에 따라 다양하며, 식중독성 보툴리눔 독소증의 경우 연간 1,000례가 세계적으로 보고되고 있으며 미국에서는 연간 32례 가량이 보고되었다. 상처에 의한 보툴리눔 독소증은 연간 40례 가량이 보고되고 있으며 주로 멕시코인들에 의한 클로스트리듐 보툴리눔 독소 포자에 오염된 검은 농축 헤로인 사용의 결과로 미국 남서부 주들에서 보고되고 있다. 연간 거의 70례의 유아 보툴리눔 독소증이 미국에서 발생하고 있다.

병태생리

클로스트리듐 보툴리눔 세균은 포자를 형성하는 혐기성 그람 양성 막대균이며 흔히 온 세계의 토양이나 물 침전물들에서 발견된다. 클로스트리듐 보툴리눔은 사람에서 일곱 개 형태의 신경독소들을 생성하는데 주로 A, B, E형에 의해 중독이 일어난다.

보툴리눔 독소는 무향, 무미의 150킬로달톤(kd) 무게의 분자로서 100킬로달톤의 무거운 사슬과 50킬로달톤의 가벼운 사슬로 이루어져 있으며 두 개의 설피드 결합에 의해 함께 묶여 있다(그림 5-4). 식중독성 보툴리눔 독소증에서 독소는 약하게 부착되어 있다가 클로스트리듐 보툴리눔에 의해 유리된 다른 단백질에 의해 위산으로부터 보호된다. 상부 위장관에서, 수용체에 의해 매개된 수포이동법(transcytosis: 수포를 통해 정상적인 분자가 세포를 통과하여 이동하는 것)을 통하여 독소는 능동적으로 장내막세포를 거쳐 이동한다. 혈류에 도달하였을 때 독소는 말초 아세틸콜린 시냅스에 도달할 때까지 순환한다. 독소는 혈액뇌장벽을 통과

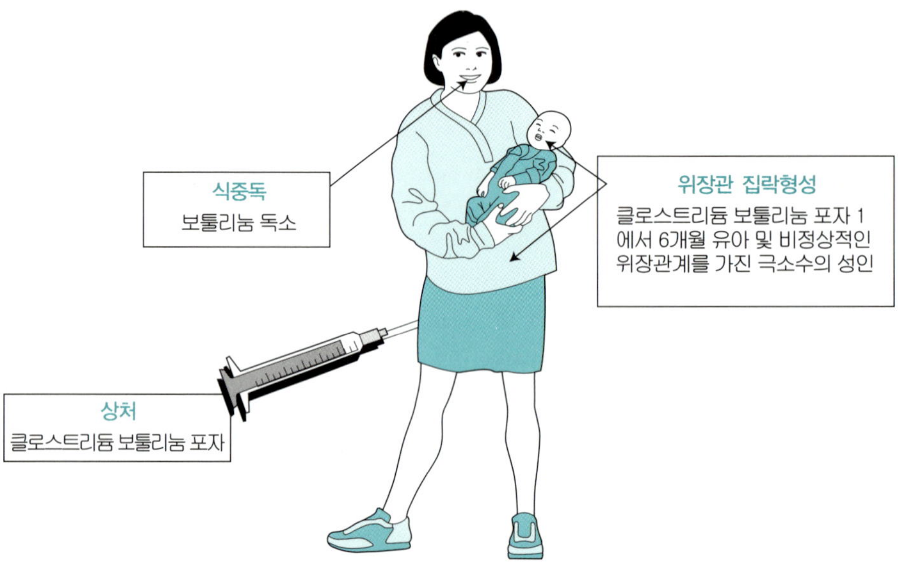

그림 5-3 보툴리눔 독소증의 유형.

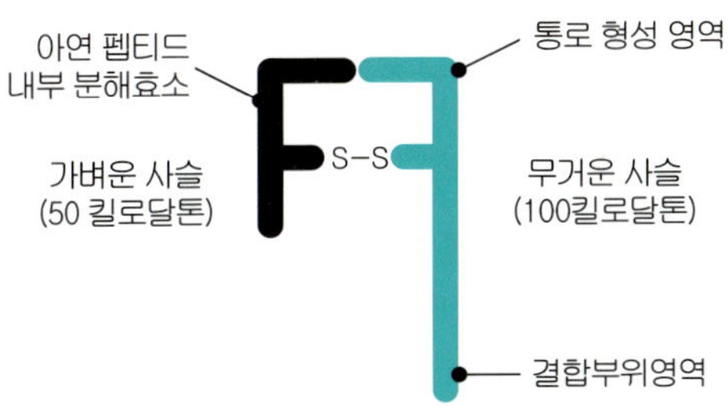

그림 5-4 보툴리눔 독소.

하지 못하므로 뇌의 콜린성 시냅스에 영향을 미치지는 않는다. 무거운 사슬은 매우 특이한 영역을 갖고 있는데 시냅스의 시냅스전면에 붙게 된다(그림 5-5). 독소는 세포내 이입 수포를 거쳐 세포질로 들어와 수포 내 수소이온농도지수(PH)가 낮아질 때 형태를 바꾸어 무거운 사슬이 수포의 벽을 뚫고 가벼운 사슬이 수포 벽을 통해 통과하도록 하여 세포질로 방출된다. 아연을 포함하는 펩티드 내부 분해효소(엔도펩티다아제)인 가벼운 사슬은 SNARE(soluble N-ethyl-maleimide-sensitive factor attachment protein receptor) 단백질이라고 부르는 도킹 단백질을 쪼갠다. SNARE 단백질은 양자(quantum)로 부터 아세틸콜린을 포함하는 수포를 시냅스 후막과 융합시켜 시냅스 간극으로 아세틸콜린을 분비하게 한다. 그리하여 보툴리눔 독소는 콜린성 시냅스전면에서 자극에 의해 유도되거나 자발적인 양자로부터 아세틸콜린 분비를 차단한다. 가벼운 사슬이 SNARE 단백질을 쪼갬으로서 근육은 수축하지 못하고 콜린성 부교감신경이 기능하지 못하게 된다. 이에 따라 시냅스의 기능 상실이 몇 주에서 6개월까지 계속된다. 보툴리눔 독소의 고역가는 독소가 오직 몇 개의 막 부위에 높은 특이성을 갖고 붙게 되며, 또 독소가 시냅스 기능에 필요한 결정적인 단백질을 쪼개는 효소라는 점이라는 사실로부터 기인한다.

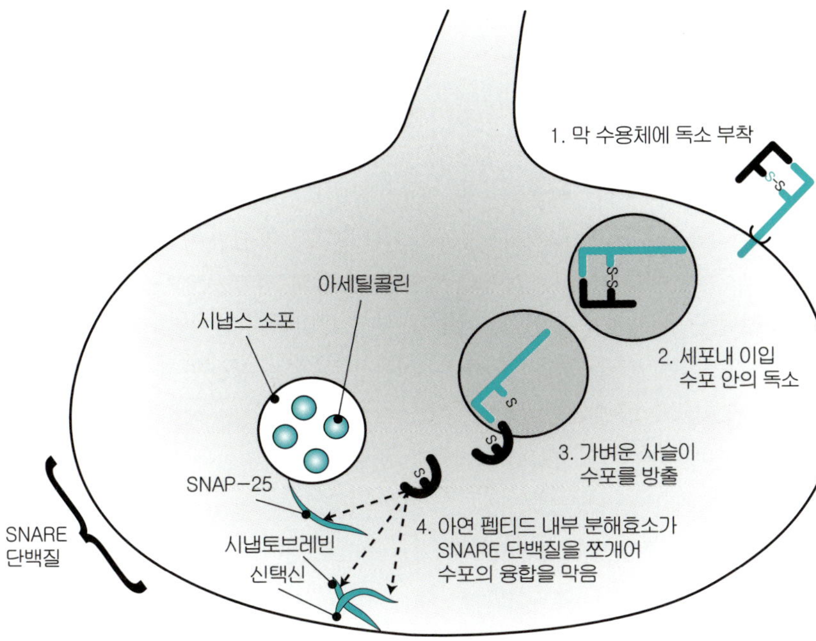

그림 5-5 시냅스에서 보툴리눔 독소의 작용.

임상적 회복은 2~3개월이 지나면서 일어나며 말단부 싹돋움(sprouting)이 그 기전이다. 이는 마비된 신경근육접합부에서 들어오는 축삭이 새로운 가지를 동일 근섬유로 보내어 새로운 시냅스를 형성하거나, 새로운 SNARE 단백질을 생성하는 신경원 세포체에 의해 SNARE 단백질을 원위 말단부로 축삭형질을 운반함으로써 이루어진다.

유아 보툴리눔 독소증의 병태생리는 이 병이 장에서 클로스트리듐 보툴리눔이 자라나고 미리 만들어진 독소를 소모하는 것이 아니라 독소의 생성이라는 점에서 매우 독특하다고 할 수 있다. 유아 보툴리눔 독소증은 생후 첫 12개월 이내의 유아에서만 일어나며, 2~3개월에서 가장 정점을 이룬다. 그 이후로는 정상적인 위장관이 클로스트리듐 보툴리눔의 집락형성을 허용하지 않는다. 유아는 포자를 함유하고 있는 먼지, 꿀, 또는 다른 음식물들을 먹음으로써 클로스트리듐 보툴리눔 포자를 소비하게 되어 이 포자들이 싹트고 집락을 형성하고 천천히 흡수되는 보툴리눔 독소를 생성하게 된다.

주요 임상소견

식중독성 보툴리눔 독소증

섭취 후 평균 잠복기는 2일이며 대개 0.5일부터 6일까지이다. 잠복기가 더 길수록 증상은 더 경하다. 보툴리눔 독소증은 고전적으로 대칭적, 하행성, 이완성 마비와 함께, 정상적인 감각을 보이면서 발열 소견 없이 뚜렷한 연수 마비를 보인다. 연수 마비의 두드러진 증상들에는 복시, 외안근마비, 조음곤란, 발성장애, 삼킴곤란과, 안면마비 등이 있다. 안구 조절마비 때문에 생기는 시력저하와 제6뇌신경 마비로부터 나타난 복시가 가장 초기 징후이다. 사지의 위약증은 1일에서 3일이 지나면서 나타나며 완전 마비가 일어나기도 한다. 심부건반사들은 감소되거나 사라진다. 호흡근육들의 마비가 일어나고 기관내 삽관이나 기계적 환기를 요구할 정도로 심해지기도 한다. 평활근(민무늬근육)의 마비는 전형적으로 변비, 무력장폐쇄증(paralytic ileus), 요폐 등을 일으킨다. 상처를 통한 보툴리눔 독소증에서도 주요 임상소견이 유사하다.

유아 보툴리눔 독소증

유아에서 병증의 경과는 몇 시간을 지나면서 시작하여 20여일까지 가게 된다(평균 4일). 이 경우 변비(3일 이상의 무 배변), 졸음증, 근육긴장저하와 함께 잘 울지 못하고 잘 먹지 못하며 머리 가누기가 소실된다.

주요 검사소견

일반적으로 뇌척수액과 혈액은 정상소견을 보인다. 임상 진단은 특징적인 임상 소견과 비정상적 신경 검사 등에 의해 이루어진다. 신경전도검사에서는 광범위한 낮은 진폭의 복합근 활동전위와 함께 정상 원위 잠시 및 전도 속도와 정상 감각신경 활동전위를 나타낸다. 만약 신경에 10초 동안 빨리 반복되는 전기자극(30~50Hz)을 주면, 작은 아세틸콜린 덩이의 방출이 늘어나면서 이차적으로 복합근 활동전위 진폭의 점진적인 증가를 보이게 된다.

확진은 혈청, 대변에서 보툴리눔 독소를 증명하거나 상처 부위에서 클로스트리듐 보툴리눔 독소를 분리해 내는 것이다. 보툴리눔 독소의 존재 유무를 알아내기 위한 가장 민감한 진단 검사는 생쥐들을 이용한 생물학적 검사이다. 이 검사들은 임상적으로 진단된 예들의 3/4에서 양성 반응을 나타낸다.

치료 원칙과 예후

치료는 보툴리눔 독소증이 의심되거나 임상 진단이 이루어진 후 신속하게 시작되어야 한다. 치료 목표는 (1) 호흡 유지 (2) 항독소의 사용에 의해 마비의 진행을 막는 것 (3) 자발적 회복이 일어날 때까지 폐 또는 다른 합병증을 예방하는 것 등이다.

위약증과 호흡 마비는 몇 시간 안에 빨리 진행할 수 있으므로, 환자들은 중환자실에 입원시켜 호흡 기능에 대해 주의 깊게 관찰하여야 한다. 기관내 삽관과 기계적 환기가 환자들의 1/2 이상에서 요구된다. 평균 2주 가량의 인공호흡기 사용이 필요하지만 경우에 따라 2개월까지 길게 사용되기도 한다.

정부의 건강관리담당자들은 항혈청들을 가져오도록 곧바로 통지하여야 하며 추가적 발생사례가 있는지 알아보아 도움을 주어야 한다. 특히 식중독성 보툴리눔 독소증에서는 돌연한 발생과 관련된 공통적 출처를 알아내는 것이 중요하다. 성인에서 보툴리눔 독소증이 발생한 경우에는 검사 결과를 기다리지 말고 말에서 추출한 세 가지(A형, B형, E형) 보툴리눔 항독소로 가능한 빨리 처치하여야 한다. 항독소는 혈중 독소를 제거하지만 이미 신경근육접합부에 들어간 독소를 제거하지는 못한다. 그러므로 항독소는 이미 발생한 마비를 돌이키지는 못하지만 위약증의 진행을 막고 입원 기간을 단축시킬 수 있다. 10 ml 한 병이 모든 유형의 보툴리눔 독소증에서 발견되는 혈중 독소를 충분히 중화시킬 수 있다. 항독소가 말에서 생성되기 때문에 과민반응을 포함한 여러 알레르기 반응이 3%에서 나타날 수 있다. 유아 보툴리눔 독소증에는 인간의 보툴리눔 항독소인 BIG (human Botulinum Immune Globulin-IV)가 이용된다. 그것은 말에서 추출한 항독소와 유사한 효과를 갖고 있으나 이물 단백질의 주입 가능성이 배제되어있다. BIG의 사용은 인공호흡기의 사용이나 입원기간의 단축 효과를 보인다.

적절한 간호처치로 합병증을 줄일 수 있다. 그러나 모든 노력에도 불구하고 아직도 사망률이 5%에서 15% 가량을 보인다. 살아남은 환자들은 정상적인 근력을 회복하게 되지만 몇 년 동안 피로를 호소하게 된다.

추천문헌

Cherington M. Clinical spectrum of botulism. *Muscle Nerve* 1998;21:701–710. *(Good review of the clinical types of botulism.)*

Drachman DB. Myasthenia gravis. *N Engl J Med* 1994;330:1797–1810. (Excellent overall review.)

Simpson LL. Botulism toxin: potent poison, potent medicine. *Hosp Pract* 1999;34:87–91. *(Excellent recent review of the mechanism of action of botulinum toxin.)*

6_말초신경 질환

개요

말초신경계는 척수와 뇌간 바깥쪽에 놓여있는 모든 신경들을 포함하며 중추신경계 자체의 연장선에 있는 후각신경과 시신경은 제외된다. 모든 말초신경 축삭은 슈반세포(Schwann cell)에 의해 만들어진 수초로 포장되어 감싸있거나(수초신경), 수초세포의 세포질에 의해 싸여 있다(무수신경). 이 장에서는 운동 및 감각신경에 초점을 두고 교감신경과 부교감신경은 배제하고자 한다.

전체 말초신경은 세 가지 구획으로 나눈다. 각 척수 수준과 상응하는 후근절(dorsal root ganglion) 사이에서 운동과 감각신경섬유가 후근(dorsal root)과 전근(ventral root)으로 나뉜다. 후근절 원위부에서 감각과 운동신경섬유가 합쳐진다. 팔다리에 분포하는 이 신경들은 상완신경총이나 요추신경총으로 주행한다. 신경총에서 감각과 운동신경 축삭이 분리되고 특정 말초신경을 형성하기 위해 다시 합쳐진다. 말초신경은 운동, 감각, 또는 자율신경섬유를 전달되는데, 수초신경섬유와 무수신경섬유는 2:3의 비로 혼합되어 있다. 몇몇 말초신경들은 오직 감각신경섬유(예: 비복신경)나 운동신경섬유(예: 횡격막으로 가는 미주신경) 만을 포함하기도 하지만, 대부분의 말초신경들은 그들 자체만의 피부 영역과 특정 근육 영역을 갖고 있다. 각 척수의 신경근은 특정 부위의 피부 감각을 담당하는데 이를 피부분절(dermatome)이라고 한다(제2장, 그림 4 참조). 또한 각 척수 신경근은 특정 신경의 신경분포와는 다른 근육의 특정 군을 지배하게 되며 이를 근육분절(myotome)이라고 부른다. 이러한 차이를 이해하는 것이 병변의 위치를 결정하는데 도움을 준다(신경근, 신경총, 또는 말초신경).

말초신경질환은 전통적으로 운동, 감각 또는 혼합신경질환과는 다른 방법으로 분류되어왔다. 다발신경병증(주로 원위부의 다발적 신경 침범) 대 단일신경병증(단일 신경 침범), 그리고 탈수초 대 축삭질환 등이 그 예이다. 탈수초성 말초신경질환은 제10장 "수초 질환"에서 언급될 것이다.

병태생리

말초신경손상은 여섯 개의 기본적인 기전들에 의해 일어난다. (1) 축삭 절단 (2) 축삭 압박(압박성 신경병증) (3) 신경원 사망 (4) 원위부 축삭을 지지할 수 없는 대사적으로 병든 신경원("역행사망성" 신경병증) (5)탈수초화, 그리고 (6) 시냅스 기능부전 등으로 분류된다.

절단이나 심한 압박으로 손상된 부위의 원위부 축삭이 퇴행되는 것을 왈러변성이라고 부르며 몇 주에 걸쳐 이루어진다. 그러나 병변 부위 근위부의 축삭 분절은 변성되지 않는다. 신경의 감각 영역이 상실되어 말초신경에 의해 지배되는 근육들이 약해지거나 마비된다.

운동단위는 하위 운동신경원과 그 지배를 받는 모든 근섬유로 정의되며 10개에서 1,000개의 근섬유들로 구성된다. 각 근섬유는 오직 한 개의 운동단위로부터 지배를 받는다. 운동단위의 상실이 일어나면, 근섬유는 마비된다. 십여 일 후 근섬유는 신경근육접합부가 퇴화되면서 생화학적 변화를 가져온다. 근육은 시냅스에서 더 넓게 아세틸콜린 수용체를 얻게 되는데 이러한 새로운 아세틸콜린 수용체들이 근육을 과민하게 만들어, 침전극이 해당 근섬유를 뚫고 들어갔을 때 자발적인 탈분극이 검출된다(예: 세동전위, 양성예각파 등). 근섬유는 위축되면서 원래 크기의 1/3로 퇴화된다.

만약 신경원이 대사적으로 병들면 신경은 더 이상 축삭의 원위부를 유지할 수 없게 된다. 원위부 운동 및 감각 축삭들은 천천히 퇴화한다(역행사망성 신경병증). 축삭의 길이가 길수록, 신경은 대사적 손상에 더 취약해진다. 결과적으로 증상들(주로 감각상실)은 발에서 가장 먼저 발생하게 된다(가장 긴 축삭).

말초신경의 수초 손상은 붙어 있는 슈반세포의 죽음, 면역 공격, 수초집(myelin sheath)의 퇴행 등으로부터 발생한다. 수초의 상실은, 주로 분절에서 일어나는데(분절수초 탈락), 감각이나 운동 신호의 전달이 차단되어 증상을 유발하게 된다. 수초 손상의 원인으로는 유전성(유전감각운동신경병증, 샤르코-마리-투스병), 자가면역(길랑바레증후군), 독성(납), 감염(나병) 등이 있다.

시냅스의 기능부전은 표적 근육이나 자율신경 기관으로 연결되는 말초신경의 능력을 차단한다(제5장, "신경근육접합부 질환" 참조). 그 결과는 위약증(중증근무력증)이나 마비(보툴리눔 독소증)와 함께 다양한 자율신경계 기능부전증(저혈압, 피부 영양장애, 땀 분비 상실, 기타)으로 나타난다.

중추신경계와 달리, 말초신경계는 손상된 후 회복과정을 갖는다. 회복의 기전으로 (1) 축삭의 자발적 회복 (2) 신경 축삭의 재생 (3) 정상 인접 축삭으로부터 축삭의 싹돋움 (4) 재수초화 등이 있다. 만약 포착 또는 압궤손상이 심하지 않고 원인이 바로잡힌다면 현재의 축삭은 수 분에서 수 주일까지 회복되게 된다. 신경 절단이나 심한 압궤손상의 경우 근위부 축삭이 바깥쪽으로 자라서 신경초를 좋은 상태로 유지하게 한다. 이 경우 축삭이 하루 1밀리미터 가량의 속도로 자라게 되면 근력을 회복하고 감각이 돌아오기까지 몇 개월이 요구된다. 운동 신경원이 죽으면서 "부모를 잃은" 근섬유가 잘 알려져 있지 않은 영양인자를 만들어내어 근처 운동 축삭이 분절성 수초화를 수행하도록 유발한다. 이 분절은 축삭의 가지를 싹돋움으로써 근섬유를 신경재분포시키고 새로운 운동단위의 부분이 되게 만든다.

임상적 특징

말초신경질환에 대한 임상 소견들은 표 6-1에 잘 기술되어 있다.

표 6-1 말초신경질환을 제시해주는 주요 임상소견

특정 말초신경손상

- 감각상실과 위약증 모두가 존재한다.
- 감각상실과 위약증이 말초신경 영역 안에서 일어난다.
- 1개월 후 근육의 위축이 전의 크기의 1/3까지 진행한다.
- 감각 변화는 병변이 파괴적이라면 통증, 접촉, 온도, 진동, 위치감각의 상실을 유발하고, 병변이 자극적이라면 통증이나 이상감각을 유발하는 쪽으로 나타난다.
- 건반사의 감소나 소실이 포함된 신경에 일치하여 나타난다.
- 이차적 피부 영양 변화가 자율신경 분포의 결여로 부터 천천히 일어난다.
- 증상의 개시는 병인에 따라서 급성 또는 점차적일 수 있다.
- 다발적인 신경이 침범될 수 있으나(다발성 단신경염), 주로 편측이고 거의 양측의 대칭적으로 발생하지 않는다.

원위부 대칭성 다발신경병증 또는 "역행사망성" 신경병증

- 감각의 최대 상실이 발가락과 발에서 일어난다.
- 감각과 운동 상실이 대칭적이어야 한다.
- 증상 개시가 점진적이며 급성이 아니다.
- 감각의 상실이 흔히 근력의 상실보다 더 크다.
- 통증을 동반한 이상 감각이 주로 발에서 나타날 수 있다.
- 다리의 신경병증이 무릎 위까지 진행하면 손가락의 감각이 상실된다.
- 발에서 근육의 상실이 흔히 "망치발"로 시작하거나 다리에 위치한 신전근육의 동반된 위약증 없이 굴곡성 족부내재근의 위약증 때문에 배측으로 발가락이 댕겨지는 것으로 나타난다.
- 발과 발톱에서의 영양 변화가 자율신경의 상실로부터 흔하다.

말초신경의 탈수초화

- 주요한 소견은 위약증이며, 진동과 위치감각에 대한 수초 감각신경섬유의 최소한의 소실이 동반된다.
- 위약증은 흔히 양측이며 대칭성이다.
- 통증, 접촉, 온도감각이 보존된다.
- 증상 개시는 급성(길랑바레증후군), 아급성(납), 점진적(유전감각운동신경병증)으로 나타날 수 있다.

당뇨병성 원위부 대칭성 다발성신경증

서론

말초신경병증은 흔하며, 성인에서 2.5% 가량의 유병률을 갖으며 노인에서는 거의 8% 까지 유병률이 올라간다. 원인으로는 대사이상(당뇨병, 요독증), 독소(알코올, 시스플라틴, 비소), 비타민 결핍(B12, B2), 유전성(유전감각신경병증, 포르피린증), 면역 매개 질환(길랑바레증후군, 만성 염증성 탈수초성 다발신경병증), 혈관염(류마티스 관절염, 쇼그렌증후군, 결절다발동맥염), 종양질환(림프종, 다발골수종, 방종양성신경병증-paraneoplastic neuropathy) 등 매우 다양하다. 당뇨병성 신경병증은 모든 원인들 중 1/2 이상을 차지한다.

당뇨병은 전 세계적으로 1억 명 이상이 앓고 있다. 당뇨병성 신경병증은 당뇨병 진단 당시 이미 환자의 10% 가량에서 존재한다. 당뇨병이 수년 동안 지속되었을 때 50% 이상으로 올라간다. 당뇨병이 여러 유형의 말초신경질환을 유발하지만, 원위부 다발성 말초신경병증이 90% 이상을 차지한다.

병태생리

당뇨병성 신경병증의 발병기전은 다양하며, 지속적인 고혈당이 주된 원인이다. 후근절에 위치한 신경세포체에서 세포 손상이 와서 단백질과 지질 합성 및 축삭 전달에 이상을 초래한다. 신경의 원위부 끝에서 전달 장애 때문에 신경에 퇴행변화가 발생한다. 퇴행은 피부 영양 유지(skin trophic support)의 상실에 의해 악화된다. 여러 해가 지나가면서, 초기에 신경은 원위부에서 근위부쪽으로 기능 부전이 진행하지만 심해진 후에는 전체적인 신경 상실을 보이게 된다. 제안할 수 있는 또 다른 병인은 (1) 고혈당에 의해 유도된 폴리올 경로의 활성도 증가와, 신경에 소르비톨과 과당의 축적, 이차적 축삭 손상 (2) 말초신경의 미세혈관질환이 신경의 허혈과 저산소증 유발 (3) 신경원 기능에 필수적인 단백질의 증가된 당화 (4) 신경영양인자들의 표현이나 결합의 감소 (5) 반응성 산소들(reactive oxygen species)의 해독 장애를 통해 신경 손상의 매개 등이다.

생검이나 부검에 의해 검사된 당뇨병성 신경들은 수초와 무수신경 축삭에 손상을 보여주며, 이는 근위부보다 원위부에서 더 심하게 침범한다. 부가적으로 신경다발막 내의 국소적 혈관 질환에는 기저막의 비후, 내피세포 증식, 혈관 폐색 등이 포함된다.

주요 임상소견

이렇게 서서히 진행하는 증후군은 처음에는 양측, 그리고 대칭적으로 발가락에서 시작된다. 여기에 작은 무수신경 축삭의 상실로 인해 통증과 온도감각이 감소된다. 축삭 상실이 발에서 하퇴부 쪽으로 진행하면서 저린감이 위쪽으로 올라간다. 통증을 감지하는 능력의 상실로 발과 발목의 손상이 이차적인 발의 궤양과 외상성 관절염을 일으킨다(신경병성 관절병증). 흔히 환자는 이차적으로 발과 발목에 문제가 발생할 때까지 발의 감각 상실을 느끼지 못한다. 신경병증이 무릎까지 진행되었을 때 환자들은 흔히 손가락 끝의 감각이 무뎌짐을 동시에 느끼게 된다(그림 6-1).

당뇨병성 다발신경병증 환자의 10%에서, 작은 직경의 축삭 손상이 지속적인 발 통증을 일으킨다. 통증은 전형적으로 화끈거림, 지속성, 찌르는

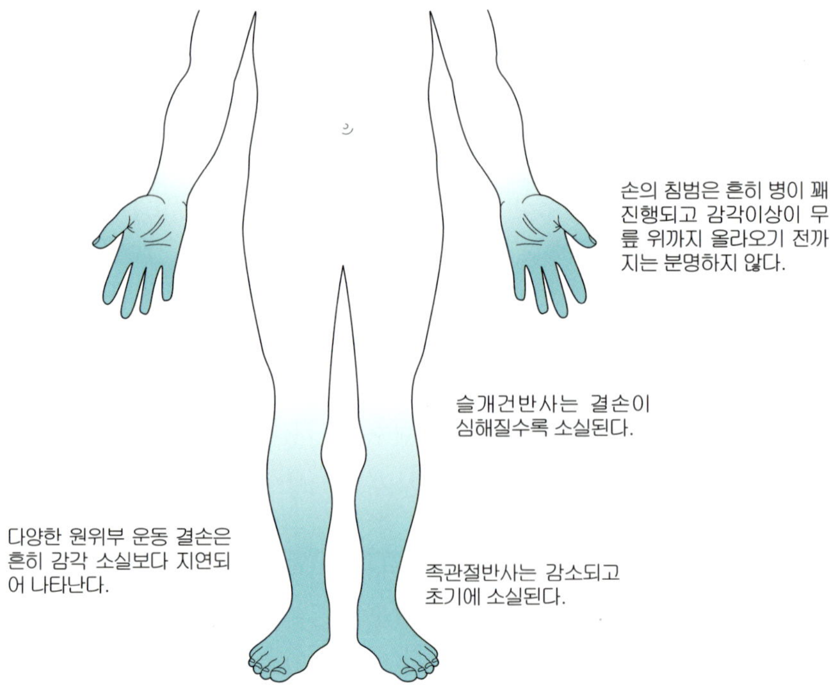

그림 6-1 다발성 말초신경병증 분포.

느낌과 함께 가벼운 접촉에도 이를 통증으로 느끼는 무해자극통증(allodynia)으로까지 다양하게 나타나며, 의료적 처치가 필요할 만큼 매우 불편함을 호소하게 된다.

큰 직경의 감각, 수초신경 축삭의 손상과 함께 이에 뒤따른 발가락과 발의 진동 및 위치감각의 상실은 보행과 균형에 문제를 일으킨다. 운동신경 축삭의 손상은 족부내재근의 위약증을 동반할 수 있다.

자율신경 축삭 또한 손상되는데, 이로 인해 땀분비의 소실, 침범된 피부의 두께 감소, 어두움에 잘 적응할 수 없게 만드는 비대칭적 동공, 발기부전, 사정능력 상실, 변비 또는 설사, 체위성 저혈압 등이 나타날 수 있다.

주요 검사소견

신경병증이 발의 원위부에서 시작되고 무수 축삭을 침범하므로, 하지의 감각 및 운동신경에서의 신경전도검사가 초기에는 경미한 변화만을 보일 수 있다. 이는 전기생리학적 검사가 무수 축삭의 이상을 잘 발견해내지 못하기 때문이다. 신경병증이 진행하면서 축삭 변성 소견이 우세해지고 복합근 활동전위와 감각신경활동전위 진폭의 감소가 나타난다. 족부내재근에서의 침 근전도 검사에서는 탈신경 전위를 보이게 된다. 근위부 신경전도 속도는 상대적으로 보존된다.

거의 시행하지는 않지만 신경 생검에서 수초와 무수 축삭 모두에서 비특이적인 축삭 손상을 보여준다. 신경 생검은 비복신경과 같이 작은 영역의 감각 분포만을 갖는 감각신경에서 시행하여야 한다. 혼합신경에서의 생검은 지배 근육의 마비를 일으킬 수 있고 따라서 늑간신경에서만 시행된다.

말초신경 축삭에 대한 면역조직화학염색 피부 생검(3-4mm 전체층 생검)은 점차 더 많이 시행되고 있다. 조직 단면은 표피 신경 섬유 밀도의 현저한 감소를 보이는 것이 당뇨병성 신경병증에 있어 도움을 주는 소견이나 확진 소견은 아니다. 진단은 주로 발과 하지의 임상적 병력과 신경학적 검사에 의존한다.

치료 원칙과 예후

당뇨병성 신경병증의 치료는 신경병증의 진행을 막는 것, 발과 손의 무감각으로부터 오는 문제를 최소화하는 것, 발에 나타나는 화끈거리는 통증을 줄이는 것이다.

수많은 연구 결과들에서, 혈당을 잘 조절하는 것이 신경병증의 진행을 느리게 하고 멈추거나 반전시킬 수 있다고 보고하고 있다. 혈당을 조절하는 방법에는 체중 조절, 운동, 혈당강하제를 사용하는 것들이 포함된다.

발의 무감각은 궤양과 감염이 발생하기 쉽게 한다. 적절한 신발 착용이 발과 발목 외상을 최소화하며 발을 늘 규칙적으로 관찰하도록 지도하여 궤양이나 감염의 징후를 빨리 찾아낼 수 있게 해야 한다. 또한 발바닥에 손상을 줄 수 있는 물체를 발견하기 위해 항상 손으로 신발 안을 확인하도록 하여야 한다. 만약 발의 위치감각의 상실이 점차 심해지면 야간에 불을 켜놓아야 하고 울퉁불퉁한 바닥을 걸을 때나 어두운 곳에서 매우 조심하여야 한다.

통증이 심한 말초신경병증의 경우 치료에 더욱 신경 써야 한다. 많은 환자에서 저용량의 삼환계 항우울제, 즉 아미트리프틸린(amitriptyline)과 노르에피네프린(norepinephrine)에 의해 통증이 감소한다. 통증의 경감이 불충분한 경우 가바펜틴(gabapentin)이나 카바마제핀(carbamazepine)과 같은 항경련제를 느리게 추가하는 것이 좋다. 몇몇 환자에서 발통증은 감각신경병증이 무감각 상태로 진행될 때 저절로 줄어들기도 한다.

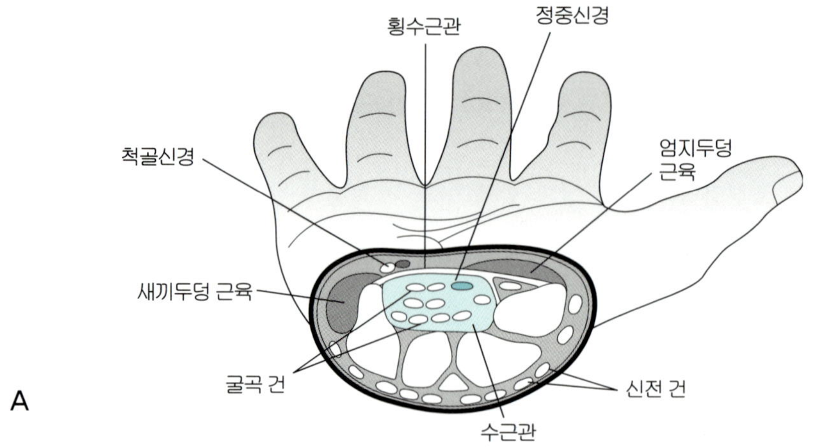

수근관에서의 정중신경

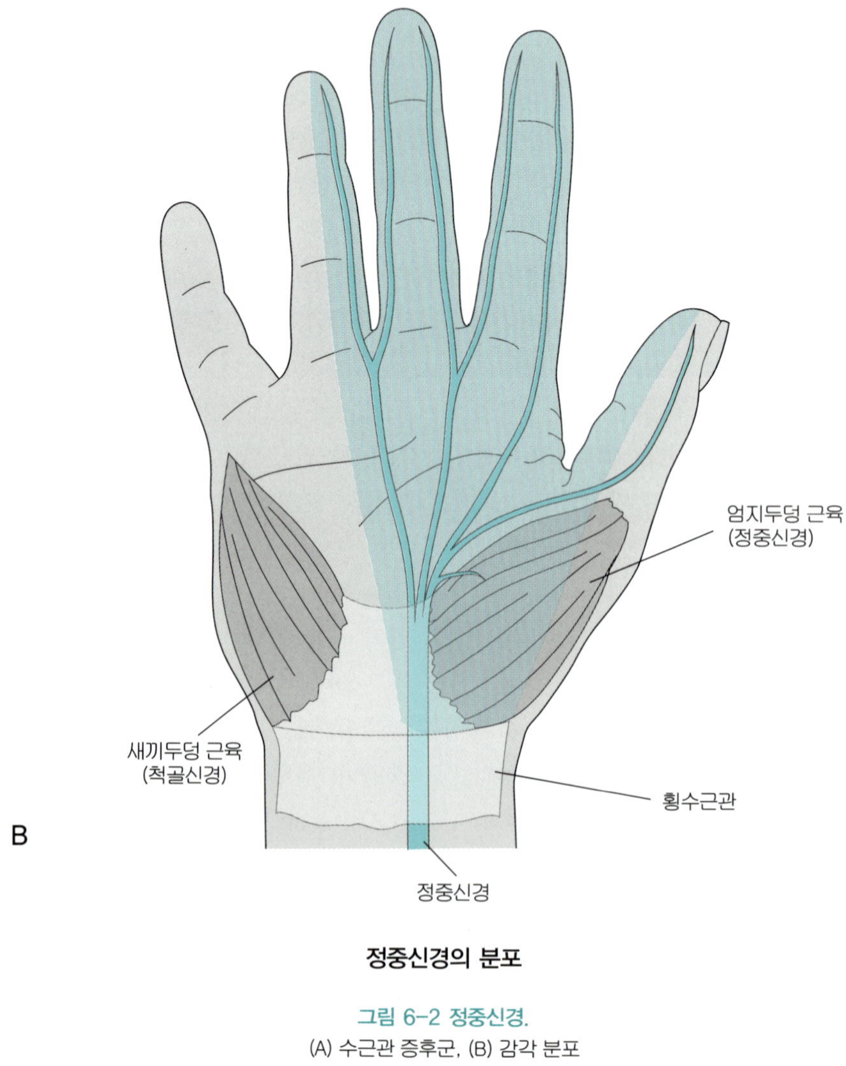

정중신경의 분포

그림 6-2 정중신경.
(A) 수근관 증후군, (B) 감각 분포

수근관 증후군

서론

수근관 증후군(carpal tunnel syndrome)은 압박성 단일신경병증의 한 예이다. 15% 가량이 수근관 증후군을 시사하는 간헐적 증상을 경험하게 된다. 그러나 전기생리학적으로나 증상적으로 확진된 수근관 증후군의 유병률은 여자에서 3%, 남자에서 2%이며 나이가 많은 여자에서 가장 호발한다. 다행히도 수술적 치료를 받아야 할 만큼 증상과 징후가 충분히 나타나는 경우는 그리 많지 않다.

병태생리

수근관의 증가된 압력이 수근관 증후군을 만들어낸다(그림 6-2A). 증가된 압력이 원위부 정중신경의 허혈을 유발하고 신경 전도의 이상과 신경 분포 영역에 감각이상과 통증을 나타낸다. 임상 경과의 초기에는 정중신경의 형태학적 변화가 없고 증상도 가역적이다. 그러나 압박이 진행하고 허혈이 연장될수록 축삭 손상과 신경기능부전이 영구적으로 일어난다.

환자의 1/3 가량은 임신이나 염증성 관절염, 콜리스 골절, 아밀로이드증, 갑상선저하증, 당뇨병, 코르티코스테로이드나 에스트로겐과 같은 연관된 문제들을 갖고 있다. 나머지 2/3은 손과 손목의 반복적이고 힘을 쓰는 활동과 연관되어 나타난다.

주요 임상소견

수근관 증후군의 증상과 징후는 원위부 정중신경의 분포에 따라서 나타난다(그림 6-2B) 엄지손가락, 둘째 및 셋째손가락과 넷째손가락의 요측 반의 손바닥 쪽에 통증, 저린감, 화끈거림, 무감각 등을 호소하게 된다. 다섯번째 손가락은 아주 간헐적으로만 침범된다. 증상은 밤에 악화되며 손의 불편감이 심하여 밤에 깰 때도 있다. 손의 통증은 아래팔까지 올라가 손을 흔들어 주어야 할 정도로 심해지기도 한다. 증상은 하루 중에 반복적 활동의 증가와 함께 악화되며 운전 중에도 심해진다.

초기 임상검사는 손에 정상 감각을 보이며 근력 약화나 정중신경 지배 근육의 위축이 보이지 않는다. 병이 진행할수록 정중신경 지배 영역(손가락 끝)의 두점 식별이 감소하고 엄지두덩 위축이 일어난다(엄지맞섬근과 짧은엄지벌림근).

도움은 되지만 진단적 가치는 낮은 검사들로서 팔렌(Phalen) 검사, 티넬(Tinel) 검사가 있다. 팔렌 검사에서 환자는 60초 동안 손목을 굴곡시킨 후 통증이나 이상 감각이 정중신경 지배 영역에 나타나는지 보아 확인한다. 티넬 징후는 손목의 전면부를 가볍게 타진하여 첫 네 개의 손가락에서 방사되는 이상감각이 나타나는지 확인한다. 두 검사 모두 민감도는 50% 정도이며 특이도는 조금 더 높다.

주요 검사소견

손목을 가로지르는 정중신경 감각 잠시의 비정상적인 지연이 임상적 진단을 확진하는 주요한 검사 소견이다. 만약 정중신경의 축삭 소실이 일어난다면 엄지두덩 근육에서의 침 근전도 검사가 탈수초의 증거를 보여준다.

치료 원칙과 예후

수근관 증후군이 다른 의학적 조건에 의해서 발생한 것이라면 원인 인자를 신속하게 치료하는 것이 증상을 개선시키는데 필요하다. 따라서 갑상선저하증 환자에서 갑상선 호르몬을 주입한다든지, 손목 관절염 환자에서 항염제를 사용하다든지, 임신상태에서 분만을 시행하는 것 등이 증상을 호전시킬 것이다. 유사하게 반복적인 손목 운동을 유발하지 않는 것이 증상을 호전시킬 수 있다.

손목을 중립 위치로 고정해주는 손목 부목의 사용이 많은 환자에서 증상에 도움을 준다. 밤에 부목을 착용하는 것이 일주일 내에 증상을 호전시킬 수 있다. 비스테로이드성 항염제는 거의 효과가 없는 것으로 나타난다. 오래 작용하는 코르티코스테로이드와 리도케인을 사용하여 수근관 부위에 시행하는 국소 주사가 탁월한 증상 경감 효과를 나타내지만 60% 정도에서 증상이 몇 주일이나 몇 개월 후에 재발한다. 주사는 전체 3~4회 반복될 수 있다. 수술은 흔히 정중신경의 감각 또는 운동 축삭 소실이 명확하게 나타날 때 권장된다. 수술 의사는 흔히 횡수근관(수근관의 지붕)을 직접 또는 내시경으로 터주어 수근관의 압력을 줄이는 시도를 하게 된다. 환자의 3/4 이상에서 몇 일안에 통증의 경감을 경험하게 되지만 손을 완전히 사용하는 데에는 몇 주 정도가 걸릴 수 있다.

벨 마비

서론

벨 마비(Bell's palsy) 또는 특발성 말초 안면신경마비(idiopathic peripheral facial nerve palsy)는 제7뇌신경 기능 부전의 가장 흔한 원인이다. 안면신경은 10,000개 가량의 축삭을 포함하고 있고 그 중 70%가 얼굴의 근육을 지배하는 운동신경이다(특수 내장 원심성신경). 나머지 섬유들은 눈물샘과 턱밑샘으로 가는 부교감신경인 일반 내장 원심성신경, 편측 혀의 앞쪽 2/3의 맛을 담당하는 특수 내장 구심성신경, 그리고 귓바퀴와 외이도의 피부 감각을 전달하는 일반 몸 구심성신경을 포함한다. 안면신경은 내이도에서 청신경과 함께 주행하다가 얼굴신경관으로 들어가 거기서 곧바로 맛과 귀의 감각에 대한 신경원성 세포체를 포함하는 슬신경절(geniculate ganglion)에 도달한다. 첫 번째 가지인 큰바위신경(greater petrosal nerve)은 눈물샘으로 주행한다. 두 번째 가지는 등자근(stapedius)으로 주행하고 세 번째 가지(고실끈신경, chorda tympani)는 혀로 주행한다. 신경은 붓꼭지구멍(stylomastoid foramina)에서 얼굴신경관(facial canal)을 떠나 귀밑샘을 통과하여 23개의 안면근육을 지배하기 위해 여러 갈래로 퍼진다. 그러나 깨물근(masseter)과 내외측 날개근(internal and external pterygoid)은 삼차신경에 의해 지배되므로 여기서 제외된다.

수많은 질환들이 성인에서 안면신경마비를 유발한다. 외상(얼굴외상과 두개저부골절), 감염(라임병, 중이염, 매독, 뇌막염, 볼거리), 종양(귀밑샘 종양, 육종, 안면신경 수막종), 뇌간 질환(다발성 경화증, 뇌졸중) 등이 이에 해당된다. 그러나 거의 60%는 특발성이며 벨 마비 때문이다.

벨 마비는 연간 65,000건 이상 발생하며 종족간, 성별간 차이는 없다. 모든 연령대에서 다 나타날 수 있으나 나이가 들어갈수록 발생률은 증가된다. 벨 마비는 양측으로 오거나 재발하는 경우는 매우 드물다.

병태생리

벨 마비의 병인은 잘 알려져 있지 않다. 자기공명영상(MRI)와 병리학적 검사는 얼굴신경관, 특히 고실(tympanic)과 미로(labyrinthine) 구간이 병 부위임을 보여준다. 신경은 붓고 경도에서 중등도의 왈러변성이 나타나고 주위 림프구 염증이 다양하게 나타난다. 슬신경절은 정상이거나 염증을 갖는다. 초기 이론에서는 안면신경의 허혈이 신경 부종을 만들고 얼굴신경관의 벽으로부터 신경 압박이 초래되는 것으로 설명하였다. 그러나 나중에 허혈 개념은 줄어들고 신경 부종이 특발성인 것으로 설명되었다. 최근에는 바이러스 감염이론이 수두대상포진바이러스와 단순헤르페스바이러스에 초점을 맞추고 있다. 이 바이러스들은 안면신경이나 슬신경절에서 재활성화되어 신경 손상, 부종,

감염 등을 유발한다. 다양한 정도의 왈러 변성이 나타나지만 모든 축삭이 전멸하는 일은 거의 없다. 따라서 자발적 회복이 흔히 일어난다.

주요 임상소견

벨 마비의 특징은 갑자기 시작되는 무통의 편측 완전 또는 불완전 안면마비이다(그림 6-3) 안면신경의 손상이 얼굴신경관에서 일어나므로 다른 신경 가지들도 다양한 발생빈도로 기능장애를 일으킬 수 있다. 환자의 10~15%에서, 수포가 편측 귓바퀴, 외이도 또는 귓바퀴 아래쪽 피부에 나타난다. 수두대상포진바이러스는 수포로부터 분리해낼 수 있으므로 대상포진성 이염이나 람세 헌트증후군(Ramsay Hunt syndrome)의 확진을 가능하게 한다. 이 경우, 수두대상포진바이러스는 유아등 수두를 앓는 동안 슬신경절에서 잠복하고 있다가 몇 년이 지난 후에 재활성화된다.

주요 검사소견

벨 마비에서 현저하게 나타나는 검사실 이상 소견은 거의 없다. 환자는 혈액상(hemogram), 적혈구 침강속도, 혈청 전해질 모두 정상 소견을 보인다. 뇌척수액도 정상이다. 만약 뇌척수액이 세포 증가증을 보인다면 안면마비는 수두대상포진바이러스나 라임병, 신경매독(neurosyphillis), 사코이드증(sarcoidosis)과 같은 염증성이나 감염성 원인일 가능성이 높아진다. 조영제를 이용한 두개부 자기공명영상에서는 얼굴신경관 안에서 안면신경의 조영증강을 볼 수 있다. 근전도는 첫 3일 동안에는 정상이지만, 활성도가 지속적으로 감소되어 10일 후에는 탈신경전위가 나타나기 시작한다. 벨 마비의 병력이 없는 사람의 부검에서 단순헤르페스바이러스 디옥시리보핵산(DNA)이 슬신경절에서 중합효소연쇄반응(PCR)에 의해 자주 발견된다. 이것은 바이러스가 슬신경절에 잠복하고 있었다는 것을 제시하며, 잠복해있던 바이러스의 악화가 벨 마비를 만들어낼 수 있는지 여부는 아직 논쟁 중이다.

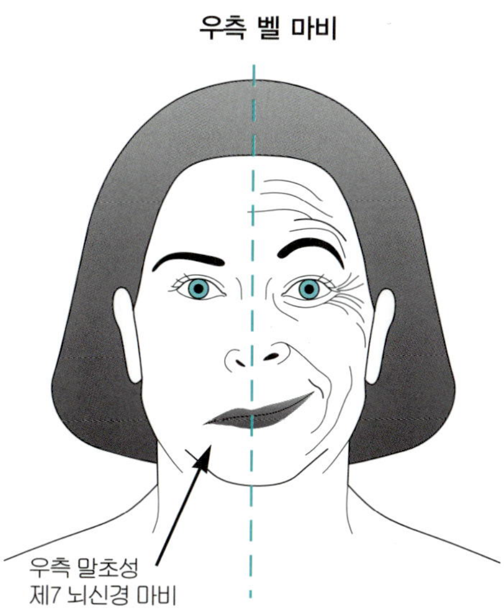

그림 6-3 벨 마비.

치료 원칙과 예후

벨 마비 환자의 치료는 급성 안면마비를 치료하는 것과 합병증을 막는 것으로 나뉜다. 얼굴 근육의 불완전 마비가 있을 때 두 달 안에 자발적으로 거의 만족스럽게 회복될 만큼 뛰어난 예후를 보인다. 얼굴 근육에 완전 마비가 발생하면, 1개월에서 3개월이 지날 때 환자의 80% 가량에서만 만족스러운 수준으로 회복된다. 치료 결과를 좋게 하기 위하여 며칠 동안 코르티코스테로이드를 투여한다. 이는 스테로이드가 안면신경 부종을 낮추고 신경에 대한 압력을 감소시키고 신경의 허혈을 막아준다는 가설에 의한 것이다. 만약 수두대상포진바이러스가 원인일 것으로 추정되면 항바이러스제인 아시클로버(acyclovir)를 1주 정도 투여한다. 귓바퀴에 수포를 관찰하면 또 다른 항바이러스제(팜사이클로버, 펜사이클러, 고용량 아시클로버)를 수두대상포진바이러스 감염을 치료하기 위하여 처방하여야 한다.

흔히 환자들은 안면마비가 되어 눈꺼풀을 완전히 감을 수 없게 되고 각막이 노출되어 찰과상을 입게 되거나 건조해지게 된다. 연고를 바른 후, 잘 때 눈꺼풀이 닫힐 수 있도록 테이핑해 주어야 한다. 몇몇 환자들은 해당 눈에 눈물이 감소되면 인공 액체 눈물을 빈번하게 넣어주어야 한다. 일부 환자들은 회복 기간 동안 안면신경이 재생될 때 원래의 신경 경로에서 일탈하면 환자가 스스로 얼굴 근육을 움직일 때 자신의 의지와 관계없이 다른 안면 근육의 움직임이 동반되는데 이를 연합운동(synkinesis)이라 한다.

추천문헌

British Medical Research Council. *Aids to the Examination of the Peripheral Nervous System.* 4th ed. Philadelphia: W. B. Saunders; 2000. *(Superb booklet that outlines how to test each muscle, describes areas of sensation for all peripheral nerves, and easily can be kept in the physician's bag.)*

Green DA, Stevens MJ, Feldman EL. Diabetic neuropathy: scope of the syndrome. *Am J Med* 1999;107(suppl):2S–7S. *(This journal supplement has a series of useful articles on diabetic neuropathy.)*

Hughes RAC. Peripheral neuropathy. *BMJ* 2002;324:466–469. *(General review of causes and workup for all patients with peripheral neuropathy.)*

Katz JN, Simmons SP. Carpal tunnel syndrome. *N Engl J Med* 2002;346:1807–1812. *(Excellent review.)*

Marenda SA, Olsson JE. The evaluation of facial paralysis. *Otolaryngol Clin N Amer* 1997;30: 669–682. *(Reviews causes of facial paralysis, including Bell's palsy, clinical findings, laboratory tests, and natural history.)*

Sweeney CJ, Gilden DH. Ramsay Hunt Syndrome. *J Neurol Neurosurg Psychiatry* 2001;71:149–154. *(Reviews facial paralysis due to reactivation of varicella-zoster virus.)*

7_척수와 척추의 질환

개요

오랫동안 척수는 뇌로부터 몸통과 팔다리로, 또 역으로 팔다리로부터 몸통과 뇌로 가는 충격을 운반해주는 통로로 생각되어 왔다. 우리는 이제 척수의 기능이 단지 수동적이 아니라 많은 원심경로와 구심경로를 조정하고 생성한다는 것을 안다. 예를 들어, 후각(dorsal horn)에 있는 엔도르핀을 포함하는 신경원은 구심성 말초 통증 섬유의 충격을 능동적으로 조정하여 통증의 인지를 감소시키거나 증강시키게 된다. 정상 보행의 중요한 면은 하부 흉수와 상부 요수에 위치한 운동 신경원의 군집(cluster)으로부터 생성되는 것으로 보인다. 통증 자극과 심부건반사로부터의 빠른 팔다리 회피(withdrawal)는 대뇌피질에 이르지 않고 척수에서의 국소 회로로부터 기인한다.

엄지손가락의 직경 크기인 척수는 연수로부터 성인에서 첫 번째, 두 번째 요추까지, 유아에서 조금 더 낮은 부위까지 꼬리 쪽으로 뻗어있다(그림 7-1). 제2요추부터 제2천추까지 중심척추관은 신경근으로 구성되어 있으며 말총(cauda equina)에서 끝난다. 제2요추 아래쪽에 척수가 없는 것이, 왜 요추 천자가 하부 요추 부위에서 안전하게 시행되는지에 대한 이유가 된다.

척수기능부전은 외상성, 허혈성, 영양성, 악성, 또는 퇴행 상태로부터 발생한다. 척수에 영향을 미치는 질환은 흔히 세 가지 임상적 특징을 보인다. 두 가지는 척수의 실질에서 발병하며 하나는 척수의 신경근에서 발병한다. 첫 번째는 특정 척수 요소들이 소실되는 퇴행성 변화이다. 이에는 근위축성측삭경화증(ALS), 아급성 연합변성(subacute combined degeneration, 비타민 B12 결핍) 등이 있다. 두 번째는 등이나 목의 외상, 후방돌출형 추간판 탈출증 때문에 발병하는 경수병증, 급성 횡단척수염 등에서 볼 수 있듯이 척수의 한 부위에서의 병변으로부터 생긴다. 세 번째는 척수신경근의 압박으로 인해 신경근병증(단일 피부분절/근육분절의 감각 및 운동기능부전)이 발생하는 것으로 추간판이 후측방으로 탈출되거나 신경섬유종이 척수신경근을 압박할 때 나타난다.

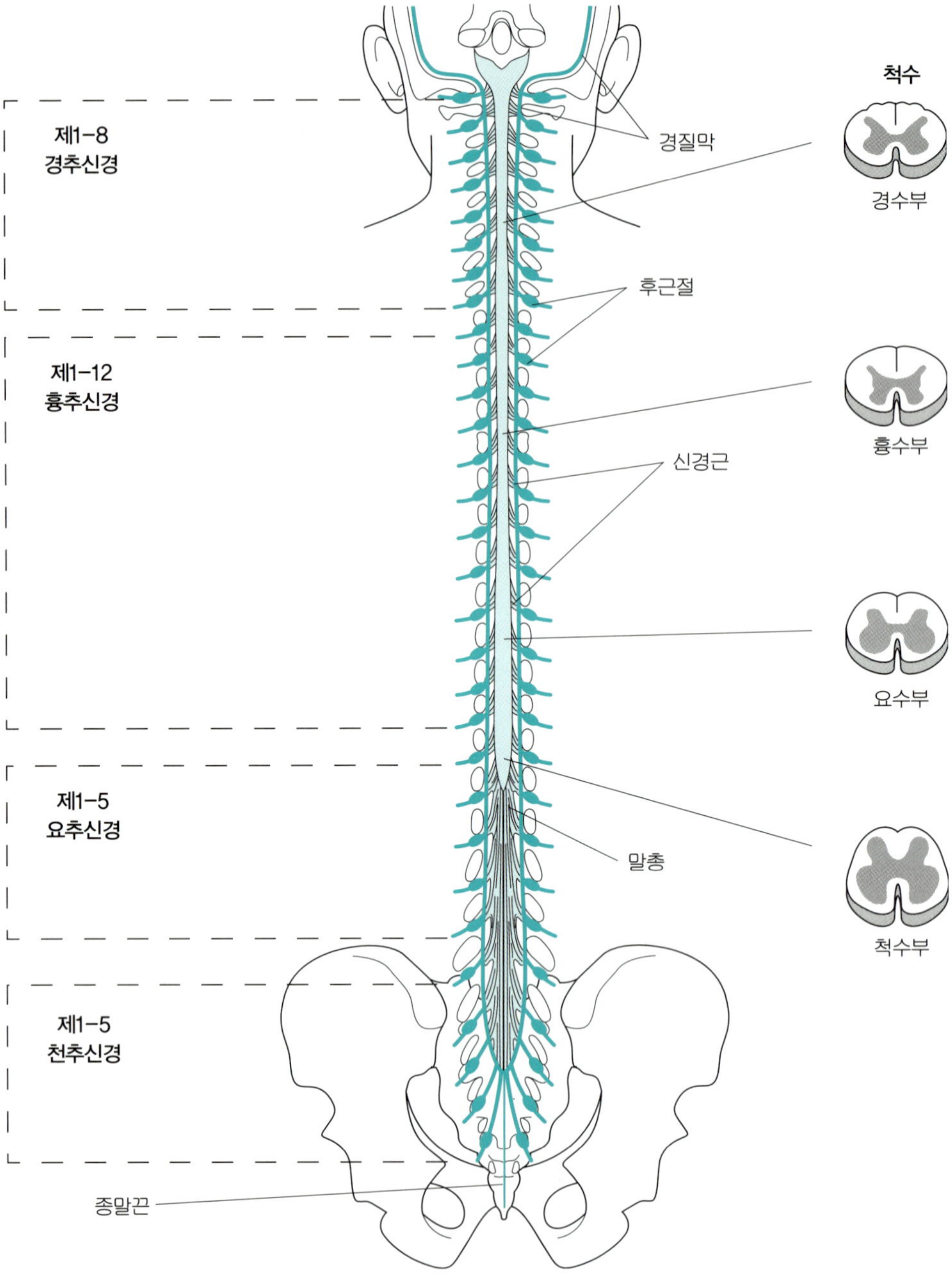

그림 7-1 척수와 척추체의 그림표.

임상 징후는 척수손상의 부위에 많이 의존하며 손상이 척수의 부분 또는 전체를 침범하였는지 여부에 의존하여 나타난다. 그리하여 척수 실질의 병변에 의해 발생한 임상적 징후를 이해하기 위해서는 상부 운동신경원과 하부 운동신경원의 차이에 대해 이해하여야 하며(그림 7-2), 중요한 척수로의 해부학적 위치와 기능에 대해서도 충분한 이해가 필요하다(그림 7-3, 표 1, 2).

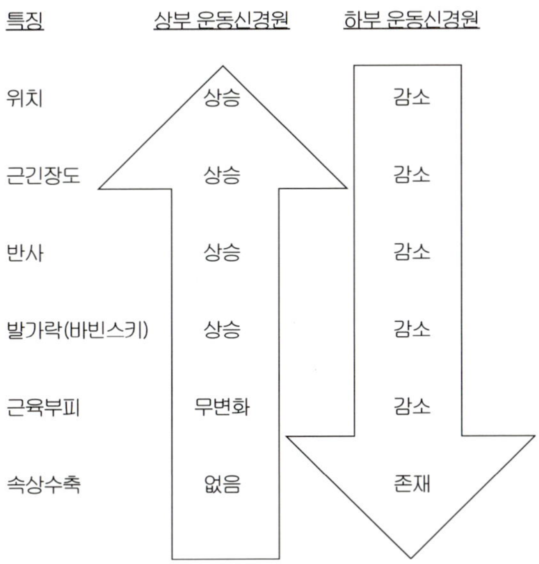

그림 7-2 상부 및 하부 운동신경원질환의 특징.

근위축성측삭경화증

서론

근위축성측삭경화증(amyotropic lateral sclerosis: ALS)은 상부 및 하부 운동신경원에 모두 영향을 주는 대표적인 질환이다. 이 연수, 척수, 대뇌피질의 운동신경원에 발생하는 진행형의 치명적인 퇴행성 질환은 알려진 원인이 없다. 이 병은 흔히 루게릭병으로 알려져 있는데, 이는 전설적인 야구선수였던 루게릭이 근위축성측삭경화증에 이환되었었기 때문이다. "amyotrophic" 이라는 말은 근육의 위축을 의미하며 "lateral sclerosis" 라는 말은 척수를 촉지 하였을 때 외측피질척수로의 퇴행에 따른 교질화되어 딱딱해지는 것을 말한다.

근위축성측삭경화증의 발생률은 100,000명 당 1명이며 100,000명 당 4명의 유병률을 보인다. 발병의 정점 나이는 55세부터 75세 사이이다. 남녀비는 1.5 대 1이다. 대부분의 예는 산발성이나 5%는 유전성이다.

전형적인 예에서는 진단에 어려움이 없다. 그러나 비정형적인 발병을 보이는 예에서는 경추부 척추증성 척수신경근병증(cervical spondylotic myeloradiculopathy), 다병소성 운동신경병증, X 연관 척수연수 위축(케네디 병), 갑상선중독증, 연장된 척수 종양 등의 감별진단이 필요하다.

병태생리

산발성 근위축성측삭경화증의 원인은 잘 알려져 있지 않으나 몇 가지 가설들이 제시되고 있다. 첫째는 글루탐산염 재흡수 장애에 의한 척수 내에 과도한 세포외 글루탐산염 때문이다. 과도한 양의 글루탐산염은 칼슘 투과 NMDA(N-Methyl-D-aspartate) 수용체 통로를 자극하여 세포외 칼슘을 운동 신경원으로 과도하게 투입시킨다. 이 가설의 증거로는 근위축성측삭경화증 환자가 혈액과 뇌척수액 내의 글루탐산염의 증가되어 있다는 것이다. 부가적으로 글루탐산염 길항제인 릴루졸(riluzole)이 근위축성측삭경화증 환자에서의 생존기간을 다소 호전시킨다. 자가면역 가설은, 활성화된 T 림프구와 면역글로불린이 환자 척수의 회색질과 운동피질에 침착되어 있는 것이 발견된다는 점이다. 그러나 여러 면역억제제의 투여 시도가 환자의 수명을 연장하지 못하였다. 운동신경원에서의 중요한 신경영양인자들의 부족이 원인으로 제시될 수 있지만 특정 운동신경원의 성장인자들은 아직 규명되지 않고 있다. 척수에 비정상적인 자유기(free radical)의 형성과 과산화물의 축적은 유전성 근위축성측삭경화증의 20%가 21번 염색체에 있는 구리/아연 과산소디스뮤타아제(SOD1) 유전자의 과오돌연변이에 의해 발현된다는 소견에 기초하여 제시되고 있다. 그러나 연구들은 이 유전자가 없는 유전자 조작된 상태의 생쥐에서 근위축성측삭경화증의 징후가 발현되지 않은 것을 볼 때, 돌연변이된 SOD1 단백질이 "기능 상실" 이 아니라 알려져 있지 않은 "기능 획득" 을 통해 작용하

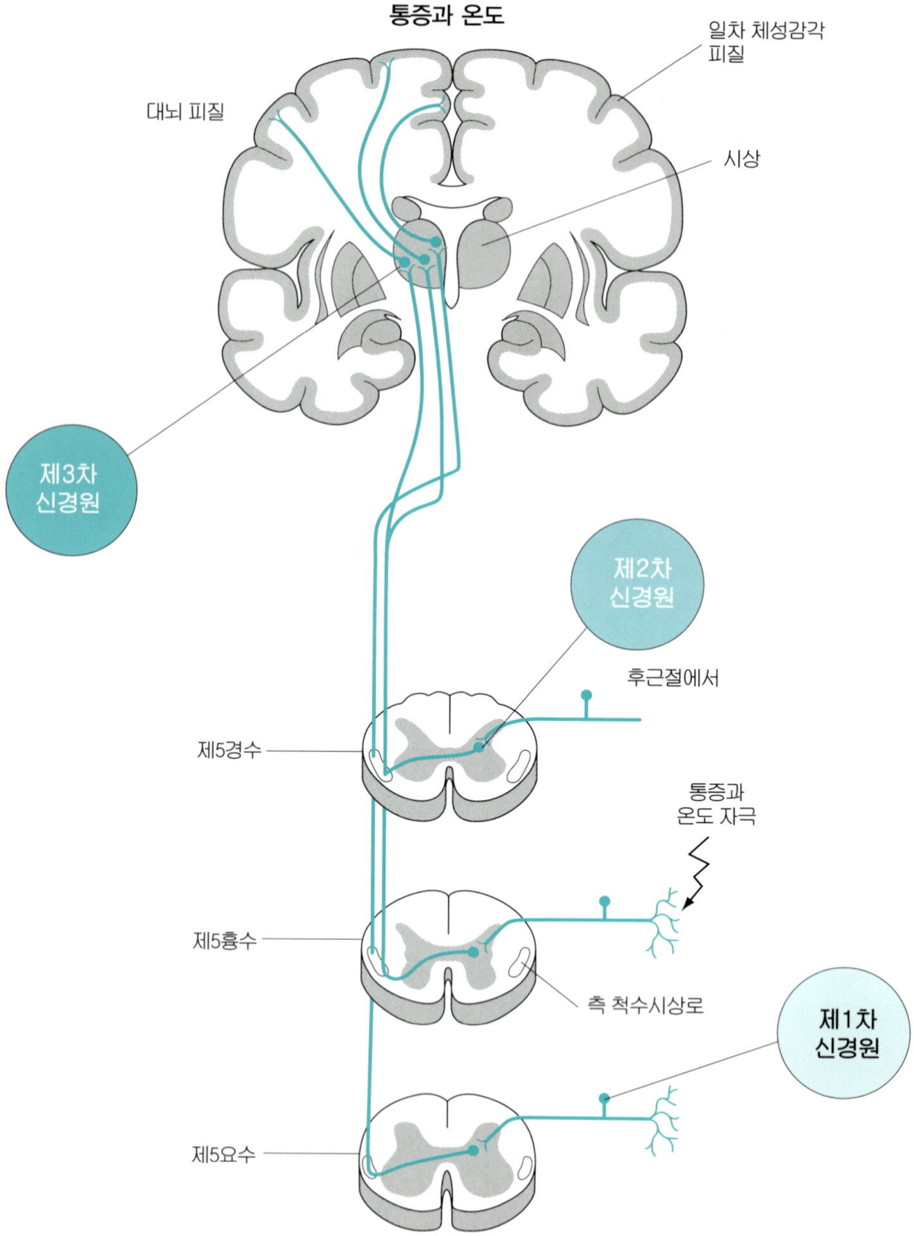

그림 7-3 경수, 흉수, 요수와 경로의 그림표(통증과 온도).

는 것으로 추정된다. 비정상적인 기전이 무엇이든지 최종적인 공통 경로는 운동신경원의 세포자멸사를 유발하는 것 같다.

척수와 뇌간의 운동신경원은 단순한 위축과 세포질내 지방갈색소(lipofuscin)의 축적을 보여주며, 이들은 세포사멸과 이차적인 별아교세포(astrocyte)의 교질화(gliosis)로 이어진다. 경수와 요수의 전각에 있는 큰 운동신경원의 수가 유의하

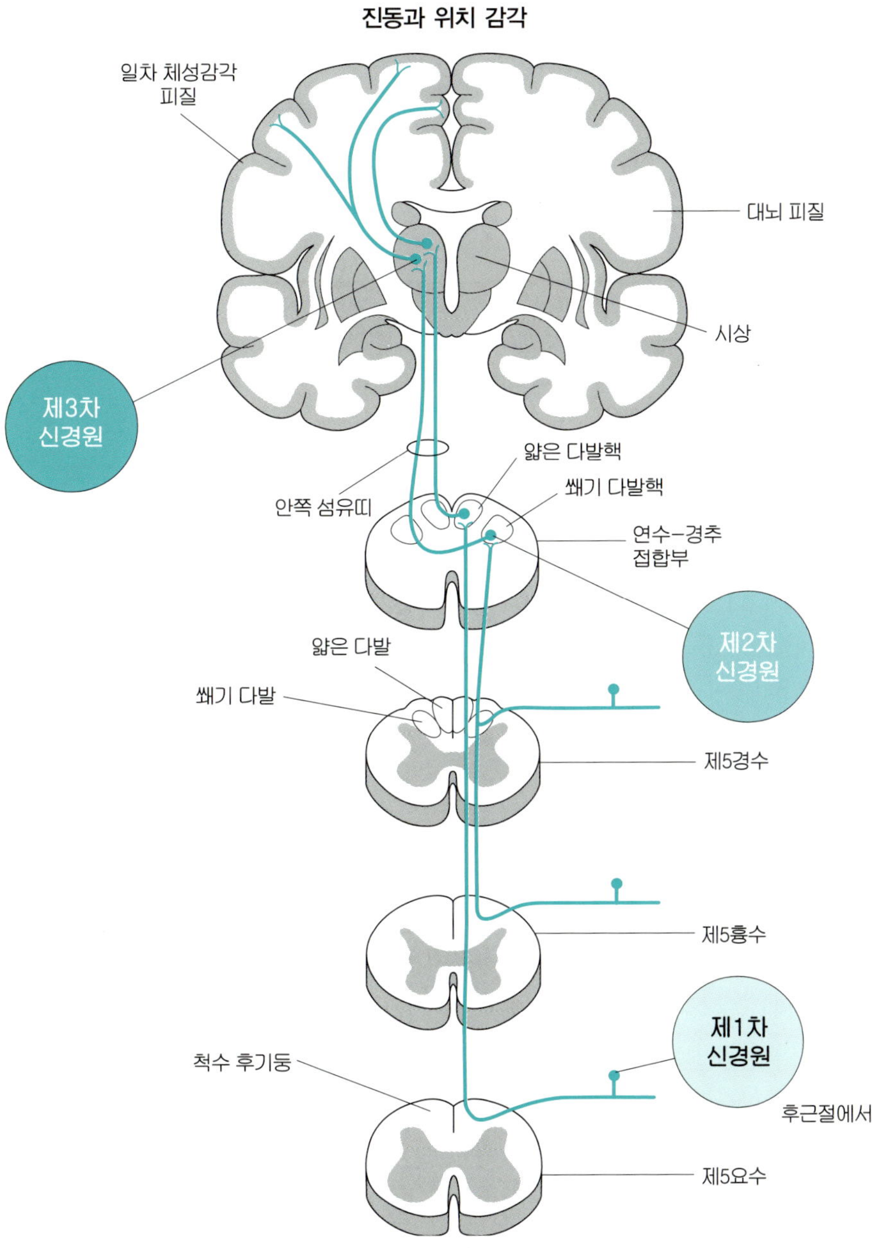

그림 7-3 경수, 흉수, 요수와 경로의 그림표(진동과 위치 감각).

게 감소되며, 동시에 팔을 지배하는 전근과 말초신경의 큰 수초 축삭의 소실이 나타난다. 흥미롭게도 흉수나 천수의 전각세포 상실은 거의 없어, 상대적으로 자율신경기능이나 방광, 장 기능의 보존을 보이게 된다. 얼굴근육에 작용하는 하부 뇌신경(특히 제7, 9, 10, 12 뇌신경)이 안구운동 근육을 지배하는 뇌신경(제3, 4, 6 뇌신경)보다 더 흔히 침범된다. 현저한 상부 운동신경원 징후를 보이는

표 7-1 주요 척수로와 기능

길	방향	기능	척수에서의 위치	척수 또는 연수의 반대쪽으로 길의 교차점
피질척수로	뇌로부터	운동	측방	연수
척수시상로	뇌로	통증과 온도	측방	척수 진입의 근접 부위
척주(후주)	뇌로	진동과 위치감각	후방	연수

표 7-2 주요 척수 신경원 군

이름	기능	척수에서의 위치
전각	하부 운동신경원	전측 회색질
후각	감각 구심신경 흥분의 조정	후측 회색질
중간외측각	교감신경원	흉수의 중간측 회색질
측각	부교감신경원	천수의 외측 회색질

환자에서 운동 피질의 다섯 번째 층의 벳쯔세포(Betz cell)와 피라미드세포(pyramidal cell)의 심한 결핍을 보인다.

하부 운동신경원의 상실은 근섬유의 탈신경과 위약증을 유발한다. 연구들은 병이 진행해가는 대부분의 기간 동안 위약증이 상대적으로 일정한 속도로 진행하는 것을 보여준다. 병 초기에는 보상기전에 의해 탈신경화된 근육이 신경재분포되고 기능을 회복하게 된다. 운동신경원의 죽음이 진행함에 따라, 탈신경화된 근섬유는 탈신경섬유쪽으로 싹을 틔우는 가지 축삭을 보내도록 근처 운동신경원에 신호를 주는 밝혀지지 않은 영양인자를 만들어 낸다. 이는 뒤이어 근섬유를 재분배하게 된다. 이 보상 기전은 대치된 운동신경원이 모두 죽으면서 결국 더 이상 일어나지 않게 된다.

주요 임상소견

근위축성측삭경화증의 증상과 징후는 진행하는 상부 및 하부 운동신경원의 상실에 따라 일어난다. 운동피질 신경원(상부 운동신경원)의 상실은 (1)사지 경직 (2) 과반사 (3) 바빈스키 징후 (4) 다양한 팔다리 마비 (5) 가성구(pseudobulbar) 마비(구음장애, 삼킴장애, 불안정하고 과장되고 흔히 부적절한 정서반응 장애를 가져오는 가성구 증상)를 가져온다.

전각신경원의 상실(하부 운동신경원)은 (1) 대칭적이거나 다소 비대칭적인 팔다리의 위약증 (2) 근 위축 (3) 광범위한 근육의 속상수축(fasciculation) (4) 반사의 궁극적 소실 (5) 횡격막으로 가는 가로막 신경원과 보조 호흡근을 가는 신경원의 상실에 따른 호흡마비 등이 포함된다.

연수 하부 운동신경원의 상실은 (1) 혀의 위축(톱니모양의 가장자리를 가진 작은 혀) (2) 혀의 속상수축 (3) 깨물근(masseter)과 삼킴에 작용하는 근육들의 위축과 이에 따른 기도폐색을 유발하는 삼킴장애와 영양실조 (4) 말을 느리고 이해할 수 없게 만드는 구음장애 (5) 경도에서 중등도의 하부 얼굴 근육의 위약증과 위축 등을 유발한다.

눈 움직임과 방광, 장 기능에 작용하는 근육들은 거의 침범되지 않으며, 감각, 자율신경계 기능, 인지능력도 보존된다.

위약증은 흔히 팔다리의 원위부에서 시작되어 연수 근육들을 침범하는 쪽으로 진행한다. 그러나 20%에서는 연수 근육들로부터 증상이 시작되기도 한다. 상부 운동신경원 징후들이 주로 초기에 우세하게 나타나지만 하부 운동신경원 증상이 진행할수록 줄어들며 그 징후들이 하부 운동신경원 증상들에 의해 감춰지기도 한다.

주요 검사소견

근위축성측삭경화증을 진단하는 특별한 검사 방법은 없다. 혈액상, 전해질, 간기능, 콩팥기능검사 모두 정상이며, 혈청 크레아틴키나아제는 특히 병이 진행하는 경우 경하게 증가된다. 뇌척수액 검사는 흔히 정상이나 단백질 수치가 약간 증가할 때도 있다.

근전도 검사는 다발적 근육분절의 근육들에 걸쳐 광범위한 탈신경 소견을 보여준다. 흔한 침 근전도 소견으로, (1) 세동전위와 양성세각파 (2) 감소된 운동단위 발화속도 (3) 긴 지속시간, 다발성상, 증가된 진폭을 가진 신경인성 운동단위(큰 다상성 운동단위 전위) 들이 있다. 초기 운동신경 전도속도는 정상이나 병 말기에는 가장 빠른 전도속도를 갖는 큰 수초_축삭의 상실로 인해 느려진다.

근 생검은 진단이 모호할 때 간혹 시행된다. 침범된 골격근섬유는 탈신경에 특징적인 변화를 보여준다. 횡문근형질막의 핵을 포함한 농축 핵 응괴(pyknotic nuclear clump)와 섬유 위축 등이 일어나면서, 모두 같은 섬유 유형을 갖는 오목한 형태의 작은 각진 섬유를 만들어낸다. 초기에 위축 섬유가 흩어져 있지만 후기에는 응집되어 "군 위축(group atrophy)"이라고 부르는 형태가 된다. 정상에서 섬유 유형을 보기 위해 염색된 골격근의 단면은 제1형과 제2형 섬유들이 바둑판 모양으로 배열되어 있는 형태를 보여준다. 군 위축은 근섬유가 그들의 원래 운동단위를 잃어버리고 근처 운동신경의 싹돋움에 의해 새로운 운동단위를 얻었을 때 나타나는 것이다. 이것들이 차례로 죽고 나면 모두 같은 유형의 근섬유의 군으로 남게 된다.

치료 원칙과 예후

운동신경원의 진행성 소실을 멈추게 해주는 약은 아직 없다. 그러나 릴루졸(riluzole)은 3~6개월까지 근위축성측삭경화증 환자의 수명을 연장시켜준다. 치료 목표는 최대한 오랫동안 환자를 기능을 갖도록 또 편안하게 만들어주는 것이다. 가족과 친구들은 환자를 격려해주고 흔히 일어날 수 있는 반응성 우울증을 최소화해 주는 것이 중요하다. 흔히 여러 전문분야에 걸친 팀 접근이 의학적 처치를 위해 이용된다. 환자가 약해질수록 목발이나 의자차가 필요해진다. 구음장애가 심해질수록 의사소통 보조도구가 환자로 하여금 생각을 표현할 수 있도록 도와준다. 삼킴장애의 치료도 매우 중요하다. 환자들은 반고형 음식(퓨레, 믹서에 갈은 음식)을 고형음식이나 액상 음식보다 더 선호한다. 영양실조와 전신쇠약을 예방하기 위해 급양위루(feeding gastrostomy)나 급양 공장루(jejunostomy) 등을 고려해야 한다. 삼킴 불능은 인두 뒤쪽에 침을 고이게 하여 목 막힘과 침 흘림, 사래 등을 초래하게 된다. 집에서 사용할 수 있는 흡인 도구가 목 막힘을 최소화하기 위해 필요할 수 있다.

호흡 마비와 상실은 중대한 문제로서 흔히 흡인성 폐렴의 최후 결과를 초래하게 된다. 병 초기에는 환자와 가족들에게 배려를 담은 솔직한 인터뷰를 통해 환자의 마지막 희망에 초점을 맞추어 자문을 해 주어야 하며, 유서를 준비시켜야 한다. 몇몇 환자들은 마지막까지 보조 호흡을 원하지만 많은 환자들은 그들이 점차 심해질 때 남은 삶의 마지막을 위해 기관절개술이나 기계적 환기를 원하지 않는다. 예측치의 50% 미만인 폐활량은 호흡 상실로의 진행 가능성을 높여준다.

산발성 근위축성측삭경화증의 경우, 평균 유병기간은 2.5년이나 환자의 10~15%는 5년 이상 살기도 한다. 더 젊은 환자들에서 더 오래 살며, 팔다리 위약증을 호소하는 환자들이 연수 징후를 갖는 환자들보다 더 오래 산다.

급성횡단척수염과 척수병증

서론

척수염은 국소적으로나 전반적으로 척수 안에 발생한 염증을 뜻하며 척수의 폭 전체에 걸쳐 침범한다. 횡단척수염은 병변이 척수의 수직으로도 어느 정도 내려가지만 주로 척수 단면적의 넓은 부분을 포함한다는 의미이다. 임상적으로 염증이 실제로 병변 위치에 존재하고 허혈과 같은 척수병증성 과정에 의해 기인한 것이 아니라는 것을 확인하기 어려운 경우가 많다. 그러므로 횡단척수염의 진단은 흔히 특징적인 징후 및 증상과 침범된 특정 척수 부위를 규명해줄 수 있는 신경영상 소견을 더하여 이루어진다.

급성횡단척수염(acute transverse myelitis)은 특징적으로 빨리 진행하는 증상과 징후를 가지며 일정한 양상을 보인다. 급성횡단척수염과 척수병증의 원인으로는 (1) 급성 감염(바이러스, 세균, 결핵, 기생충) (2) 감염 후 질환(상기도감염과 같은 비특이성 바이러스 감염을 뒤따라서) (3) 자가면역질환(전신홍반루프스, 사코이드증) (4) 백신 합병증(감염된 동물의 척수로부터 얻어진 광견병 백신이나 우두) (5) 척수동맥 허혈 (6) 다발성 경화증 등이 있다.

횡단척수염은 흔하지 않다. 발생률은 연간 1,000,000명 당 1.4~4명 정도이다. 아동이나 어른 모두 이환될 수 있으며 남녀 성비의 차이는 없다. 통계적으로 아동의 경우 감염 후에 더 흔하고 청년의 경우 다발성 경화증의 초기 증상이거나 감염 후가 많고 노년층의 경우 축수종양이나 수두대상포진바이러스감염, 또는 허혈이 우세하다.

병태생리

척수 손상은 여러 기전에 의해 발생한다. 첫 번째 기전은 척수의 한 부분을 국소적으로 파괴하는 종양(척수에 생기는 결핵종[tuberculoma], 뇌실막세포종[ependymoma], 세균성 농양[bacterial abscess], 주혈흡충[schistosoma])이다. 두 번째 기전은 수초(myelin)를 공격하는 질병에 의해 백색질이 손상을 받는 것이다. 이에는 감염 후 횡단척수염이나 다발성 경화증(multiple sclerosis)이 포함된다. 세 번째 기전은 전신홍반루프스나 척수매독에 의한 혈관염, 심장의 색전에 의한 척수나 뿌리동맥의 폐색, 감압병에 의한 공기 색전 등으로 국소적 허혈 손상을 받는 경우이다. 네 번째 기전은 척수 희소돌기아교세포(oligodendrocyte)나 신경원의 직접 감염으로서, 폴리오바이러스나 수두대상포진바이러스 같은 바이러스 감염에서 볼 수 있다.

급성 횡단척수염에서의 병리 소견은 국소 영역의 분절 탈수초화와 정맥주위 염증, 다양한 양의 괴사 등을 보여준다.

주요 임상소견

급성 횡단척수염은 환자의 1/3에서 상기도 감염이 선행된다. 병증은 몇 시간에서 며칠에 걸쳐 빠르게 진행하는 징후에 의해 특징지어진다. 그 징후들로는 (1) 불완전 하지마비 또는 사지마비 (2) 괄약근의 조절장애 (3) 양측 바빈스키 징후 (4) 다양한 요통 (5) 대부분 흉추부의 감각 이상부위 등이 있다. 만약 감각 이상부위가 흉추부라면 불완전 하지마비가 나타나며 고도의 경수를 침범하는 병변은 불완전 사지마비와 호흡 장애를 가져온다. 요수 병변은 다양한 정도의 하지 위약증을 유발한다. 초기에 척수 쇼크가 이완성 마비 및 반사 소실과 함께 존재할 수 있다. 몇 주일이 지나면서 척수 쇼크에서 벗어나고 상부 운동 증상(하지경직, 과반사, 바빈스키징후)들이 일어난다. 병변의 해부학적 위치는 일반적으로 감각 수준보다 더 낮게 되지는 않을 것이다. 그러나 감각 구심섬유(afferent fiber)가 후각 신경원과 시냅스 하기 전에 흔히 여러 분절을 올라가는 것처럼 병변위치는 실제로 몇 개 척수 분절보다 더 높을 수 있다. 두통과 목의 뻣뻣함은 병변이 경수에 있지 않는 한 흔하지 않다.

주요 검사소견

뇌척수액은 흔히 세포증가증(10~150/m³의 림프구), 중등도로 증가된 단백질 수치(80~150 mg/dL), 정상적인 당 수치를 보인다. 뇌척수액의 올리고클론 띠는 병변이 다발성 경화증에 의한 경우가 아니라면 흔치 않다. 감염 균주도 뇌척수액에서 거의 발견되지 않으나 중합효소연쇄반응(PCR)에 의해서 규명될 수 있다. 감염 후 횡단 척수염에서는 감염 균주가 발견되지 않는다.

감염 후 횡단척수염은 T2 강조 자기공명영상에서 척수를 넓히는 척수병변을 보인다. 병변은 척수 가운데 부분에서 가장 크며 흔히 수직으로 한 개에서 세 개의 척수분절에 걸쳐 놓여있다. 다발성 경화증에 의한 병변은 감염 후 병변보다 더 적은 분절을 침범하는 반면 여러 척수 부위에 존재하게 되며 흔히 뇌의 백질에 유사한 병변을 갖는다. 척수 종양과 농양은 명확하게 국한되어 나타나며 가돌리늄에 의해 강하게 증강된다.

치료 원칙과 예후

근위축성측삭경화증 환자는 입원하여야 하며 흔히 급성기에는 중환자실로 입원하게 된다. 방광 도뇨가 필요하다. 코르티코스테로이드가 흔히 투여되는데 그 효과는 입증된 바 없다. 물리치료는 재활기간동안 요구된다. 환자의 1/3 정도는 좋은 회복을, 다른 1/3은 중등도의 회복(걸을 수 있는 정도)을, 나머지 1/3은 안 좋은 회복(의자차가 필요)을 보이게 된다.

요통과 신경근병증

서론

성인의 2/3에서 한번 이상 요통(lumbago)을 경험한다. 대부분 의료적 처치를 필요로 하지 않지만, 요통은 의사를 찾은 흔한 이유 중 하나이다. 미국 성인의 1% 가량은 요통으로 인해 만성적으로 고통받고 있으며, 또 다른 1%는 산재 보상을 요구할 정도의 일시적으로 장애를 겪고 있다. 요통에 대한 미국의 연간 치료비는 400억 달러로 추정된다. 요통은 남녀 똑같이 이환되며, 가장 많은 발병 나이는 30-50세 사이이다.

요통은 증상이지 질병은 아니다. 여러 연구들은 요통이 후관절, 인대, 척추 골막, 척추 주위근, 인접한 혈관, 섬유테(annulus fibrosus), 척추신경근 등 많은 척추 조직들에 의해 일어난다고 기술하고 있다. 부가적으로 요통은 복부조직으로부터 증상이 전이될 수 있으며, 이에는 복부대동맥, 위장관, 콩팥, 방광, 자궁, 난소, 췌장 등이 포함된다. 이 장에서는 주로 요추 신경구멍(neural foramen)을 충분히 좁힘으로써 신경근병증(radiculopathy)을 만들 정도로 요추부 추간판이 외측으로 탈출하면서 나타나는 요통에 초점을 맞추기로 한다(하나의 신경근에 포함되어 있는 증상과 징후).

요통 환자의 평가에서 임상의사는 먼저 요통이 복부로부터 전이된 것인지 아니면 직접 척추 구조물로부터 온 것인지를 결정하여야 한다. 발열, 최근 체중 감소, 암, 비뇨기계나 위장관의 감염, 약물 남용, 인간면역결핍바이러스 감염, 또는 코르티코스테로이드와 같은 약물로부터의 면역억제 등의 병력이 복부에 대한 신중한 이학적 검사를 요구하게 되며, 병력과 이학적 검사 결과에 기초한 검사실 검사를 처방하여야 한다. 또한 요통이 감염(예; 경막외 농양), 종양(예; 전이성 전립선암), 관절염(예; 강직성 척추염), 외상 등 어느 요인에 의해 발생하였을 가능성이 높을지 여부를 결정하기 위해 주의를 기울여야 한다. 마지막으로 병력과 이학적 검사는 신경근병증이나 말총증후군(cauda equina syndrome)이 존재하는지 여부를 결정하여야 한다.

병태생리

척추의 안정성은 척추체, 추간판, 척추체 사이의 인대, 척추주위근(paravertebral muscle) 및 기타 근육들 등 네가지 구조물의 안정으로부터 결과한다. 척추주위근, 큰볼기근(gluteus maximus), 뒤넙다리근(hamstring muscles), 엉덩허리근(iliopsoas) 등의 수의적, 반사적 수축이 척추 손상을 예방하는데 매우 중요하다. 이는 인대들이 허리에 영향을 주는 거대한 힘에 저항할 만큼 충분히 강하지 못하기 때문이다. 건강한 추간판에서 중심부는 젤라틴으로 된, 해면 성질의 속질핵을 포함하며 섬유테라고 부르는 섬유 조직의 외피에 의해 둘러싸여 있다. 이것들은 추간판으로 하여금 매일 걷거나 점프하는 것으로부터의 외상에 대해 쇼크를 흡수할 수 있게 해준다. 십수년 후에 속질핵 내에 아교질(collagen), 탄력소(elastin), 변형 글루코사미노글라이칸의 침착이 수분의 소실을 점진적으로 유발한다. 연골 종판은 저혈관성이 되어, 추간판이 더 얇아지고 더 취약하게 만든다. 그것이 팽창되면서 손상과 함께 탈출한다. 연구들은 50세 이상의 무증상 성인의 1/4에서 추간판 팽윤이 발견되는 것으로 보고하고 있다. 그러나 속질핵의 탈출은 염증 반응으로부터 국소적 요통을 일으킬 수 있으며, 척추 신경구멍을 빠져나가기 전에 탈출된 추간판 부분이 신경근을 압박하거나 신장시키게 된다.

또한 요통이 다른 척추 구조물로 부터도 발생할 수 있으므로 요통의 단독 원인을 규명하는 것은 어렵기 때문에 요추 염좌나 요추 긴장이라는 부정확한 용어를 사용할 수밖에 없는 경우가 생긴다.

추간판이 다소 바깥쪽으로 탈출되었을 때, 탈출

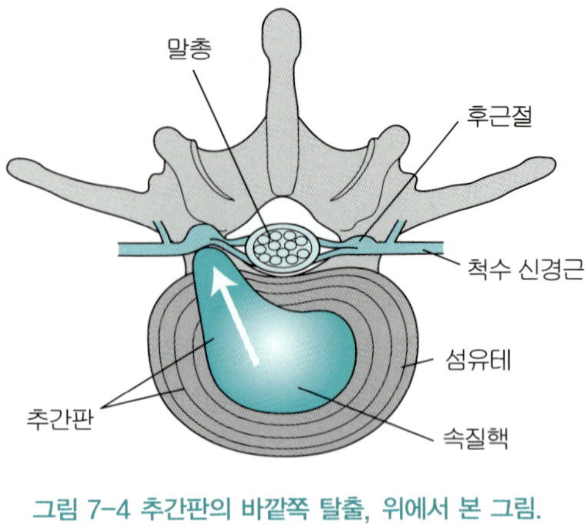

그림 7-4 추간판의 바깥쪽 탈출, 위에서 본 그림.
추간판이 신경 구멍을 빠져나가면서 신경근을 압박한다.

이 신경근을 압박할 수 있다(그림 7-4). 하지 신경근병증은 주로 제4, 제5요추, 제1천추신경근의 압박에 의해 발생한다. 임상적으로 유의한 문제의 90% 이상은 제4-5요추간, 제5요추-제1천추간 추간판 탈출증으로부터 오게 되며 제5요추나 제1천추 신경근의 압박을 초래한다. 상지 신경근병증은 주로 제5, 제6, 제7경추신경근의 압박으로부터 발생한다.

주요 임상소견

허리 질환을 가진 환자들은 통증, 뻣뻣함, 운동 제한, 척추 변형 등을 호소한다. 네 가지 유형의 통증이 제시된다. 국소적 통증은 허리의 통증 섬유 자극으로부터 나오며 흔히 잘 국한되지 않는 지속적이고 쑤시는 통증으로 표현되며 간혹 예리한 통증으로 느껴지기도 한다. 요통을 가진 환자는 허리를 구부리거나 틀거나 무거운 것을 들었을 때 증상이 악화되며, 통증 부위에 영향을 주는 척추의 움직임을 막기 위하여 허리 근육을 무의적으로 고정시키거나 긴장하게 된다. 전이통이 일어날 수 있으며, 엉덩이, 골반, 옆구리, 고관절 바깥쪽, 샅고랑부위, 대퇴 앞쪽에 광범위하고 깊게 쑤시는 통증을 일으킨다. 근육 연축(spasm)에 따른 통증이 흔

신경근	제3요추	제4요추	제5요추	제1천추
통증	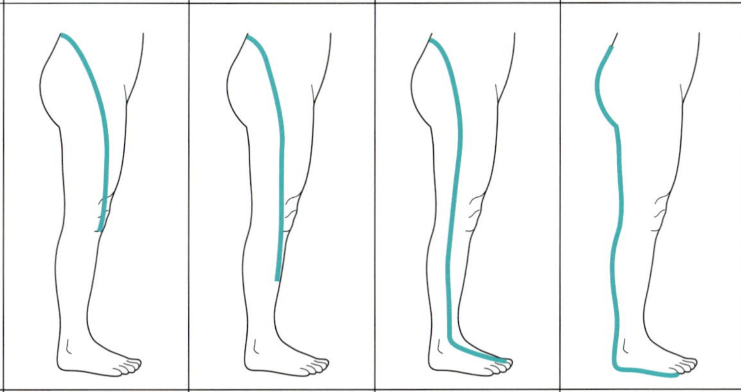			
이상감각	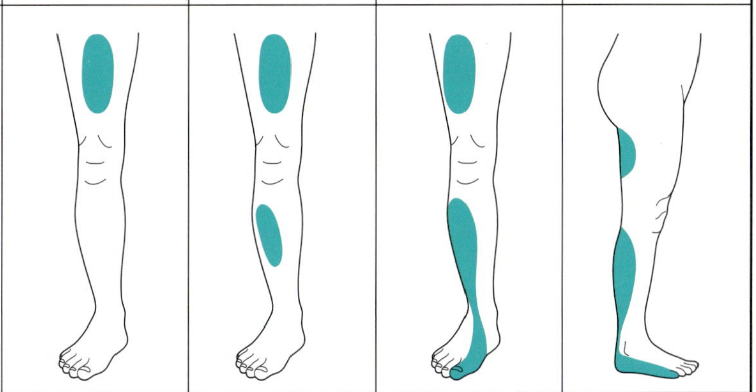			
위약증	넙다리네갈래근	넙다리네갈래근	앞정강근	장딴지근
반사소실	무릎 반사	무릎 반사	없음	발목 반사

그림 7-5 요추부 신경근병증, 무릎 반사, 발목 반사.

히 척추 주위에서 일어나며, 척추주위근과 연관되어 척추의 움직임의 제한이 나타난다. 근성 통증 또는 신경근 통증은 척추 신경근의 신장, 자극, 압박으로부터 나오며, 침범된 신경근에 따라 다양한 형태로 허리에서 다리 쪽으로 방사되는 날카롭고 강한 통증(좌골신경통)으로 나타난다(그림 7-5). 기침, 재채기, 대변볼 때 힘주기 등에 의해 통증이 악화될 수 있다.

위에서 기술한대로, 환자들은 복부 통증으로부터 허리로 전이된 것을 제시해주는 복부 종괴나 잡음(bruit)을 가지고 있지 않아야 한다. 전립선 비대는 척추로의 전립선암의 전이를 제시해 줄 수 있으므로 이를 배제하여야 한다.

허리의 진찰은 국소적인 근육의 연축이 존재하는지 여부, 앞쪽으로 또는 뒤로 허리를 구부리는 것과 같은 몸의 움직임에 따라 통증이 증가되는지 여부 등을 결정하기 위해 허리 부분의 시진을 포함하여야 한다. 척추체는 국소적 압통이 존재하는지 여부를 판단하기 위해 부드럽게 만지거나 촉진하여야 한다. 특정 척추 부위에 압통이 국소적으로 존재하면 경막외 농양, 척추 전이, 또는 척추 골절 등과 같은 가능한 국소적 문제들의 가능성을 염두

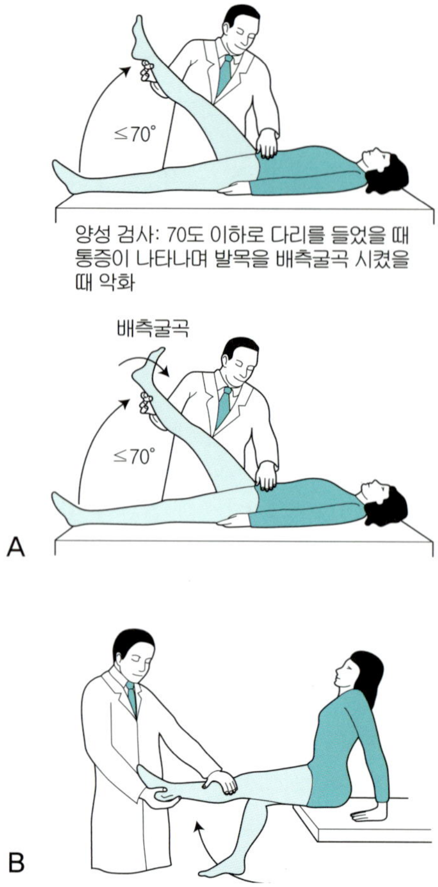

그림 7-6
(A) 하지직거상 검사, (B) 앉은 자세에서의 하지직거상 검사.

에 두어야 한다. 신경조직에 대한 영상촬영이 이 환자들에서 요구된다. 급성 방사통의 발병과 함께 환자는 슬관절과 고관절을 구부린 채 똑바로 눕는 것을 선호할 수 있다.

하지 직거상 검사는 방사통의 존재를 판단하는 데 도움을 준다. 환자를 앉거나 똑바로 눕게 한 다음, 다리를 70도 가량까지 느리게 올리고 발을 배측 굴곡 시키면 된다(그림 7-6). 방사통을 가진 환자는 단지 허리나 뒤넙다리근에 국한되지 않고 무릎 아래쪽까지 내려가는 좌골신경통(엉덩뼈신경통)을 호소하게 된다. 특히 천장관절(엉치엉덩관절)의 바로 아래 바깥쪽 엉덩이 부분에 강한 통증을 느낀다. 또한 신경근병증은 특정 감각 피부분절에 상대적인 감각이상을 일으킬 수 있고, 하지 저린감, 포함된 근육분절에 속한 근육들의 위약증, 발목반사나 무릎반사의 소실 등을 나타낼 수 있다(그림 7-5). 만성 신경근병증 환자에서는 포함된 근육들이 저긴장성의 위축을 보이기도 한다.

제5요추 신경근병증은 흔하며, 주로 제4-5요추의 추간판 탈출에 의해 일어난다. 환자는 고관절, 측후방 대퇴부, 종아리 바깥쪽, 발등, 첫 번째와 두 번째 발가락 등에 통증을 호소한다. 저린감은 전체 영역이나 원위부에 느껴지며, 감각이상이 종아리 바깥쪽과 발등 안쪽, 첫 두 개 발가락에 걸쳐 일어날 수 있다. 엄지발가락과 발의 신전에서 위약증이 나타날 수 있으며 발뒷꿈치로 걷는 것이 어렵게 된다. 발목 반사는 감소될 수도 있다.

제1천추 신경근병증 환자는 특징적으로 엉덩이 가운데 부분, 대퇴 후방, 종아리와 발뒷꿈치 뒤쪽, 네 번째, 다섯 번째 발가락으로의 바깥쪽 발 부분에 통증을 호소한다. 저린감과 감각 이상이 주로 발과 발가락 바깥쪽에 나타난다. 엄지발가락과 발의 족저굴곡에 위약증이 나타날 수 있으며, 이 때 발가락으로 걷는 것이 어렵게 된다. 경우에 따라 뒤넙다리근의 위약증이 나타날 수 있으며 발목반사가 감소되거나 소실되게 된다.

주요 검사소견

뇌척수액은 정상이거나 단백질의 약간 증가를 나타낼 수 있다. 신경근병증을 가진 환자에서 근전도 검사는 발병 후 첫 3주일 동안 특별한 변화를 보여주지 않는다. 3주일 후, 신경근병증은 침범된 지배 근육에 탈신경 변화를 일으켜 세동전위나 양성예각파를 나타낼 만큼의 충분한 신경근 압박을 초래하게 된다. 자기공명영상는 가장 민감한 신경영상 검사이지만, 컴퓨터 단층 척수조형술(CT myelography)도 역시 비정상을 찾아낼 수 있다.

이 검사들은 경막외 감염, 종양, 척추 탈골 등이 쉽게 진단된다. 추간판이 탈출되었는지, 탈출된 부분이 척추신경근이나 신경 구멍에 끼어 있는지 여부를 확인할 수도 있다. 그러나 중년 이후 신경 영상에서 추간판의 이상이 흔히 나타날 수 있고, 이 소견이 증상에 관련되지 않고 우연히 발견된다는 점을 간과해서는 안 된다. 해부학이 반드시 기능을 말해주는 것이 아니므로, 신경 영상은 늘 병력이나 신경학적 검사와 연관시켜 생각하여야 한다.

치료 원칙과 예후

요통은 흔히 급성기(3개월 이내)와 만성기(3개월 이후)로 나뉜다. 급성 요통 환자는 양쪽 허리 통증, 장애, 방사통 등 증상들이 자연적으로 좋아질 가능성이 높다. 환자의 5% 미만에서 수술적 치료가 요구된다. 그러나 많은 환자들은 만성 요통으로 진행할 수 있다.

급성, 만성 요통 환자의 치료는 (1) 요통과 하지 통증의 경감 (2) 활동의 변화 (3) 환자의 생활 양식의 변화 등으로 구성된다. 대부분의 환자에서 아세트아미노펜(acetaminophen)이나 비스테로이드성 소염제(NSAIDS)가 참을 수 있을 정도로 불편함을 줄여줄 수 있다. 삼환계 항우울제는 환자가 고통스러울 때 도움을 줄 수 있다. 아편유사제의 사용은 방사통이 너무 심할 때 짧은 기간 동안 사용할 수 있으나 오랜 사용은 효과적이지 못하다. 환자는 빨리 정상 활동으로 복귀하도록 격려하여야 하지만, 무거운 물건을 들거나 허리를 구부리는 것과 같은 격렬한 동작은 피하도록 하여야 한다. 오랫동안 침상 안정을 취하는 것은 탈조건화를 일으켜 회복을 느리게 할 수 있다. 척추의 도수치료는 일시적인 통증 경감을 가져올 수 있으나, 자연 회복이 일어날 수 있는 기간인 발병 후 1개월 때까지는 기다려보아야 한다. 견인치료, 마사지, 열치료, 초음파, 생체되먹임, 경피적 전기자극(TENS) 등이 일시적인 통증 경감을 위해 시도될 수 있으나 오랜 시간의 효과는 검증되지 않았다.

생활습관의 변화 또한 재발을 막고 만성 요통을 예방하는데 도움을 줄 수 있다. 이에는 (1) 이상적인 체중으로의 체중 감소 (2) 금연 (3) 무거운 물건을 들지 않기 (4) 규칙적인 유산소 운동 등이 포함된다. 과다 체중은 물건을 들 때나 몸을 비틀 때 허리에 과도한 스트레스를 주게 된다. 담배의 니코틴은 허리의 혈관벽을 수축시켜 자연 회복을 지연시킨다. 운동 프로그램은 척추주위근과 복근을 강화시킴으로써 허리를 구부리거나 뒤틀 때 척추에 가해지는 부하를 잘 분배하도록 도와준다. 대부분의 운동 프로그램은 짧은 거리를 걷는 것과 간단한 허리 운동으로부터 시작하여 시간과 강도를 천천히 늘려가는 것이 좋다. 규칙적인 운동과 수영이 운동범위를 증가시키고 요통을 경감시키며 재발을 막는데 도움을 주는 것으로 보인다.

골절, 불안정, 감염, 종양, 신경근 압박으로부터 오는 심한 위약증, 말총증후군(방광, 장 기능부전, 회음부와 대퇴 내측부의 "안장" 이상 감각, 양측 하지 통증과 위약증) 등 환자들은 빠른 척추 수술이 요구된다. 만성 요통 환자의 5% 만이 척추 수술로부터 도움을 받을 수 있다. 수술이 효과적인 환자들은 4주에서 6주 이상 지속되는 특정 요추 또는 천추신경근 침범과 관련된 신경학적 결손이나, 신경영상검사에서 추간판 탈출증이 입증된 경우이다. 요통만을 갖는 환자들은 거의 수술 효과가 없다. 허리 부위에 국소 마취제와 스테로이드 주사(신경차단술, 후관절 주사, 경막외 주사)가 경우에 따라 일시적인 통증 경감 효과를 나타내어 운동을 할 수 있게 만들어 줄 수 있다.

추천문헌

Deyo RA, Weinstein JN. Low back pain. *N Engl J Med* 2001;344:363–370. *(Good review of causes and conservative management of back pain.)*

Frank A. Low back pain. *BMJ* 1993;306:901–909. *(Good review of British approach to back pain.)*

Jeffery DR, Mandler RN, Davis LE. Transverse myelitis: Retrospective analysis of 33 cases, with differentiation of cases associated with multiple sclerosis and parainfectious events. *Arch Neurol* 1993;50:532–535. *(Recent review that distinguishes 4 types of transverse myelitis by clinical and laboratory features.)*

Ropper AH, Poskanzer DC. The prognosis of acute and subacute transverse myelopathy based on early signs and symptoms. *Ann Neurol* 1978;4:51–59. *(Excellent older review of 52 cases.)*

Rowland LP, Shneider NA. Amyotrophic lateral sclerosis. *N Engl J Med* 2001;344:1688–1700. *(Excellent review of current theories of pathogenesis and end-of-life issues.)*

8_뇌간과 소뇌 이상

개요

뇌간은 기저핵의 아래쪽에서 척수시작 부분까지의 영역이다. 여기에는 수많은 뇌신경의 핵들과 신경줄기들이 놓여 있다. 중요한 신경줄기로는 대뇌와 척수를 연결하는 뇌척수신경로, 척수에서 시상과 소뇌, 대뇌를 연결하는 긴 감각신경로 등이 있다. 제2번에서 제12번 뇌신경의 핵들이 뇌간에 놓여있다. 더불어, 뇌간에는 수면, 각성, 자율신경계, 호흡, 혈압, 그리고 소화기계를 조절하는 그물체(reticular formation)가 있다.

뇌간을 침범하는 병소의 위치를 알아내는 것은, 그 병소가 뇌간 신경로 안에 있는 것인지, 뇌간 신경로 밖인 소뇌-교뇌 뇌각(cerebellopontine angle)을 따라 연결되는 것인가를 찾아내는 것이 우선과제이다. 뇌간 신경로 밖이 병소인 경우는 처음에는 신경로를 압박하여 뇌신경에 영향을 주고, 나중에 뇌간 신경로나 뇌척수신경로를 압박하여 폐쇄성 수두증을 일으키는 것이 일반적이다. 대표적인 뇌간 신경로 밖의 병증으로는 제8번 뇌신경의 수초에서 발병하는 청신경종양(aucostic neuroma)이며, 이것은 내이도관(internal auditory canal)을 따라서 서서히 중심부로 자라면서 소뇌-교뇌 뇌각을 지나 결국 교뇌를 압박한다.

뇌간 신경로 속의 병증의 위치를 평가하기 위해서는 두 가지 방향, 즉 수직, 수평방향에서 위치를 추적하는 것이 편리하다. 수직방향으로는 중뇌, 교뇌, 연수로 나누며, 수평방향으로는 내측과 외측으로 나눌 수 있다. 이러한 분류를 이용하여 여러 신경해부학 교과서에서 뇌간속의 중요한 신경로들과 뇌신경의 위치를 보고하고 있다.

뇌간과 소뇌의 혈류분포에는 척추동맥과 뇌기저동맥이 있다(그림 8-1). 이들 큰동맥들은 뇌간에 여러 개의 작은 동맥을 분지한다. 보통 작은 동맥들은 한쪽 뇌의 내측에 혈액을 공급(paramedian arteriole)하거나 혹은 한쪽 외측을 둥글게 공급(circumferential arteriole)한다. 세 개의 작은 동맥(위쪽 소뇌동맥, 앞쪽 밑쪽 소뇌동맥, 뒤쪽 밑쪽 소뇌동맥)이 소뇌에 혈액을 공급하며, 뇌간을 따라 작은 혈관분지를 가지고 있다.

여러 질환들이 뇌간을 침범하지만, 이런 질환들이 뇌의 다른 영역에 비해서는 덜 침범하는 것 같

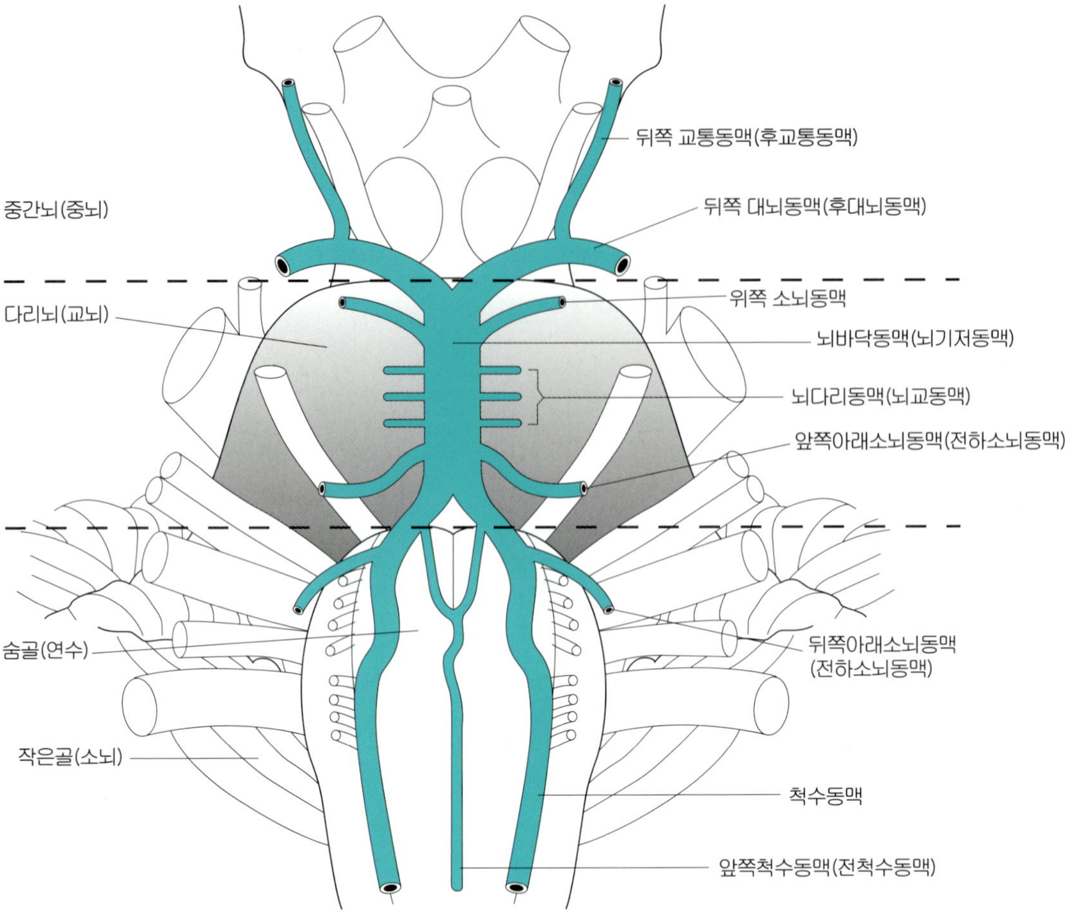

그림 8-1 척추 및 뇌기저동맥의 해부학.

다. 뇌간에 발생하는 종양들로는 대개 별아교세포종(astrocytoma)의 일종이며, 피질에 있는 다른 별아교세포종에 비해서는 서서히 자란다. 세균성 농양은 매우 드물며, 뇌간에 뇌염을 일으키는 바이러스들도 대개는 그렇게 심각하지는 않다. 뇌간에서는 출혈이 그렇게 흔하지는 않으며, 뇌간의 뇌경색은 뇌간동맥에서 나오는 작은 혈관이 막히면서 발병하며, 이것도 피질이나 기저핵에서 발생하는 뇌경색에 비해서는 흔하지 않다.

소뇌는 전체 뇌부피의 약 10%만을 차지하지만, 다른 어떤 뇌 영역보다 많은 신경세포를 가지고 있다. 아래에 있는 소뇌의 신경해부와 신경기능에 대한 간략한 설명을 이해하면 소뇌병변에 의해 발생하는 임상적 병증들을 이해하는 도움이 될 것이다. 소뇌는 기능적으로 세 부분으로 분류할 수 있는데, 이는 척수소뇌신경(spinocerebellum), 대뇌소뇌신경(cerebrocerebellum), 그리고 타래결절엽(flocculonodular lobe)으로 나눌 수 있다(그림 8-2). 각각의 소뇌피질 부위들은 조롱박세포(purkinje cell)에서 각각의 심부 소뇌핵으로 신경줄기를 보내며 이들은 각각 다른 기능을 가지고 있다(표 8-1). 매우 세분화되고 풍부한 소뇌피질로 가는 대부분의 구심성 신경들은 많은 뇌간 핵으로부터 출발하여 흥분성의 이끼섬유(mossy fiber)를

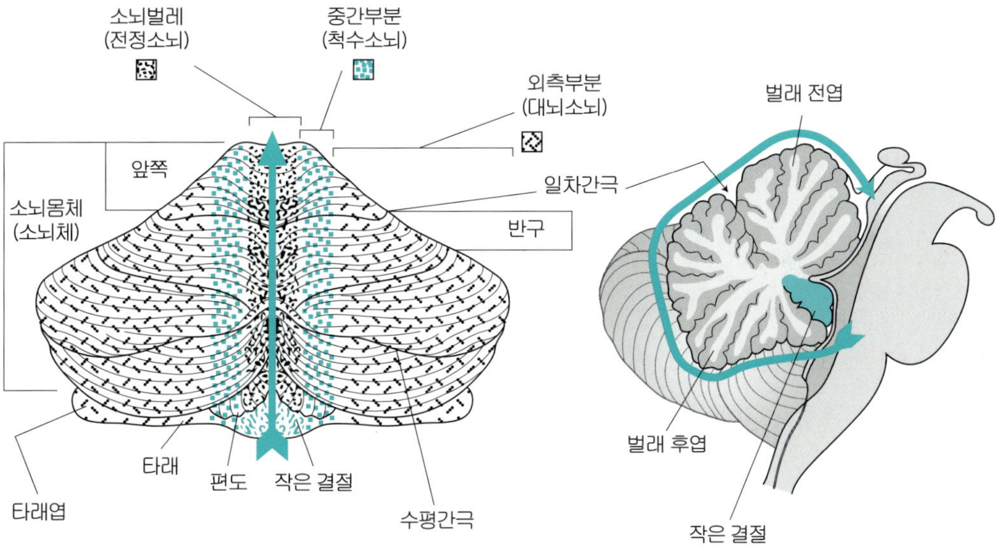

그림 8-2 소뇌의 해부학.

표 8-1 영역별 소뇌기능

기능	소뇌	심부 소뇌핵	소뇌 원심성 신경
체간이나 신체의 근위부 움직임을 조절	척수소뇌	꼭지핵	뇌간 그물체, 전정핵, 운동피질
신체의 말단부 운동조절	중간 척수소뇌	중간에 낀 심부핵	적색핵, 운동피질
운동의 시작, 계획, 그리고 시간 조절	대뇌소뇌	치아핵	적색핵, 운동피질
체간 조절 및 전정반사 조절	타래결절엽	뇌간과 직접 연결	뇌간 전정핵

통해 과립세포(granule cell)로 연결된다. 이러한 과립세포들은 억제성 자극을 조롱박 세포로 보낸다. 아래쪽 올리브(inferior olive) 또한 흥분성 자극을 조롱박세포로 보낸다. 소뇌의 유일한 원심성 신경인 조롱박세포는 GABA 신경전달물질을 통해서 억제성 자극을 심부 소뇌핵으로 보내며 이들은 뇌간과 대뇌피질로 연결된다.

소뇌신경은 직접 운동 작용을 만들어 내지는 못하며, 단지 행위의 강도를 적절히 조절함으로서 운동의 실수를 줄여주는 조정자로서의 역할이 더 크다. 따라서 소뇌에 질병이 있는 환자는 운동 혹은 감각기능 상실을 보이지는 있지는 않다. 소뇌병변의 주요 임상소견은 운동조절장애, 균형장애, 그리고 가끔 현기증(vertigo) 등이 있다(표 8-2). 소뇌 벌레부위(vermis of cerebellum) 질환은 보행이나 체간 운동실조와 같은 신체의 중심부의 기능장애를 초래하는 반면에, 소뇌피질 병변은 병소의 반대측이 아니라 동측 상하지에 기능장애를 일으킨다.

여러 가지 질병이 소뇌에서 생기며, 여기에는 혈관질환(허혈성 및 출혈성 뇌질환), 종양[속질모세포종(meduloblastoma), 소아 별아교세포종(childhood astrocytoma)], 독소(알코올, 페니토인), 감염(천연두 운동실조), 그리고 유전 질환[(척수소뇌 운동실조, 프리이드라이히 운동실조(Freidreich's ataxia)] 등이 있다.

여기서는 대표적인 유전질환, 즉 삼염기반복질환(triple repeat nucleotide)인 척수소뇌 운동실조(spinocerebellar ataxia)를 중심으로 설명하고자

표 8-2 소뇌기능저하를 의심할 수 있는 증상들과 소뇌 병변 의심영역

소뇌벌레(소뇌중간) (Vermis)
• 보행실조 둔함, 불확실, 불규칙, 보행시 다리를 끔, 술 취한 듯 비틀거림. 손상된 쪽으로 넘어지려 함.
• 체간 실조 의자의 끝부분에 앉아서 균형을 잡기 힘듦.
• 의식적인 안구 운동 저하 물체를 빠르게 주시하면 물체에 도달할 때까지 안구가 과다하게 움직임.
소뇌 반구(Cerebellar hemisphere)
증상은 손상된 소뇌와 동측에 나타나며 빠르게 움직이면 증상이 악화된다.
• 근력저하 팔, 다리의 근긴장도가 낮아져서 피검자가 사지를 움직이면 힘이 없는 것을 느낌.
• 연속반복운동부전증 손과 손가락을 빠르게 움직일 때 불규칙하고 부조화스러움. 검사는 가능하면 빠르게 환자에게 무릎 위에서 양손을 손바닥과 손등을 교차시킨다.
• 운동거리조절이상 눈을 감고 사지로 목표물로 움직일 때 거리와 목표 조절을 정확하게 못함.
• 소뇌성 떨림 기도 떨림은 움직이는 물체에 수직으로 다가갈 때 나타나며, 물체에 다가갈수록 심해진다. 검사는 환자에게 빠르게 목표물과 자신의 코를 교대로 손으로 가리키라고 하거나 발뒤꿈치를 무릎에서 정강이를 따라서 아래위로 내리고 올리라고 한다.
• 실조성 구음장애 발음을 조절하지 못하여 결과적으로 느리고 폭발적인 말을 한다.
타래결절엽 (Flocculonodular lobe)
• 안구진탕
• 순간적인 현기증 머리와 몸통을 움직일 때 비정상적인 전정안구반사에 의해 유발된다.
• 자세 및 보행장애 • 현기증, 오심과 구토 급성기에서만 볼 수 있다.

하며, 이 질환은 임상적으로 중요한 대부분의 소뇌 기능 저하를 보이고 있다.

외측 연수 경색(왈렌버그증후군, Wallenberg Syndrome)

서론

외측 연수 경색(lateral medullary infarction: LMI)은 외측 연수을 침범하는 전형적인 뇌경색 질환이며(그림 8-3), 그곳의 중요한 신경로와 신경핵이 손상할 때 발생하는 임상적 증상을 명확하게 보여준다.

병태생리

연수는 척추동맥으로 나오는 숫자가 일정하지는 않지만 여러 개의 작은 동맥에 의해 혈액 공급을 받는다. 뒤쪽 아래쪽 소뇌동맥(PICA)은 외측 연수와 소뇌의 뒤쪽 아래쪽에 혈액을 공급하는 큰 동맥이다. 외측 연수경색은 척추동맥이 좁아지거나 혈전, 색전, 혹은 박리 등에 의해 발생할 수 있으며, 혹은 뒤쪽 아래쪽 소뇌동맥의 폐쇄, 그리고 가끔은 연수의 이름을 알 수 없는 작은 동맥의 폐쇄로 인해 발병할 수 있다. 주된 발병 위험인자로는 고혈압, 당뇨병, 경부외상, 그리고 심방세동이 있다.

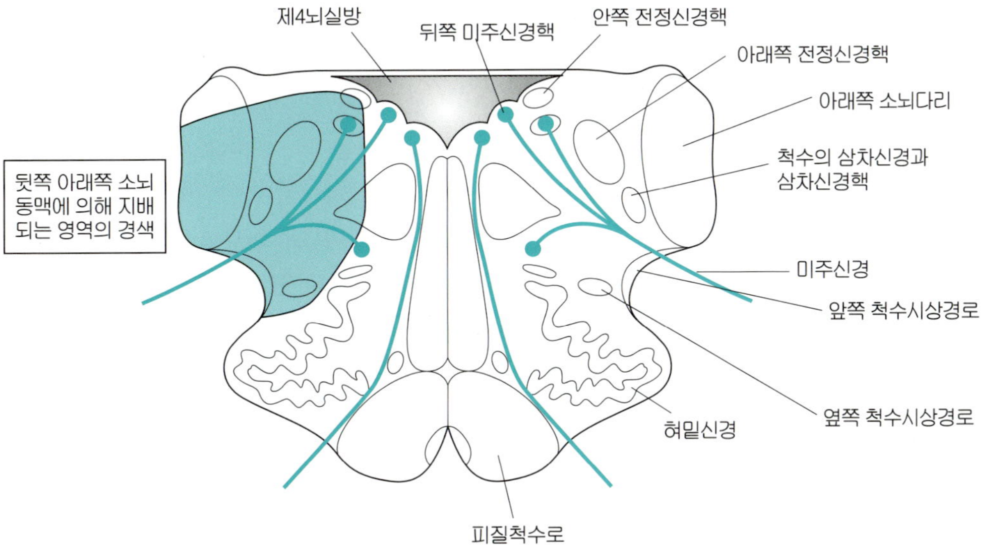

그림 8-3. 외측 연수 뇌경색

주요 임상소견

이 병증 환자의 75%는 갑자기 발병하며, 25%는 수 시간에서 하루 정도에 걸쳐 서서히 발병한다. 임상 증세는 경색이 연수의 중앙부위로 얼마나 퍼져 있는가, 혹은 연수의 아래쪽으로 얼마나 퍼져있는가에 따라 달라진다. 50% 이상의 환자에서 여러 가지 증상을 보인다. 어지럼증, 현기증, 오심, 구토, 안구진탕, 시야장애, 보행실조, 그리고 병변과 같은 쪽 상하지의 운동실조가 주 증상들이며, 이런 증상들은 전정핵, 아래쪽 소뇌간, 그리고 전정핵-타래결절연결부위를 침범하는 정도에 따라 나타난다. 병변과 같은 쪽 안면부위의 둔한 느낌, 찌르는 듯한 통증이나 병변 반대쪽의 통증과 온도감각의 소실은 각각 하행 제5뇌신경 및 척수시상신경로의 손상에 의해 발생한다. 같은 쪽 구개, 인두, 후두의 마비에 의해 발생하는 삼킴장애와 구음장애는 제10뇌신경핵의 손상에 의한 것이다. 호너증후군(Horner's syndrome)으로는 상행 교감신경계의 이상으로 인한 같은 쪽 눈꺼풀 처짐, 동공수축, 그리고 안면 건조증 등이 있다. 심각한 상하지 위약증은 흔하지 않지만, 심한 위약증이 있다면 이는 큰 연수경색이나 출혈 때문에 연수의 앞쪽에 위치한 대뇌피질척수로를 침범했다는 것을 의미한다.

주된 검사소견

컴퓨터단층촬영보다 정확한 뇌자기공명영상을 통해서 뒤쪽 연수의 측면부위에 뇌경색이 있는 것을 확인할 수 있다. 자기공명혈관검사와 척추동맥검사로 뒤쪽 아래쪽 소뇌동맥, 척추동맥 혹은 뇌기저동맥의 협착이나 혈류 막힘 등을 발견할 수 있다.

치료 원칙과 예후

환자의 삼킴장애 유무를 관찰하기 위해서는 병원에 입원시켜야 한다(환자의 50%는 발병 후 수 주일동안 관식(tube feeding)을 해야 하는 경우가 있다). 중증의 어지럼증, 오심, 구토 등이 있다면, 전정기능 안정제를 잠시 투여할 수도 있다. 삼킴장애, 구음장애, 그리고 현기증 등은 보통 수 주일

내에 회복된다. 균형잡기, 조절장애, 그리고 보행 훈련 등을 위해 재활치료가 필요하다. 대부분의 환자는 독립적으로 보행할 수 있게 기능이 회복된다. 이차적인 뇌경색의 재발을 방지하기 위해서 뇌경색 유발인자들을 조절하고 항혈소판제제 등을 복용하는 것이 좋다.

척수소뇌성 실조증 (Spinocerebellar ataxia: SCA 1)

서론

척수소뇌성 실조증(spinocerebellar ataxias: SCAs)은 진행성의 조절 및 균형장애를 특징으로 하는 일련의 유전 질환군이다. 이 질환군의 유병률은 인구 100,000명 당 1~2명이며, 최근에 척수소뇌성 실조증에 대한 연구와 이해가 넓어지고 있다; 17개 이상의 유전자 조합이 밝혀져 있고, 이를 SCA1 - SCA17이라고 명명하고 있다. 대부분의 척수소뇌성 실조증(SCA)는 우성유전이며, 세 가지의 주된 병인이 알려져 있다. 60% 이상을 차지하는 가장 흔한 형태는 폴리글루타민(polyglutamine)의 독성유발도메인을 가진 단백질 때문에 발생하는 폴리글루타민 이상이다. 그 밖의 다른 형태에는 유전자 부호지역 밖에서 반복된 팽창 혹은 칼슘이나 칼륨통로기능장애 때문에 생기는 통로병증(channelopathy)이다.

폴리글루타민 이상에 의한 척수소뇌성 실조증의 흔한 임상증상으로는 (1) 성인에서 발병하며 (2) 서서히 진행하고 (3) 소뇌, 뇌간 및 척수 신경의 손상 (4) 반복된 뉴클레오티드 삼중항(trinucleotide repeat tract)의 불안정과 확장 (5) 돌연변이 단백질 응고와 손상된 단백질 핵 덩어리 (6)그리고 다음 세대에 어린 나이에서 발병하는 경우는 증상이 더욱 심해지는 경향이 있다. 유전성 뉴클레오티드 삼중항 반복은 여러 가지 질병을 일으키는 것으로 알려져 있으며, 기저핵(헌팅톤 무도병), 근육(근육긴장성 근위축증), 정신지체(X 유약증후군), 근육신경손상(척수연수 근육위축증), 그리고 운동실조증(프리이드라이히 운동실조증, 척수소뇌성 실조증)등이 있다. 돌연변이 유전자의 뉴클레티드 삼중항 반복과 확장이 아미노산의 반복과 비대가 생성되는 부호부위 밖에서 생기는 경우(X 유약증후군, 프리이드라이히 운동실조증, 근육긴장성 근육위축증)와 부호부위에서 발생하는 경우(척수소뇌성 실조증, 헌팅톤 무도병)가 있다.

병태생리

척수소뇌성 실조증1(SCA1)은 염색체 6p의 척수소뇌성 위축증 1번 유전자의 돌연변이 때문이며, 이것은 매우 다양한 모양을 띄고 있으며 시토신, 아데닌, 구아닌(CAG)의 불완전 반복 때문에 발생한다. CAG 뉴클레오티드는 글루타민 단백질을 부호화한다. 87킬로달톤(kd) 단백질로 구성된 새로운 SCA1 유전자코드를 아탁신-1(ataxin-1)이라 부른다. 정상적인 SCA1 유전자에서는, CAG가 6~44번 반복되면서 같이 반복된 글루타민 단백질인 히스티딘의 반복에 의해 안정화된다. 그러나 돌연변이 SCA1 유전자에서는 39~80번이 끊기지 않고 계속 반복하면서 거대한 CAG 뉴클레오티드를 만들며, 돌연변이 아탁신-1은 40~81번의 반복된 아미노산을 동반한다. 반복된 삼염기의 길이는 유전자의 불안정성 때문에 다음 세대에서는 더욱 길어지며, 이는 부성유전일 경우 더욱 심하다. 유전자의 길이가 길수록 증세는 심하며 더욱 어린 나이에 발병한다. 아탁신-1 단백질의 기능에 대해서는 알려진 것이 없다. 모든 조직에서 발견되는 정상적인 단백질이 조롱막 세포나 뇌간, 척수신경에서 정상 농도의 2~4배를 보인다.

돌연변이 유전자는 다음과 같은 이유에 의해 병

증을 일으킨다. (1) 중요한 기능과 연관된 단백질의 능력 소실 (2) 돌연변이 단백질에 의한 비정상적인 기능 발현 (3) 다른 주요단백의 비정상적인 응집이나 격리 등이다. 돌연변이 아탁신-1의 신경병리학적인 이상의 원인은 돌연변이 단백질에 의한 비정상적인 기능 발현과 비정상 단백질 응집 때문으로 추정되고 있다. SCA1 유전자를 제거한 유전자 조작 실험쥐에서는 운동실조를 보이지 않았다. 정상적인 인간 유전자와 아탁신-1 유전자를 동시에 보유하도록 유전조작된 실험쥐는 일생 동안 정상이었던 반면 돌연변이 아탁신-1 유전자를 보유하도록 유전조작 실험쥐는 실조증, 섬세한 운동장애 및 균형조절장애를 보였으며, 인간의 병증과 유사한 병리소견을 보였다.

척수소뇌성 실조증(SCAs) 유전자 1, 2, 3번의 이상에서 보이는 신경병리학적인 이상들은 서로 매우 흡사하다. 육안 검사에서는 소뇌와 연수의 위축, 아래쪽 올리브 비대부위의 위축, 앞쪽 대뇌 앞쪽 두부 고랑에 경도 혹은 중등도의 확장 소견을 보인다. 현미경 검사에서는 (1) 주로 소뇌 벌레의 조롱박 세포 (2) 치아핵 (3) 아래쪽 올리브, 교뇌핵과 교뇌바닥부위의 심각한 소실이 있다. 그리고 척추 전각세포, 제 3, 제 10, 제 12 뇌신경들, 전뇌의 콜린성 신경계의 중등도의 소실이 있다. 대뇌피질에서는 경도의 신경소실이 있다. 상부, 중부 그리고 하부 소뇌 신경로 및 척수신경의 후부, 척수소뇌 신경로, 그리고 대뇌피질척수신경로에도 심각한 위축이 있다. 소뇌에는 없지만, 뇌간신경에는 한 개의 핵 안에 아탁신-1 단백질 덩이와 유비퀴틴(ubiquitin)(단백질 효소에 의해 재생이 가능한 아미노산에 의해 퇴화된 비정상적인 단백질 덩이가 부착된 작은 분자)이 들어 있다. 이차적인 신경아교화가 소뇌의 분자층, 뇌간, 그리고 대뇌피질에서 발생한다.

주요 임상소견

중요한 임상 증상으로는 보행실조, 조절부조화, 구음장애, 그리고 결국에는 연수의 기능장애(주로 삼킴장애)이다. 환자는 보행실조, 구음장애, 안구신속운동장애, 외측으로 시선 집중할 때 안구진탕이 나타나고, 글쓰기의 어려움 등이 20~30대에 서서히 나타나기 시작한다. 병이 진행하면서 경직, 반사항진, 바빈스키 증상이 나타나고, 운동실조가 악화되며, 안구신속운동의 저하, 저속증(bradykinesia), 운동거리조절이상(dysmetria) 등을 보인다. 이 병증의 말기에는, 근육위축, 건반사의 저하, 위치 감각 소실, 그리고 여러 정도의 안구운동 마비가 발생한다. 또한 혀의 위축과 심한 삼킴장애와 구음장애를 보이며, 신경정신과적 이상과 복잡한 실행기능의 소실을 보이지만, 치매는 거의 발생하지 않는다. 근육 긴장 이상이나 무도병도 가끔 나타난다. 이 질병은 10~15년 동안 진행하며, 결국에는 흡인 및 호흡기 합병증으로 사망한다. 일반적으로 폴리글루타민 척수소뇌성 위축증들 중 제 1번, 제 3번, 제 7번 그리고 제 17번의 감별진단은 어렵다.

주된 검사소견

척수소뇌성 위축증(SCA1)의 진단은 디옥시리보핵산(DNA) 검사를 통해서 염색체 6p23번에 있는 SCA1 유전자의 비정상적인 CAG 삼염기반복을 찾아내는 것이다. 이환된 환자는 39~81 CAG 삼염기반복을 보이는 대립유전자들을 가진다. 유전자 검사는 100% 민감성과 특이성을 가지며, 많은 검사실에서 검사가 가능하다.

치료 원칙과 예후

현재까지 이 질병의 진행을 막거나 저하시킬 수 있는 방법은 없다. 그러므로 치료는 보조적인 방법일 뿐이다. 지팡이나 보행기를 사용하도록 권장하거나 벽에 난간을 만들어 준다. 변기의 높이를 높여서 넘어지는 것을 막아주고, 안전한 보행을 위해 계단 대신 평평한 오르막길과 손잡이를 설치해 준다. 보행실조나 균형 장애가 심해지면 휠체어를 사용한다. 언어치료나 컴퓨터를 이용한 의사소통 기구는 중증의 언어장애 환자들에게 도움이 된다. 체중 조절도 중요하며 이는 비만은 균형이나 보행에 영향을 미치기 때문이다. 자녀를 갖고 싶은 경우에는 유전자 검사가 중요하며 이는 자녀들에게서 전구증상이 나타날 수 있기 때문이다. 산전 유전자 검사가 가능하지만, 이 병은 늦게 발현하는 질병임으로 매우 신중하게 접근해야 한다.

추천문헌

Kandel ER, Schwartz JH, Jessell JM. *Principles of Neural Science.* 4th ed. New York: McGraw-Hill; 2000 *(Good review of brainstem and cerebellar anatomy and physiology.)*

Kim JS. Pure lateral medullary infarction: clinical-radiological correlation of 130 acute, consecutive patients. *Brain* 2003;126:1864–1872. *(Discusses clinical features and correlations with MRI findings.)*

Margolis RL. The spinocerebellar ataxias: order emerges from chaos. *Curr Neurol Neurosci Rep* 2002;2:447–456. *(Excellent review of clinical, pathologic, and genetic features of major SCAs.)*

9_뇌혈관계의 이상

개요

일반적으로 뇌졸중은 비정상적인 혈류공급에 의해 뇌조직에 손상이 생긴 상태를 총칭하는 용어이다. 더 단순하게 말하면, 뇌졸중은 뇌혈류가 부족(허혈성 뇌졸중 혹은 뇌경색)하거나 비정상적으로 과대한 혈액공급(출혈성 뇌졸중 혹은 뇌출혈) 혹은 비정상적인 뇌혈류의 저류(정맥성 뇌경색) 때문에 발생한다. 허혈성 뇌졸중이 전체 뇌졸중의 85% 정도를 차지하며, 출혈성 뇌졸중이 14%, 정맥성 뇌졸중이 1% 정도이다(표 9-1).

표 9-1 주요 뇌졸중 종류*

뇌졸중 종류	퍼센트 (종류 내 %)
허혈성(ischemic)	85%
경동맥 영역	(55%)
척수/뇌기저동맥 영역	(12%)
열공	(31%)
기타 (혈관병증, 응고병증, 경상적혈구, 고점도, 혈관염)	(2%)
출혈성(hemorrhagic)	14%
고혈압성	(50%)
아밀로이드 혈관병증 출혈	(15%)
주머니형 동맥류	(30%)
동정맥 기형	(3%)
기타(염증성 동맥류, 코카인, 항응고제)	(2%)
정맥성(venous)	1%
피질정맥, 심부정맥 혹은 경막강의 혈전	

* 두부 손상이나 경막하 출혈은 제외하였음.

뇌졸중은 미국에서 세 번째로 높은 사망원인이다. 미국에서는 매년 500,000명 정도가 뇌졸중이 발병하며, 150,000명 정도가 사망한다. 다행스럽게도 미국에서는 1960년대 이후부터 고혈압과 당뇨병이 조절되면서 뇌졸중의 빈도가 감소하고 있으나, 현재 4백만 명 정도의 성인 뇌졸중 환자가 있으며, 유병률은 100,000명당 750명 정도이다.

허혈성 뇌졸중(색전 혹은 열공)

서론

허혈성 뇌경색(ischemic stroke)은 뇌신경의 생명을 유지시켜주는 특정한 뇌혈관 영역에 충분한 혈류를 공급되지 못하기 때문에 발생한다. 대개 두 가지 원인에 의해 발생한다. (1) 안쪽 경동맥의 목 부분, 척추동맥, 혹은 대뇌동맥에서 내부의 혈전(thrombus)에 의해 혈관이 막히거나 (2) 안쪽 경동맥 혹은 척추동맥의 협착부위, 혹은 심장 등에서 발생한 색전(embolism)에 의해 혈관이 막히기 때문이다. 대부분의 색전은 혈액응고 때문이지만, 가끔 공기, 지방덩이, 그리고 조직조각 등도 원인이 된다. 허혈성 뇌졸중의 80% 정도는 경동맥 영역(혹은 전반부)에서 발병하며, 20% 정도는 척추-뇌기저동맥(혹은 후반부) 영역에서 발병한다. 표 9-2에서 뇌졸중의 위험인자들을 기술하였다.

표 9-2 뇌졸중의 위험인자들

위험인자	나이에 따라 정상인에 대한 위험 증가 비율
변화가 가능한 인자	
고혈압	300%~600%
당뇨병	200%~400%
흡연	150%~300%
코카인/크랙	200%~500%
심장 세동	
치료안함	300%~500%
와파린 치료	50%
다른 심장 질환들 (심장벽 혈전, 심장근육병, 급성심근경색, 심장판막질환, 심장내막염)	200%~600%
비만	200%
혈중 지방 이상	50%
비대칭적 경동맥 협착증	(5년간 증가)
60%~74% 협착	10%
75%~94% 협착	14%
>95% 협착	10%
완전히 막힘	5%
변화가 불가능한 인자들	
나이 먹음	55세 이후엔 10년마다 2배 증가
남자	25%
일과성허혈발작의 기왕력	400%
유전적 요인 (부모의 뇌졸중 병력)	100%~400% (원인에 따라서)

병태생리

허혈성 뇌경색은 뇌의 일정 지역에 뇌혈류가 부적절하게 흐르기 때문에 발생한다. 모든 뇌신경에 산소와 혈당이 12~15초 동안 완전히 끊기면 뇌파활동이 정지되고 의식을 잃게 된다. 정상적인 뇌혈류는 50 mL/100 g이다. 뇌혈류가 18 mL/100 g 이하가 되면 뇌세포의 생명은 유지되지만 뇌기능은 멈춘다. 그래서 뇌파는 정지되고 Na/K 펌프기능에 이상이 생기기 시작하지만 뇌세포의 생명력은 유지되며, 혈류가 다시 정상적으로 공급되면 뇌기능은 정상화된다. 뇌졸중에서 회복 가능한 영역을 허혈성 경계영역(ischemic penumbra)이라고 한다. 혈류 공급이 8 mL/100 g 이하로 멈춘 후 15분 이상 경과하면 신경세포는 사망한다. 해마나 소뇌의 신경들이 허혈상태에 가장 민감한 반면, 뇌간과 척수신경은 가장 저항력이 강하다. 뇌의 허혈상태는 결과적으로 에너지 대사장애를 가져오며, 세포내부에 칼슘이 쌓이고, 젖산이 축적되며 독성이 강한 산소 유리기의 생성을 가져온다. 세포의 항상성이 깨지고 결국 신경세포는 죽는다.

뇌의 특정지역 혈관이 막혀서 생기는 뇌졸중은 삼각형 모양으로 경색이 생긴다(그림 9-1). 예를 들면 만약 중간 대뇌동맥(middle cerebral artery)과 같은 큰 동맥이 막히면, 그 영역 전체에 경색이 발생하거나 혹은 우회 동맥이 발달해 있는 정도에 따라 경색의 중증도에 가감이 생길 수 있다. 전반적인 저혈압, 산소공급 중단, 혹은 저혈당인 경우에는 뇌졸중은 중간대뇌동맥과 후대뇌동맥의 경계부위(두정부), 중간대뇌동맥과 전대뇌동맥의 경계부위(전전두부)등에 발생한다. 만약 색전이 녹으면서 허혈영역에 갑자기 혈류가 재공급되면 손상된 작은 동맥, 정맥, 그리고 모세혈관에 혈액이 넘치면서 생기는 허혈성 뇌경색은 출혈성 뇌경색으로 바뀌기도 한다.

열공성 뇌경색은 직경이 10 mm 이하의 작은 뇌경색이 대부분이며 보통 만성 고혈압과 관련이 있다. 이 병증은 보통 혈관 직경이 200 μm보다 작은 깊은 동맥이 동맥경화증이나 지방유리질화(lipohyalinosis)가 되면서 이런 작은 혈관들에서 발생한다. 막힌 혈관벽이 손상되면서 결체조직이

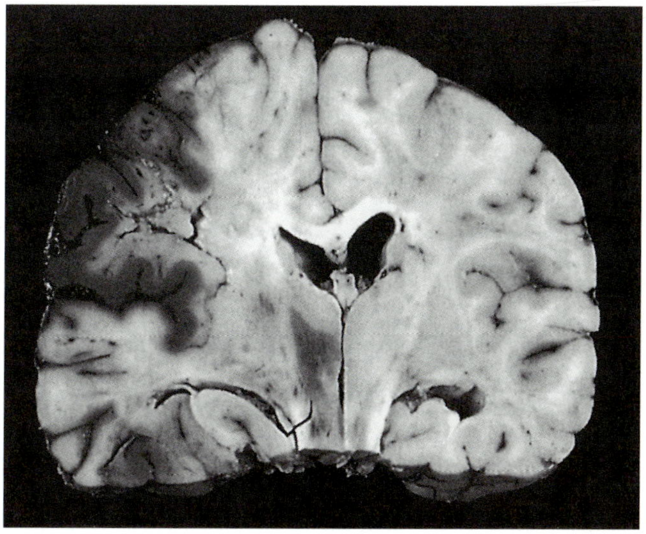

그림 9-1 허혈성 뇌경색: 삼각형의 병리조직.

나 가끔은 거식세포로 대체된다. 열공은 대개 기저핵, 뇌간, 그리고 가끔은 난형중심(centrum semiovale)에서 생긴다. 속발성 열공증은 매년 5% 정도 발생하며 이것은 큰 동맥에서 생기는 뇌졸중보다 2배 이상 많은 것이다.

미세현미경학적으로는 큰 동맥에 의한 뇌경색은 발병 후 6시간까지는 눈에 보이는 변화는 별로 없고, 그 이후부터 신경세포, 아교세포, 그리고 혈관내벽이 붓기 시작한다. 신경은 처음에는 붓다가 나중에 쭈글쭈글해지면서 핵이 세포 속에서 점차 중앙에서 외연으로 이동하고 커지다가 결국은 녹아버린다. 하루가 지나면 중성 백혈구가 늘어나고 이틀째에는 미세아교세포(microglia)가 증식하여 거식세포(macrophages)가 되고, 이들은 수초를 탐식하여 파괴시킨다. 별아교세포(astrocyte)가 증식하고 교세포의 생성을 촉진하여 주변을 신경아교증(gliosis)이 생긴다. 발생하며 손상된 뇌에 혈류를 다시 공급하면서 결국 수 개월이 지나면 뇌경색 세포는 재흡수되고 여러가지 크기의 교세포로 둘러싸인 동공을 만든다.

뇌졸중의 자연적인 회복과정에 대한 기전은 아직 완전히 이해하지 못하고 있다. 운동기능 회복에 대해 가능한 기전으로 생각하고 있는 것으로는 (1) 혈류공급이 증가하면서 운동신경의 흥분성 회복 (2) 부분적으로 살아있던 뇌척수신경로의 활성화 (3) 팔, 다리를 사용하기 위한 행동학적인 전략의 변화 (4) 운동신경로과 같이 주행하던 뇌척수신경로 이외의 신경로 혹은 반대쪽 뇌척수신경로의 활성화 (5) 이미 있었던 기능적인 운동피질의 전이 (6) 신경가소성에 의해 다른 뇌영역이 운동영역으로 바꾸는 것 등이다. 뇌운동 피질은 고정되어 있는 것이 아니라 변화할 수 있으며, 실제적인 요구에 의해 증가하기도 하고 줄어 들 수도 있으며, 심지어는 운동기능은 다른 영역으로 움직일 수도 있다는 증거가 늘어나고 있다.

주요 임상소견

증상은 갑자기 잠자다가 중증의 뇌졸중이 발병하기도 하고, 드물게는 1~2일에 걸쳐서 서서히 진행하기도 한다. 표 9-3에는 열공성(lacunar) 경색,

표 9-3 뇌졸중의 일반적인 주요 임상소견들

뇌졸중의 혈관 영역	임상증상들*
좌측 중간대뇌동맥(전두부 및 두정부의 중간부위)	실어증, 반대쪽 편마비, 반대쪽 편측감각손실, 동측 반맹, 삼킴장애
우측 중간대뇌동맥(전두부 및 두정부의 중간부위)	반대쪽 편마비, 반대쪽 편측감각손실, 동측 반맹, 삼킴장애, 실행증
앞쪽 대뇌동맥(전두부 앞쪽, 전두부 및 두정부의 내측)	반대측 하지 위약증, 감각손실
척추/뇌기저동맥	
왈렌버그 증후군 (뒷쪽 아래 소뇌동맥: 연수 및 소뇌)	현기증, 안구진탕, 삼킴장애, 동측 호너증후군(축동, 안검하수, 얼굴의 땀저하), 안면 통증 및 온도감각 둔화, 사지운동실조, 반대쪽 몸통과 다리의 통증과 온도 감각둔화
중간 뇌기저동맥 (뇌교 및 소뇌)	종종 양측 분지에서 발생. 안면근 약화, 사지마비, 구음장애, 삼킴장애, 수직/수평 안구진탕, 안검하수, 비대칭 시야, 의식저하, 가끔 사지 및 안면근육의 완전마비, 의식유지, 수직방향의 안구운동 유지
뒤쪽 뇌기저동맥 (중뇌, 대뇌후엽, 측두엽)	중뇌와 후대뇌동맥 침범. 의식적인 수직적 주시 붕괴, 제 3 뇌신경마비, 운동실조, 졸음, 동측 반맹 혹은 동측 사분맹, 때때로 최근 기억 상실
열공 뇌졸중 영역	
내포	반대쪽 편마비와 편측 감각손실, 실어증과 시약손실은 없음
뇌간과 소뇌의 상부 반쪽	운동실조, 현기증, 복시, 구음장애, 호너증후군, 반대쪽 감각소실, 동측 안면 마비, 동측 안면 감각손실
뇌간 하부 반쪽	감각 손실없이 반대쪽 편마비(순수한 운동마비)

* 하나의 분지에만 뇌졸중이 생긴 경우에는 증상이 더 경미할 수 있으며, 좋은 우회혈관이 존재하는 경우에도 증상이 경미할 수 있다.

전대뇌동맥, 후대뇌동맥에 의한 뇌경색에서 볼 수 있는 임상양상들을 보여주고 있으며, 그림 9-2A, 9-2B에는 뇌경색이 잘 발생하는 주요 뇌동맥의 위치와 증상을 보여주고 있다. 열공성 뇌졸중의 66%는 증상이 없는 반면, 다른 대부분의 뇌졸중에서는 증상을 보인다. 대개 편마비를 보이며, 60% 정도에서는 중증으로, 20% 정도는 중증도로, 나머지 20%에서는 경도의 증상을 보인다. 브로카 실어증(Broca's aphasia)이 베르니케 실어증(Wernicke's aphasia)보다 많으며, 심한 좌측 중간대동맥에 의한 뇌졸중에서는 전실어증(global aphasia)을 보인다(제11장을 보라).

주요 검사소견

뇌졸중을 진단하기 위한 검사들은 뇌졸중의 위치와 원인과 원인물질의 출처를 찾아내고자 하는 것이다. 컴퓨터단층촬영은 출혈성 뇌졸중을 찾는 데는 우수하지만, 급성 허혈성 뇌경색의 경우는 발병 6~24시간 내에는 정상소견으로 보이기도 한다. 이 검사에서 뇌경색 부위는 가장 초기에는 피질 이랑(effacement of sulci)의 경계가 불분명해지며 그 다음으로 세포독성 부종 및 혈관성 독성 때문에 생기는 저음영을 보인다. 일반적으로 뇌졸중 영역이 클수록 뇌신경 영상검사에서 더 잘 보인다. 자기공명영상이 허혈성 뇌졸중을 찾아내는 가장 민감한 검사방법이다. 일반적인 자기공명영상은 발병 초기 몇 시간 동안은 정상 소견으로 보이지만, 확산강조영상 자기공명영상(diffusion weighted MRI)에서는 발병 4시간 내에 뇌경색 부위가 고음영 영역으로 보인다. 확산강조영상 자기공명영상은 급성기 뇌경색과 오래된 뇌경색을 감별진단하기 위해서도 이용된다. 발병 8시간 정도에서는 뇌경색에 의한 부종은 T2 강조 영상에서는 고음영으로, T1 강조영상에서는 저음영으로 보인다. 자기공명영상은 컴퓨터단층촬영검사에서 찾을 수 없는 작은 열공들, 뇌간이나 소뇌의 경색을 볼 수 있다. 열공성 뇌경색을 갖고 있는 환자는 증상을 보이지 않는 다른 오래된 열공성 뇌경색을 갖고 있는

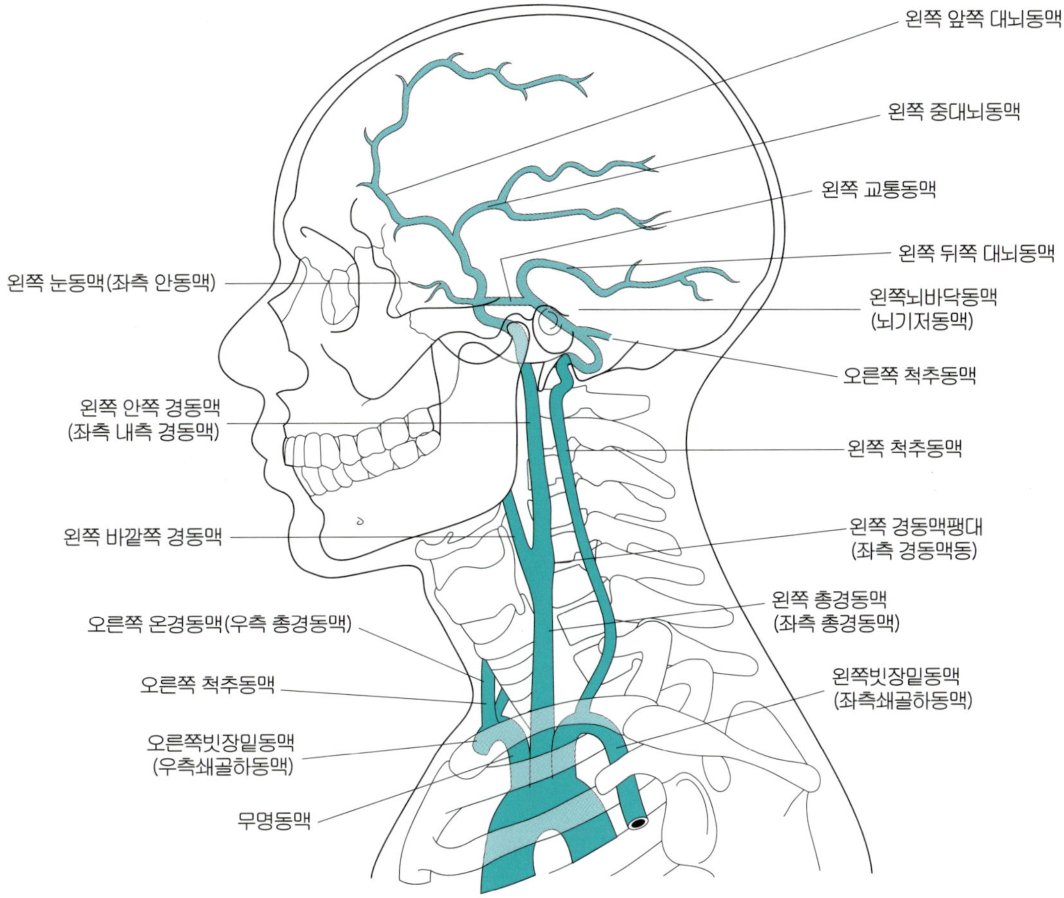

그림 9-2 뇌의 동맥 분포(주요 혈관들).

경우가 많다.

뇌졸중의 원인을 찾기 위해 여러 가지 검사들이 이용된다. 뇌혈관조영술, 자기공명영상혈관촬영술(MRA), 혹은 컴퓨터단층촬영을 이용한 혈관촬영술 등으로 목이나 머리에 있는 중등도 이상의 혈관 협착이나 막힌 혈관을 찾을 수 있다. 도플러 초음파 검사를 이용하여 누개골 밖에 있는 목 동맥이 좁아져 있는지 혹은 막혀 있는가를 검사할 수 있다. 가슴경유심장초음파검사나 경식도 심장초음파검사는 심장 안에 있는 피엉김이나 종양, 그리고 심장판막의 이상, 심장의 이상 움직임, 그리고 심장의 비정상적인 비대 등 심장병에 의한 색전의 원인들을 검사할 수 있다. 뇌척수액 검사로는 감염의 원인을 찾을 수 있다. 여러 가지 혈액검사를 통해서 혈액응고질환이나 혈관질환을 알아볼 수 있다.

치료 원칙과 예후

급성기 허혈성 뇌졸중의 치료원칙은 1) 뇌졸중의 크기를 최소화하고 2) 기능적 회복을 최대화하며 3) 속발성 뇌졸중의 위험을 최소화하는 것이다.

중등도 이상의 뇌졸중을 가진 환자는 입원하여 관찰하여야 한다. 심전도 검사로 심근경색 혹은

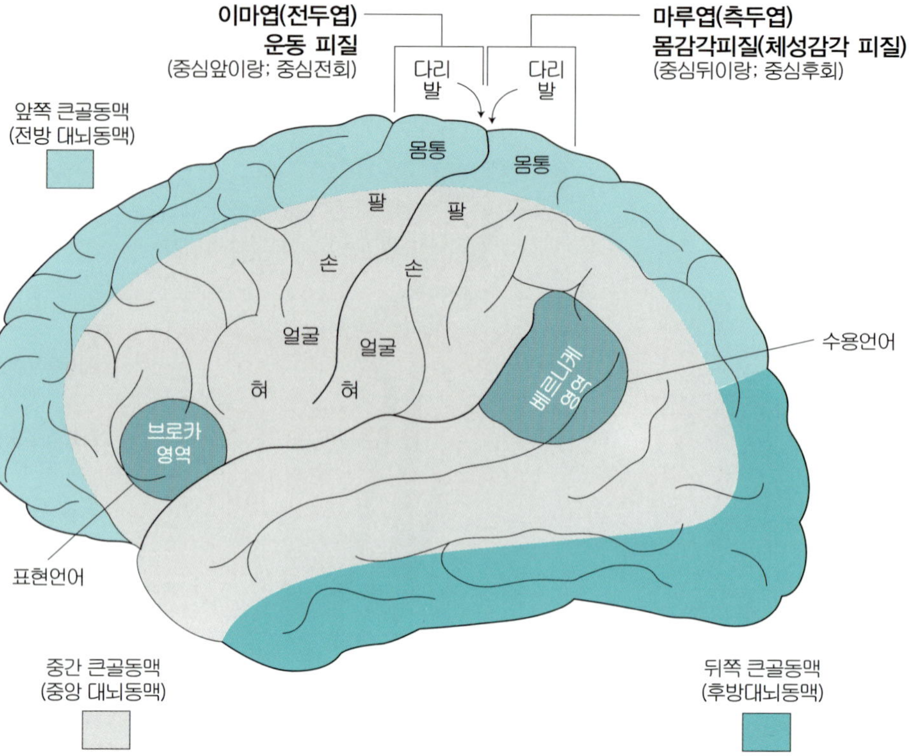

그림 9-2 뇌의 동맥 분포(혈관 지배영역).

심장 부정맥이 동반되어 있는지 검사하고, 혈압검사로 저혈압이나 중증의 고혈압 유무를 검사한다. 표피용 산소측정기를 이용하여 폐기능 검사가 중요하며 이것으로 저산소증 유무를 측정할 수 있다. 고령이나 고혈당은 뇌졸중의 예후를 나쁘게 할 수 있다.

한 가지 약품, 즉 정맥 투여용의 유전자 재조합 조직 플라스미노겐 활성제(rt-PA)는 급성기 허혈성 뇌졸중의 예후를 증진시킨다고 알려져 있다. 유전자 재조합 조직 플라스미노겐 활성제는 투여 즉시에는 효과가 없으나, 3개월 후에 결과가 나타난다. 이 약물을 사용할 때의 불편한 점은 엄격한 기준에 따라서만 사용이 가능하다는 점이다. 그 기준으로는 (1) 컴퓨터단층촬영에서 뇌출혈이 없어야 하며 (2) 임상적으로 중등도 이하의 뇌졸중이어야 하고 (3) 최근에 심근경색, 소화기관의 출혈, 혹은 항응고제 사용한 병력이 없어야 하며 (4) 뇌졸중 발병 후 3시간 이내에만 사용이 가능하다. 따라서 대부분의 환자들에서는 사용하기 어려우며 위 조건이 맞지 않는 경우에는 심각한 부작용으로는 뇌출혈 혹은 전신 출혈의 위험이 있다.

육체적으로 혹은 정신적으로 재활치료에 참여할 수 있다면 가능한 한 빨리 재활치료를 받는 것이 좋다. 브로카형 실어증을 갖고 있는 환자는 의사소통을 위해 초기에는 몸짓을 이용하는 것이 좋고 나중에는 언어적 표현을 사용한다. 운동기능 저하의 환자는 이동, 옷입기, 서기, 걷기 등을 가르친다. 뇌졸중 환자의 약 20%는 마비 된 팔다리에 정맥 혈전이 발병하기 때문에 환자가 보행을 시작할 때까지 피하로 헤파린을 투여해야만 한다. 많은 중증의 뇌졸중 환자는 물이나 밥을 먹을 때 삼킴장애를 갖는다. 삼킴장애가 발병 후 2개월 내에 자연 회복이 안 되는 경우에는 코위관식(nasogastric feeding) 혹은 위창냄술(gastrostomy)이 필요하다. 적절한 기침반사가 부족한 환자는 흡인성 폐렴에 결릴 위험이 높다.

뇌졸중은 발병 후 초기 3~6개월 동안 자연적인 회복기를 갖는다. 일반적으로 운동장애의 약 70%는 첫 1개월 내에 회복되며, 90%는 그 다음 3개월 내에 회복된다. 언어 회복은 조금 늦어서 초기 6개월 정도에 회복된다. 편마비 환자의 약 80%는 보행 기능을 회복하지만, 손의 기능은 약 10%만이 완전한 회복이 가능하다. 좋은 회복과 관련이 있는 인자들로는 발병 시의 환자가 젊거나 경증의 뇌졸중, 인지기능이 좋거나, 발병 전에 독립적인 생활을 하던 분, 부부가 생존한 경우, 가족관계가 좋은 경우, 그리고 감정 상태가 좋은 경우이다. 감정 상태가 좋으면 환자의 의욕이 회복에 긍정적인 영향을 미친다는 뜻이다.

이차적인 뇌졸중 발병을 예방하기 위해서는 뇌졸중의 발병 원인을 찾아내고, 위험인자를 줄이고, 매일 아스피린(aspirin), 클로피도그렐(clopdogrel), 혹은 디피리다몰(dipyridamole)과 같은 혈소판 응집 억제제를 복용하는 것이다. 와파린(warfarin)은 심장질환 - 심방 세동, 기계적인 심장 판막수술 환자, 심장내 혈전, 혹은 중증의 심장비대증 - 이 없는 경우에는 이차적인 뇌졸중의 예방효과가 아스피린보다 더 좋은 것이 없다. 위의 심장질환을 가지고 있는 환자들은 장기적으로 와파린을 복용해야하며, 2~3정도의 혈중 INR 농도를 유지하는 것이 권장된다. 목 동맥 영역에서 발병한 뇌졸중이나 70~99%의 목 동맥 협착을 가지고 있는 환자는 3%이하의 수술 합병률을 가지고 있는 외과의사에 의한 목 동맥내막절제술을 받는 것이 좋다.

일과성 허혈발작

서론

일과성 허혈발작(transient ischemic attack, TIA)은 한 개의 혈관 분지에서 오는 국소적인 신경증상이나 한 쪽 시력의 갑작스러운 소실이 발병하였다가 24시간 내에 저절로 회복되는 경우를 말한다. 성인의 유병률은 100,000명 당 200~800명 수준이다. 의학 전문가의 진찰에 의하기보다는 환자의 병력에 의존하여 진단되는 경우가 보통이다. 그러나 일과성 허혈발작이 발병할 가능성이 높은 병력을 가진 환자를 진찰한 연구 결과에서도 이들의 67%만이 진성 일과성 허혈발작이 있었다고 한다. 일과성 허혈발작은 그 자체가 의미가 있다기보다는 이들은 향후 뇌졸중으로 발전한다는 점이다. 5년 동안 이들을 추적 관찰한 연구 결과에 의하면 그들의 약 30%가 뇌졸중으로 발전하였다는 보고가 있다.

병태생리

이 병변에 대해 완전히 이해는 못하고 있지만, 일과성 허혈발작은 뇌동맥이나 중심망막동맥이 혈소판 색전에 의해 갑자기 막히거나 혹은 순간적인 혈류의 변화나 협착부위의 순간적인 순환장애가 원인으로 생각하고 있다. 정의에 따라서 확산강조 영상 자기공명영상은 정상이며 부검에서도 경동맥 지배영역에 뇌경색은 발견되지 않는다.

주요 임상소견

일과성 허혈발작이 발생하는 곳에 따라 크게 세 군으로 나눌 수 있는데, (1) 눈동맥 (2) 중뇌대동맥 혹은 (3) 척수뇌기저동맥으로 나눌 수 있다. 순간적인 일측 시력상실은 일시적인 눈동맥이 막혀서 발생한다. 이는 통증은 없지만, 한 쪽 눈의 일부 혹은 전체에 시야장애를 보일 수 있다. 시력손실은 보통 한 쪽에 위쪽 혹은 아래쪽에 커튼이 드리워져서 수 분 동안 안 보였다가 서서히 저절로 회복되었다고 말하곤 한다. 영구적인 시력손상은 드물다. 환자는 양측 시력소실이 양쪽에서 모두 발생해서는 안되며, 눈을 감았을 때 그 눈에서 빛이 가물거려서도 안된다. 후자는 편두통의 조짐(aura)이다.

일과성 허혈발작이 중간대뇌동맥에 발병하는 경우는 갑자기 통증없이 반대측 편마비와 편마비측에 부분적인 촉각 및 온도 감각 손실을 보인다. 우세 뇌의 중간대뇌동맥에 발생하면 환자는 종종 실어증을 호소한다.

일과성 허혈발작이 척수뇌기저동맥에 발병하면 보통 어지럼증, 운동실조, 복시, 구음장애, 그리고 양측 눈의 시력장애를 호소하지만 의식소실은 드물다. 정의에 의하면, 일과성 허혈발작은 24시간 이상 지속되어서는 안 되며 후유 증세를 남기지도 않는다. 그러나 대부분의 일과성 하혈발작은 6시간 이내에 회복되며, 가끔은 20분 내에 해결되는 경우도 있다.

주요 검사소견

일과성 허혈발작을 가진 환자의 원인을 찾기 위한 검사는 가능하면 빨리 검사를 해야한다. 검사계획은 목 동맥 및 심장을 포함하여 허혈성 뇌경색을 검사하기 위한 전반적인 검사가 포함된다. 가장 흔한 원인은 총경동맥(common carotid artery)의 안쪽 경동맥 분지 부분에 발병하는 일측성 협착(70~99%) 때문이다. 그러나 그 원인을 찾지 못하는 경우가 많다.

치료 원칙과 예후

대부분의 환자들은 혈소판 응집 억제제인 아스피린(aspirin)을 매일 복용하거나 혹은 아스피린을 복용할 수 없는 경우나 일과성 허혈발작이 지속되는 경우에는 클로피도그렐(clopidogrel) 혹은 디피리다몰(dipyridamole)을 복용한다. 매일 아스피린을 복용하면 고위험군의 13~20%, 일반 환자의 경우는 5% 정도 뇌졸중의 발병률을 낮출 수 있다. 심각한 내측 목 동맥의 협착을 보이는 환자는 합병률이 낮은 외과의사에 의한 경동맥내벽절제술이 필요하다.

출혈성 뇌졸중

서론

뇌출혈(hemorrhagic stroke)은 뇌실질/뇌실내, 지주막하, 그리고 경막하 등의 세 군데에서 발병한다. 경막하 출혈은 제2장~18장 외상성 뇌손상과 경막하 출혈에서 기술하였다. 지주막아래 공간의 출혈은 보통 동맥류 파열에 의해 발생하며, 즉각적인 두통, 목의 경직 등의 증상을 일으키며 가끔은 목숨을 잃을 정도로 뇌실질내 출혈을 보이기도 한다.

자연적인 뇌출혈

서론

비외상성 뇌출혈(nontraumatic intracerebral hemorrhage)은 대개 뇌실질에서 발생하여 뇌실로 넘치는 경우는 있으나 지주막공간으로 들어가는 경우는 거의 없다. 미국에서는 매년 45,000명 정도의 뇌출혈 환자가 발생하며, 매년 유병률은 100,000명당 20명이다. 뇌출혈은 남자, 아프리카 출신의 미국인, 그리고 일본인에서 호발한다. 자연적인 뇌출혈은 전체 뇌졸중 환자의 10% 정도이나 사망률은 가장 높다.

원발성 뇌출혈이 전체 뇌출혈의 85%이며, 고혈

압이나 아밀로이드 혈관질환(amyloid angiopathy)에 의한 작은 혈관의 파열이 그 원인이다. 속발성 뇌출혈은 동정맥 혈관기형, 종양출혈, 혹은 항응고 기능의 손상 때문에 발병한다.

병태생리

뇌출혈(혈종)은 대부분 대뇌, 기저핵, 시상, 교뇌, 그리고 소뇌에서 발생한다(그림 9-3). 출혈은 뇌기저동맥 혹은 앞쪽 대뇌동맥, 중간 대뇌동맥, 혹은 뒤쪽 대뇌동맥에서 기시하는 작은 동맥의 파열 때문에 발병한다. 만성 고혈압에서는 혈관 내벽이 퇴행성 변화를 거치면서 발생하고, 아밀로이드 혈관병증에서는 β-아밀로이드 단백질의 침착하여 발생하며, 특히 이런 혈관들이 갈라지는 부분에서 발생한다.

혈관 파열 후에, 동맥의 압력 때문에 혈액은 주변의 뇌조직 안으로 들어간다. 기저핵에서 혈액은 회색질을 손상시키고 뇌실과 그 주변의 백색질로 확장된다. 혈관 파열이 대뇌에서 발생하면 그것이 백색질 사이로 스며들어 상대적으로 건강한 뇌세포와 분리시킨다. 출혈은 혈관눌림증(temponade)에 의해 보통 30분 내에 멈추지만 20%는 혈종이 수 시간 동안 계속 커지는 경우도 있다.

혈종에 의해 눌린 주변의 뇌조직은 농도가 높은 활성 응고 단백질에 의한 혈관성 부종과 주변 혈관의 압박 때문에 생긴 세포독성 부종이 발생하며 이는 이차적인 조직허혈로 발전한다. 수 일 내에 거식세포와 중성 백혈구들이 주변 뇌조직에 쌓이면서 서서히 혈전에 침착하여 수 개월 동안 혈액 생산을 방해한다. 생존자에서는 수 개월 후에 혈철소가 침착된 거식세포를 포함하는 오렌지 색깔의 작은 구멍만을 남는다.

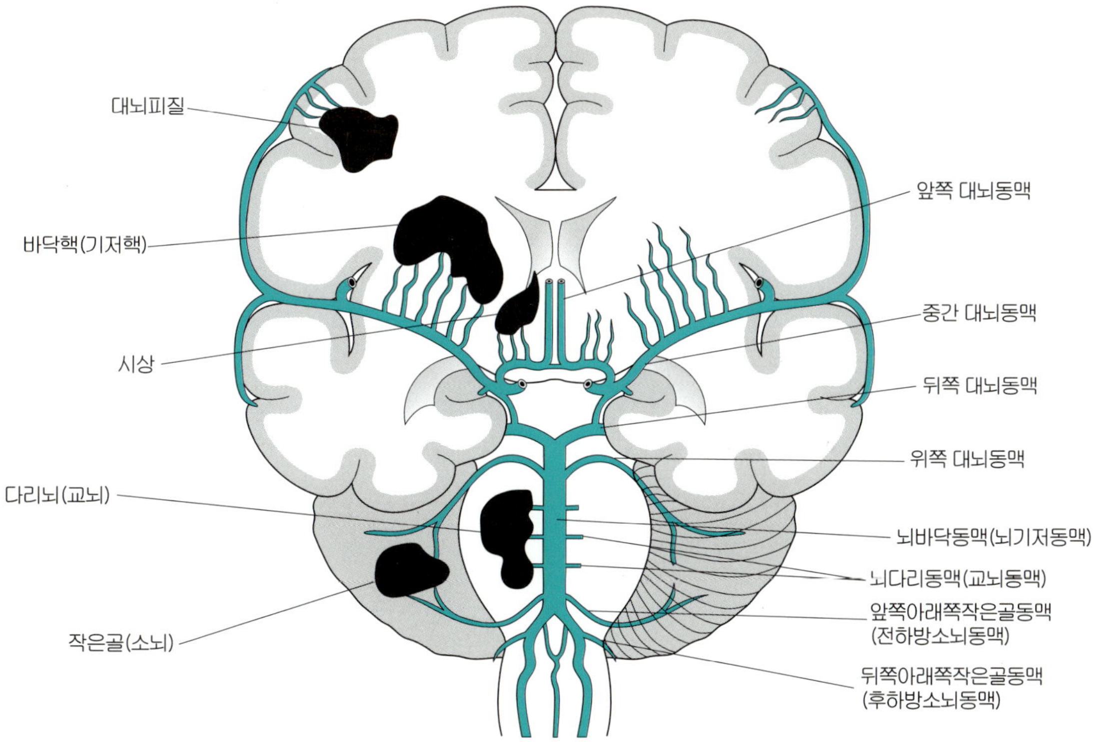

그림 9-3 흔한 뇌출혈 부위.

불행히도 25% 이상의 환자에서 혈전과 주변 뇌조직의 부종에 의한 압박은 두 개강내 압력을 높여서 이차적인 뇌탈출(brain herniation)을 일으키며, 수 시간 혹은 수 일 내에 사망에 이르기도 한다.

주된 임상소견

뇌출혈의 호발부위는 조개비핵, 시상, 그리고 꼬리핵이며, 전체의 60%를 차지한다. 이런 환자들은 갑자기 의식이 이상해지면서 수 분 후에 점점 의식이 나빠지며 구토와 두통, 반대측 편마비, 비정상적인 안구운동 등이 나타난다. 국소적인 뇌출혈의 증상은 출혈 부위에 따라 다르게 나타난다. 소뇌출혈은 보통 치아핵에서 시작하며, 출혈이 진행되면서 소뇌반구로 확장되고, 증상으로는 두통, 동측 상하지의 운동실조, 현기증, 사지의 위약증이 없는 구토 등이 있다.

아밀로이드 혈관 병증을 가진 환자는 대부분은 70세 이상이며, 30% 정도는 진행성 치매와 연관이 있다. 대부분의 환자는 국소적인 뇌출혈을 가진다.

주요 검사소견

컴퓨터단층촬영에 의해 급성 뇌출혈을 확인함으로서 진단한다(그림 9-4). 그 밖의 소견으로는 뇌부종, 뇌실내 출혈, 뇌탈출 등이 있다(제18장 외상성 뇌손상과 경막하 출혈에 상세히 기술하였다).

치료 원칙과 예후

치료 목표는 급성 출혈로부터 환자의 생명을 구하고, 원인 규명과 지속적인 출혈을 막는 것이다. 특히 뇌출혈의 급성기 치료에는 여러 가지가 있다. 종종 환자들은 초기에 기관지 삽관이 필요하며, 이는 인공호흡기 부착 및 충분한 산소 공급을 유지시키고 기관지 내 흡인을 방지하기 위해 필요하다. 발병 24시간 내에 환자의 상태가 악화된다면 지속적인 활력증후와 심장 상태를 점검하는 것이 필요하다. 치료가 필요한 심장부정맥이 발생할 수 있다. 첫 24시간 내에 나타나는 경련은 충분한 양의 항경련제로 치료해야 한다. 경련은 두개강내압을 증가시키고 뇌탈출 위험을 높인다.

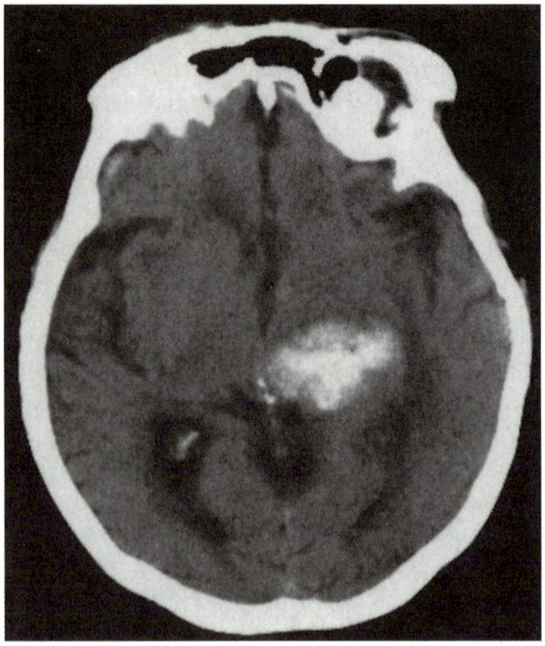

그림 9-4 좌측 시상에 있는 급성 뇌출혈의 컴퓨터 단층촬영 사진

환자에게 뇌탈출 증세가 나타나면, 컴퓨터단층촬영을 다시 실시하여 출혈이 새로 생겼는지 혹은 폐쇄성 수두증이 생겼는지 등을 감별진단을 해야 한다. 수술로 혈종을 제거하는 것에 대해서는 소뇌출혈을 제외하고는 아직 찬반 이론이 있다. 수술이 환자의 생존 기간이나 생존의 질을 향상시켰다는 증거는 별로 없다. 그러나 큰 소뇌출혈은 응급 수술을 통해서 사망률과 합병증의 발병률을 상당히 줄일 수 있다.

급성기 출혈에서 생명을 건진 환자는 출혈의 원인을 찾기 위한 검사가 필요하다. 동맥류 혹은 동정맥 기형의 진단을 위해 뇌혈관촬영이 필요할 수

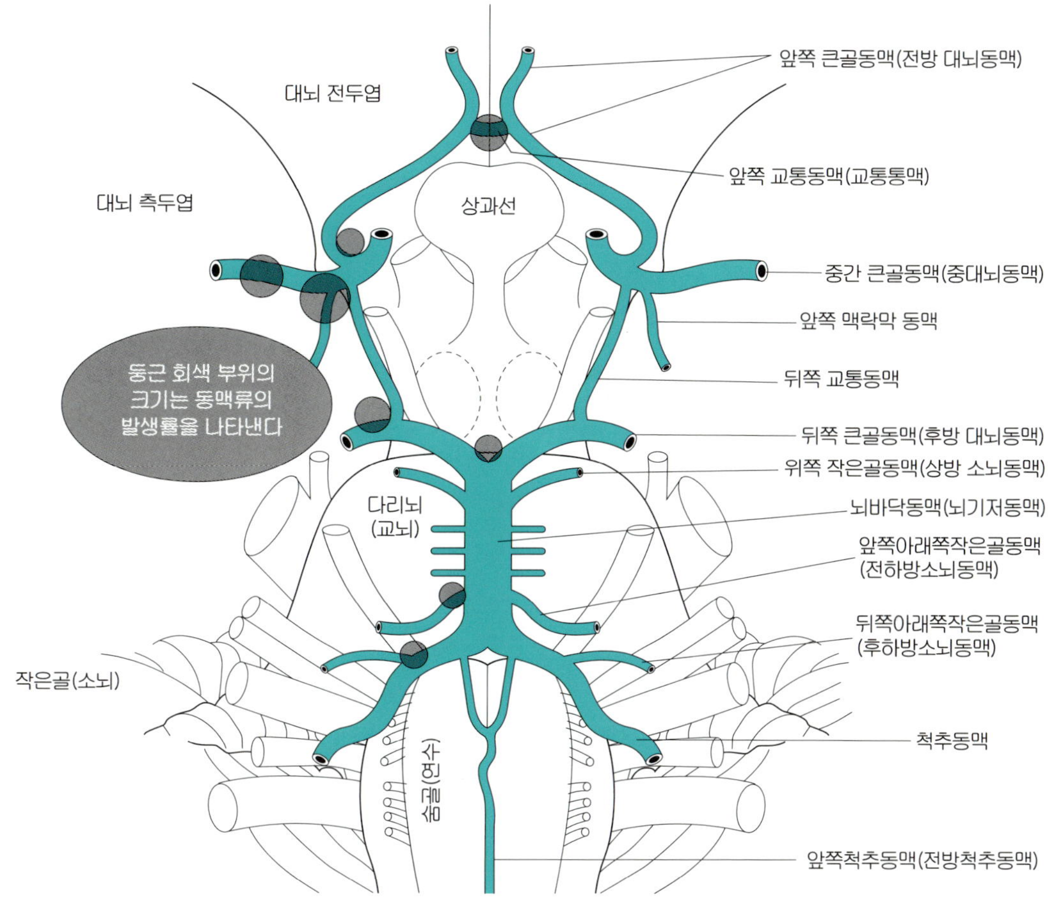

그림 9-5 주머니형 동맥류위 분포.

도 있고, 조형제를 이용한 자기공명영상은 출혈성 종양을 찾을 수도 있다. 동정맥 기형의 수술적 제거가 필요한 경우도 있다.

생존자에 대한 재활치료의 목적은 사지의 근력 증강, 보행, 언어회복 등이다. 고혈압의 조절은 필수적이다. 그러나 고혈압에 의한 출혈성 뇌졸중 환자에서 다시 출혈성 뇌졸중이 발병하는 경우는 드물다. 아밀로이드 혈관병증을 가진 환자에서 출혈의 예방은 현재까지는 불가능하며, 매년 10%의 재발률을 가지고 있다. 동정맥기형에 의한 뇌출혈의 재발률은 매년 18% 이상이다.

뇌출혈에 의한 1년 생존율은 약 40%이다. 신경학적인 후유증은 작은 혈관에 의한 허혈성 뇌졸중에 비해 그렇게 심하지는 않으며 이는 혈종에 의해 압박되었던 신경조직이 보다 덜 손상되기 때문이다.

주머니형 동맥류

서론

지주막하 출혈(subarachnoid hemorrhage: SAH)은 경막과 뇌척수강에 출혈이 있는 상태를 말한다. 지주막하 출혈의 가장 많은 원인인 두부 외상에 대해서는 제18장에서 논의한다. 외상을 제외하고, 자발적인 지주막하 출혈의 발병률은 매년 100,000명 당 10명 정도이며, 전체 뇌졸중 환자의 3% 정도이다. 자발적인 지주막하 출혈은 영유아에서는 드물며 50대 나이가 보통이며, 75세 이상의 노인에서도 드물다. 여자가 남자보다 3:2의 비율로 높으며 아프리카 출신의 미국인이 동양인보다 2:1의 비율로 높다.

지주막하 출혈의 약 85%는 주머니형 혹은 방추형 동맥류의 파열 때문이다. 주머니형 동맥류는 중간 정도 크기의 동맥의 분지에는 별로 없지만, 방추형 동맥류는 혈관을 따라 길게 팽창되어 있다. 주머니형 동맥류가 방추형 동맥류보다 잘 파열된다. 그 밖의 원인들로는 뇌와 척수의 표재성 동정맥기형과 원인을 알 수 없는 지주막하 출혈이 있다.

동맥류 파열의 주된 원인은 고혈압, 흡연, 그리고 가족력이 있다. 지주막하 출혈을 가진 가족에서는 10%는 가족력이 있으며 제 2세대는 5배의 발병 위험을 가진다.

병태생리

부검을 통해서 파열되지 않은 주머니형 동맥류(saccular aneurysm)의 유병률은 약 1~2%이며, 이들의 약 30%는 다발성 동맥류를 가지고 있었다고 알려져 있다. 주머니형 동맥류의 호발부위는 큰 혈관의 분지, 혈류의 방향이 바뀌는 곳, 즉 앞쪽과 뒤쪽 뇌교통 동맥 등이다(그림 9-5). 가장 호발부위는 뒤쪽 뇌교통 동맥(40%), 앞쪽 뇌교통 동맥(20%), 그리고 중간대뇌동맥의 분지(15%) 순이다. 드문 유전성 질환을 제외하면, 뇌동맥류 환자는 전신적인 동맥류를 동반하지는 않는다.

주머니형 동맥류의 발병 원인은 완전히 밝혀져 있지 않다. 알려진 것은 대개 성인들의 동맥류에 국한되어 있으며 소아에서는 동맥류가 흔하지 않으며, 부검에서도 영유아의 동맥류는 드물게 발견될 뿐이다. 동맥류의 발병부위는 혈류의 압력이 높은 분지 바로 뒷부분이다. 동맥류의 특징은 (1) 콜라겐 섬유의 부족 (2) 혈관 중간내벽의 위축 (3) 혈관 내측 탄력층의 소실과 혈관 외측 탄력층의 소실 의심 등이다. 동맥류의 작은 주머니에는 단일층의 내피와 얇은 섬유층으로만 구성되어 있다. 동맥류가 생기기 전과 후에는 혈관벽의 조직학적 특징은 정상이다. 이런 병리기전에 대한 유전학적인 요인의 역할에 대해서는 알려져 있지 않다.

직경 5 mm 이상의 동맥류는 매우 높은 출혈위험을 가지고 있다. 다발성 동맥류 역시 파열의 위험성이 높다.

주요 임상소견

갑작스럽고 폭발적인 두통이 특징적인 증상이며 이는 파열 후 수 초 내에 발생한다. 그러나 응급실에서 이러한 증상을 호소하는 환자의 약 10%만이 지주막하 출혈로 진단받는다. 다른 원인으로는 심한 두통이나 편두통 등이다. 70%에서 구토가 발생한다. 환자의 50% 이상에서 반응 없이 나타나며 국소적인 신경증상이 33%에서 보인다. 흔한 신경학적 증상으로는 다양한 뇌신경마비, 즉 동공확대, 양쪽 눈동자를 같은 방향으로 보지 못함(disconjugated gaze), 안면마비, 구음장애, 삼킴장애, 그리고 편마비 등이다. 경련은 환자의 5%에서 보인다. 보통 목강직은 출혈 후 수 시간 동안 진행된다. 두개강내압이 증가하면 보통 발병 12시간 후에 안저검사에서 유두부종이 보인다.

가끔 크고 방추형의 동맥류는 그 크기 때문에 신경학적인 증상을 보이며, 제3뇌신경 혹은 다른 뇌신경마비를 보인다.

주요 검사소견

지주막하 출혈의 진단은 컴퓨터 단층촬영이 가장 좋으며, 이것은 대개 이용가능하며 환자가 안정되지 않은 상태에서도 빠르게 검사가 가능하며,

80% 이상에서 지주막하 공간에서 출혈을 확인할 수 있다. 기저수조(basal cisterns)에서 혈관 밖 출혈을 알리는 특징적인 진한 음영이 가장 흔한 특징이다(그림 9-6). 그 밖은 다른 곳의 혈관 밖 출혈은 동맥류가 파열한 곳이다. 환자의 30%에서는 뇌실질내 출혈을 보이는데, 이것은 동맥류가 뇌실질속으로 들어가서 파열되기 때문이다. 컴퓨터 단층촬영은 적혈구 농도가 0.5% 이상 높아야만 뇌척수강내 출혈을 찾을 수 있다. 8시간 후에 뇌척수강 검사에서 모든 관에서 출혈을 확인 할 수 있으며, 침전물위의 액상(supernate)이 노란색을 띠며 이는 컴퓨터 단층 촬영에서 출혈을 보이지 않았던 환자들도 지주막하 출혈을 확인하여 준다. 자기공명영상은 아주 어린아동에서도 지주막하 출혈을 감별하는데 도움을 줄 수 있다.

동맥류의 위치나 혹은 동맥류 외에 다른 것이 있는지 여부를 검사하는 여러 가지 방법이 있다. 가장 표준적인 방법은 네 혈관(four vessel) 조영술이지만, 이 검사는 시간이 많이 걸리고, 중증의 환자에게는 시술하기 어렵고, 재출혈 등의 합병증이 2~5%를 보인다. 조형제를 사용하는 컴퓨터단층촬영혈관검사가 많이 사용되고 있으며, 그 이유로는 검사가 보다 빠르고 안전하며 동맥검사와 비교하여 90%의 민감도가 있기 때문이다. 자기공명영상을 이용한 혈관촬영은 더 느리며 인공호흡기를 부착한 환자는 시행할 수 없어서 많은 도움을 주지 못하고 있다.

치료 원칙과 예후

치료의 목적은 급성기 지주막하 출혈 환자의 생존과 질을 향상시키는 것이고, 동맥류를 제거하고, 재출혈을 막는 것이다. 환자들은 대개 글라스고우 혼수 척도로 그 중증도와 예후를 나눌 수 있다(표 9-4). 환자는 발병 첫날 동안 증세가 악화될 수 있기 때문에 중환자실에 입원하여야 한다. 정신상태

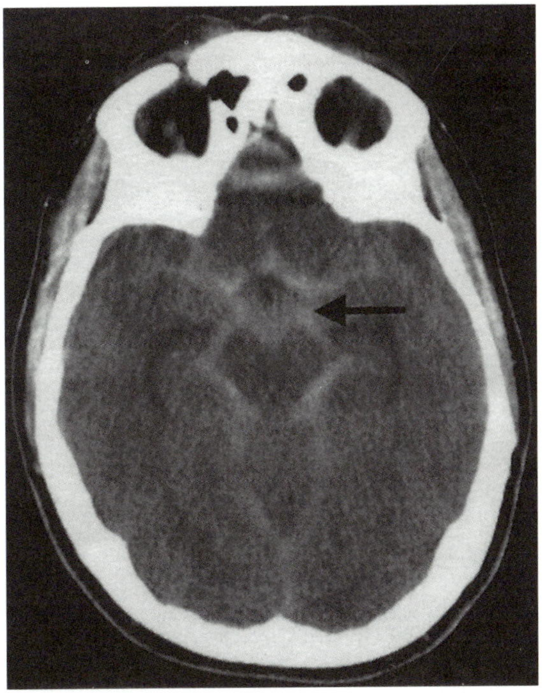

그림 9-6 지주막하출혈의 컴퓨터단층촬영 사진(화살표: 기저수조를 따라 혈액이 농축된 부분).

와 호흡이 불안정하면, 기관지삽관과 인공호흡기가 필요하다. 혈압을 조심스럽게 조절하여야하며 통증도 마취약으로 조절하여야 한다.

발병 후 수 일 내 혹은 수 주일 내에 33%의 환자에서 이차적인 뇌허혈이 발병한다. 이러한 허혈은 이차적인 뇌경색으로 진행한다. 동맥의 혈관연축(가역적인 일시적 혈관 협착)이 출혈 후 4~21일 사

표 9-4 파열된 주머니형 동맥류의 일반적인 분류 등급*

등급	임상 증상들
1	각성명료, 경미한 두통, 약간 경직된 목, 신경학적 증상은 없음
2	각성명료, 중등도/중증의 두통, 경직된 목, 뇌신경이외에 신경학적 증세 없음
3	졸림, 경미한 혼돈, 경미한 신경학적인 증세
4	반혼수, 중등도/중증의 편마비, 초기 대뇌제거경직
5	깊은 혼수, 대뇌제거경직, 다 죽어가는

* Hunt Hess, Botterell, Loughheed scales 포함

이에 종종 발생하며 이들이 항상 발견 가능한 뇌허혈증상을 보여주는 것은 아니며 또한 혈관 연축없이 경색이 생기기도 한다. 그럼에도 불구하고, 출혈 후 즉시부터 칼슘 채널차단제(니모디핀: nimodipine)를 사용하면 이차적인 뇌경색의 발병률을 낮추고 예후를 호전시키는데 도움이 되고 있다.

동맥류의 재출혈은 심각하다. 15%의 환자에서 초기 출혈 후 24시간 내의 재출혈을 보인다. 출혈 후 1일 생존한 환자의 33%에서 다음 4주일이 지나서 재출혈을 보이며, 이들은 매일 비슷한 정도의 재출혈의 위험을 갖고 있다. 동맥류를 수술로 묶는 방법이 수십 년 동안 치료의 주류를 이루어 왔다. 외과 의사는 가끔 매우 어려운 검험을 한다. 뇌부종을 동반한 의식불명의 환자를 수술하는 것은 기술적으로 매우 어려우며, 사망 할 수 있는 상당한 위험성을 가지고 있다. 수술의 최적기에 대한 연구는 없으나 많은 의사들은 환자의 의식이 회복될 때까지 기다린다. 최근에는 혈관 내 수술방법이 개발되었으며, 이는 관을 사용하여 스프링 코일을 동맥류에 삽입한 후, 동맥류의 응고를 유도하는 방법이다. 이러한 방법이 일부 환자에게는 도움이 될 수 있겠지만, 전체적인 수술 결과는 고전적인 수술 방법과 유사하다. 1개월 이후에 수술하지 않은 동맥류에 의한 재출혈의 위험은 4년 동안 매년 1%이며, 그 이후에는 점차 감소한다.

파열된 주머니형 동맥류 환자의 예후는 좋지 않다. 대충 출혈 후 33%는 사망하며, 67%는 상당한 신경학적 후유증과 장애를 갖게 된다. 나쁜 예후 예측치로는 동맥류 평가척도로 4~5점, 글라스고우 혼수척도로 3~6점, 뇌실질내 출혈, 수두증 발생, 그리고 재출혈 등이 있다.

추천문헌

Brott T, Bogousslavsky J. Treatment of acute ischemic stroke. *N Engl J Med* 2000;343:710–722. *(Reviews how ischemia damages neurons and the treatment options in an acute stroke.)*

Johnston SC. Transient ischemic attack. *N Engl J Med* 2002;347:1687–1692. *(Good review, with focus on treatment.)*

Qureshi AI, Tuhrim S, Broderick JP, et al. Spontaneous intracerebral hemorrhage. *N Engl J Med* 2001;344:1450–1460. *(Current review of causes and management options.)*

Staph C, Mohr JP. Ischemic stroke therapy. *Annu Rev Med* 2002;53:453–475. *(Current review of clinical picture, workup, and treatment options.)*

van Gijn J, Rinkel GJE. Subarachnoid haemorrhage: diagnosis, causes and management. *Brain* 2001;124:249–278. *(Excellent review of all causes, with attention to saccular aneurysms.)*

10_수초 질환

개요

수초는 슈반세포(Schwann cell)에 의해 말초신경계에서, 희소돌기아교세포(oligodendrocyte)에 의해 중추신경계에서 각각 생성된다. 두 세포는 태생학적으로 신경능선(neural crest)으로부터 나온다. 각 슈반세포는 말초신경계의 단일 1mm 분절로 수초를 형성하지만 희소돌기아교세포는 60개의 많은 중추신경계 축삭 분절의 수초를 형성한다. 출생시 말초신경계의 수초는 거의 완전하지만 중추신경계 수초는 출생 후에도 십년 동안 계속된다. 말초신경계에서 수초세포의 소실은 새로운 수초세포의 재생을 유발하여 탈수초화된 축삭을 재수초화 시킨다. 말초신경계의 재수초화는 밀집된 수초의 소용돌이를 덜 갖는 더 짧은 길이 간격의 수초에 의해 특징되어진다. 그럼에도 불구하고 재수초화는 흔히 정상 신경기능의 회복을 결과한다. 재수초화는 중추신경계에서도 일어날 수 있지만 훨씬 더 적은 정도로 일어난다.

수초는 여러 중요한 기능을 수행한다. 가장 중요한 기능은 축삭의 우리(house) 역할로서, 세포외기질에서 축삭의 비어있는 관 통로를 제공한다. 말초신경계에서 무수 축삭은 수초세포 세포질에 의해 둘러싸여 있으나 중추신경계에서는 희소돌기아교세포가 무수세포 주위를 싸고 있지 않다. 수초는 축삭에 물리적 힘을 제공한다. 그것은 또한 외부 독소로부터 축삭을 격리시키고 전기시냅스 전달(ephaptic transmission, 시냅스 없이 직접 축삭에서 축삭으로 전기 전달)을 막는다. 부가적으로 수초는 도약전도(saltatory conduction, 활동전위가 유수신경결절로부터 유수신경결절까지 점프를 통해 수초신경을 따라 이동하는 것)를 허용하여, 신경전도 속도를 100배 만큼 증가시킨다. 무수 말초감각신경은 0.5~1.0 m/s의 전도속도를 갖는다. 수초 말초운동신경은 60~80 m/s의 속도로 전도된다. 수초는 더 효율적인 흥분 전달을 가능하게 하여 에너지를 덜 요구한다. 이 때문에 수초 축삭은 무수 축삭보다 더 빠른 빈도로 더 긴 시간 동안 전도할 수 있다.

수초는 40%의 지질만을 갖는 정상 세포막과 비교하여 70%의 지질과 30%의 단백질로 구성되어 있다. 수초 기저단백질, 수초 연관 당단백질, 수초

희소돌기아교세포 당단백질과 같은 여러 수초 단백질이 수초에 특이하게 작용하며, 면역 유전될 수 있고 면역매개 수초 파괴의 표적이 될 수 있다.

탈수초 질환은 병의 경과가 주로 수초, 수초세포, 희소돌기아교세포 등을 포함할 때 일어난다. 그리하여 상대적으로 축삭의 보존과 함께 수초의 손상이 있다. 수초와 축삭을 둘 모두 파괴하는 뇌졸중과 같은 병은 탈수초 질환으로 분류되지 않는다. 병의 경과는 중추신경계, 말초신경계 둘 모두의 수초를 침범할 수 있다. 탈수초 질환의 원인으로는 유전성(샤르코-마리-투스 신경병증), 독성(디프테리아 다발신경병증), 감염성(진행다초점백색질뇌증), 면역 매개(급성특발다발신경염, 길랑-바레 증후군), 원인미상(다발성 경화증) 등이 있다.

탈수초를 일으키는 네 개의 주요한 기전이 있으며 (1) 희소돌기아교세포나 수초세포의 죽음 (2) 수초 합성의 간섭 (3) 수초 전환의 간섭 (4) 수초의 면역 매개에 의한 파괴 등이다.

탈수초의 증상과 징후는 밑에 있는 축삭의 기능부전 때문이다. 일반적으로 수초 신경로가 더 길수록 탈수초 질환이 기능을 파괴할 가능성이 더 커진다. 중추신경계에서 흔히 포함되는 길은 피질척수로(위약증과 경직), 척수시상로(감각소실), 시각로(시각장애), 척수소뇌로(실조) 등이다. 중요한 것은 탈수초 질환이 초기 치매나 실어증, 기저핵결손(파킨슨증, 무도병), 간질발작 등 회색질 질환의 징후를 거의 보이지 않는다는 점이다. 말초신경계에서, 운동과 감각(진동 감각) 수초 신경은 흔히 경하게 침범된다. 유사하게 통증과 온도감각(무수 축삭)은 거의 손상되지 않는다. 일반적으로 탈수초의 유전성, 독성 원인은 흔히 대칭성 징후를 보이는 반면 탈수초의 면역 매개나 감염성 원인들은 대개 비대칭적이다.

다발성 경화증

서론

다발성 경화증(multiple sclerosis)은 수수께끼 같은, 재발성의, 궁극적으로 진행하는 중추신경계 수초 질환이다. 다발성 경화증의 고전적 정의는 중추신경계 백색질 병변이 시간적으로(다발적 발병), 공간적으로(중추신경계 백색질의 다른 영역 침범) 점차 퍼져가는 질병이다. 2:1로 여자가 더 흔히 발생한다. 병은 대체로 20대에 시작된다. 미국의 성인 300,000명 이상이 이 병을 앓고 있다. 그러나 유병률은 세계적으로 100,000명 당 5명 이하에서 30명까지로 매우 다양하다. 더 높은 유병률은 적도로부터 최북쪽 또는 최남쪽에 사는 사람들에서 일어난다.

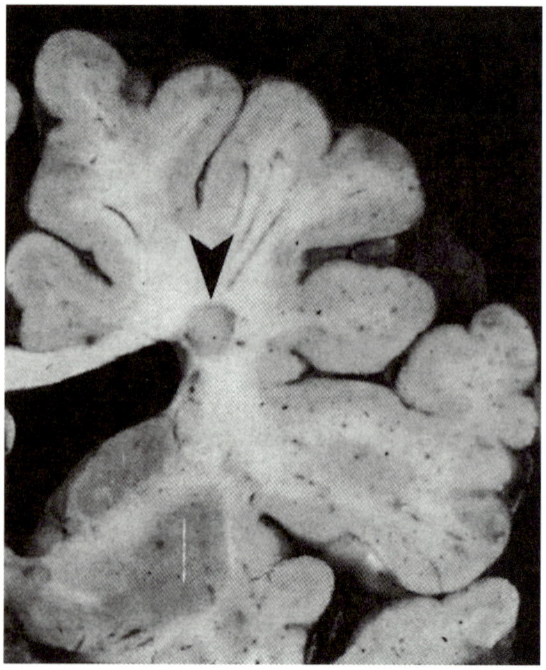

그림 10-1 다발성 경화증 플라크를 보여주는 병리 검체.

병태생리

다발성 경화증의 병리학적 특징인 탈수초 플라크는 잘 분리된 저세포(hypocellular) 영역으로 구성되며 수초의 소실, 축삭의 상대적 보존, 별아교세포와 아교세포의 흉터 형성 등의 특징을 갖는다(그림 10-1). 병변은 흔히 타원형이며 중심부 근처에 작거나 중간 크기의 혈관을 갖는다. 염증세포(주로 림프구와 포식세포)가 특징적으로 혈관 주변에 위치하지만 광범위하게 병변을 침윤할 수도 있다. 여러 플라크 들이 부분적인 재수초화를 보여주지만, 다른 것들은 아닐 수도 있다. 플라크는 중추신경계의 어디에서나 일어날 수 있지만 말초신경계에는 없다. 플라크의 흔한 부위는 시신경의 백색질, 둘러싸고 있는 외측 뇌실, 뇌들보, 뇌간, 소뇌, 척수 등이다. 병변은 양쪽 대뇌반구를 침범하며, 비대칭적으로 분포한다. 최근의 연구는 네 개의 병리학적 유형의 다발성 경화증이 있다고 제시한다. 두 개의 가장 흔한 유형(첫 번째 형태는 항체, 보체, 면역세포에 의해 매개되고, 두 번째 형태는 면역세포에 의해서만 매개됨)은 주로 중추신경계 수초의 손상을 나타낸다. 반면 다른 두 개 유형은 희소돌기아교세포에 주로 손상을 초래하는 것으로 나타난다. 네 개의 유형이 각기 다른 원인을 갖는 지에 대해서는 잘 알려져 있지 않지만, 미래에 환자 치료를 지향할 수 있다.

다발성 경화증의 원인은 아직 밝혀지지 않았다. 감염 균주나 유전 원인에 대한 광범위한 탐색에도 불구하고 아직 가능한 병인을 규명하지 못하고 있다. 중추신경계 백색질에 대한 손상이 면역 매개 과정에서 온다는 중요한 증거가 있기는 하지만, 초기유발항원과 어떻게 면역 과정이 수년간 불규칙한 간격으로 유지된 것인지 불명료하게 남아있다. 그럼에도 불구하고 우리의 가장 성공적인 치료는 면역 과정을 변경하는 쪽을 지향하고 있다.

주요 임상소견

다발성 경화증 진행의 주요 임상소견과 속도는 환자마다 상당히 다양하다. 신경 영상은 흔히 플라크가 임상 징후를 생성하지 않은 "조용한" 뇌 영역에서도 발견된다는 것을 보여준다. 다발성 경화증의 초기에, 임상적으로 분명한 발병이 1년에 한 번 또는 두 번 일어난다. 증상은 하루에서 이틀에 걸쳐 일어나며 규명 가능한 유발요인은 발견되지 않는다. 흔한 임상 징후가 긴 중추신경계 수초로의 손상으로부터 나타난다. 그리하여 다발성 경화증 환자는 흔히 편마비 또는 단마비(피질척수로), 편측 시력상실(시신경), 감각 소실(척수 후주, 척수시상로), 실조증(소뇌 또는 소뇌 경로), 신경인성

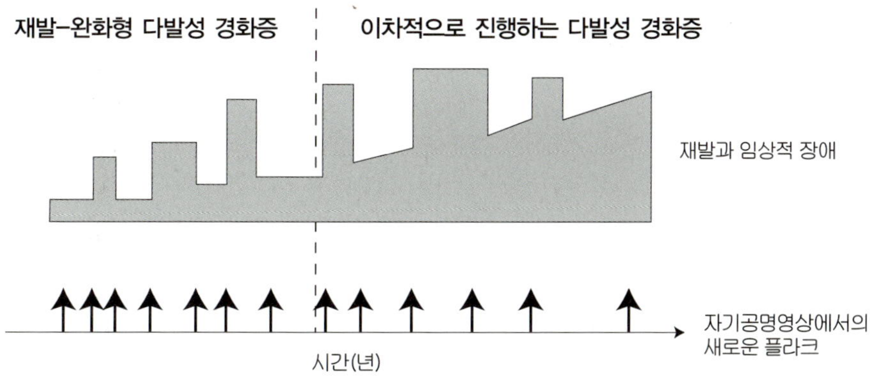

그림 10-2 다발성 경화증의 자연 병력.

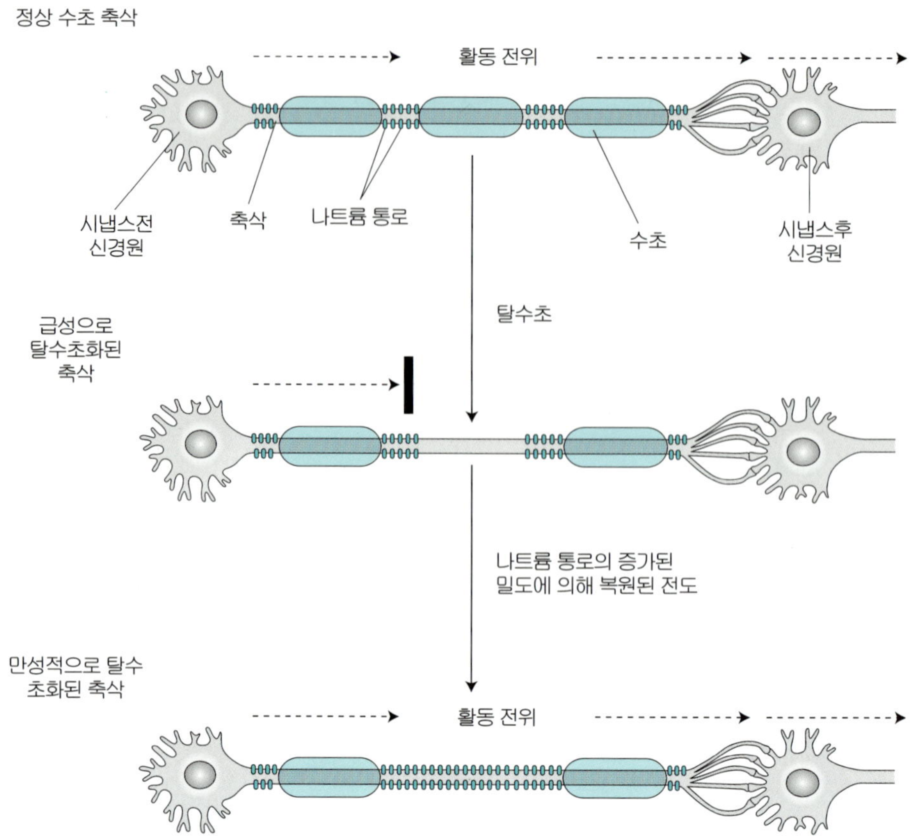

그림 10-3 급성 및 만성 탈수초화에서 축삭의 변화.

방광 또는 하지마비(척수) 등을 나타낼 수 있다. 환자들은 더운 날씨나 열이 날 때 증상의 악화를 불평한다.

자발적인 임상적 기능 회복은 흔히 1개월 이내에 일어난다. 재발-완화 형태의 다발성 경화증(환자의 80%)에서 기능의 완전 회복이 일어나지만, 시간이 지남에 따라 발작이 얼마만큼의 영구적인 후유증을 남기게 된다(그림 10-2). 임상적 기능 회복은 축삭의 탈수초 부분이 도약전도만을 허용하는 수초로부터, 무수 축삭처럼 연속적인 전도를 갖는 축삭 분절로 전환되면서 일어난다. 그리하여 전도속도는 느려지지만 기능은 회복된다. 뇌의 온도가 올라가면서, 몇몇 연속적으로 전도되는 축삭들이 일시적인 전도차단을 보이게 된다. 이는 더운 날씨에 환자의 증상이 악화되는 이유를 설명해 준다. 플라크에서 탈수초화된 축삭이 재수초화되는 것은 아주 제한적이므로 유의한 임상적 향상을 결과하지는 않는다. 영구적인 기능 상실은 밑에 있는 축삭의 상실과 연관된다.

5년에서 10년 후, 재발-완화 형태를 보이던 환자는 이제 천천히 악화되는 병 상태를 보이게 되는데 이를 이차적으로 진행하는 다발성 경화증이라고 부른다. 몇 퍼센트의 환자들은 급성 발병(일차적으로 진행하는 다발성 경화증) 없이 천천히 진행하기도 한다. 30년이 지나면, 다발성 경화증 환자의 1/2이 심한 실조증이나 경직으로 인해 의자차를 필요

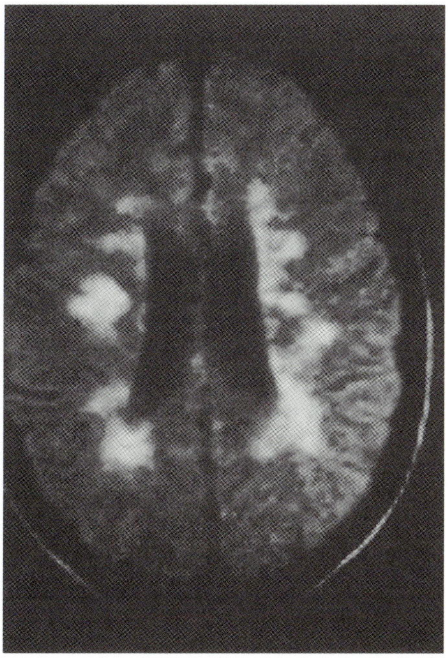

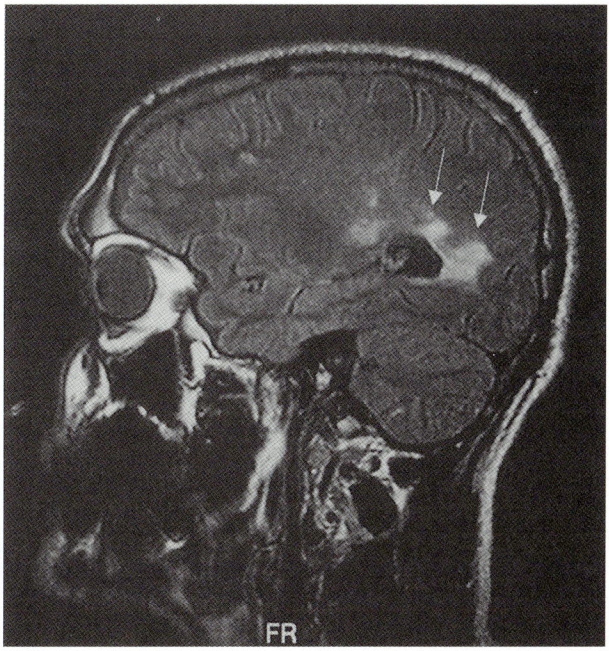

그림 10-4 다발성 경화증 플라크를 보여주는 FLAIR 자기공명영상.

로 하게 된다. 수명은 더 짧아지게 된다.

주요 검사소견

다발성 경화증에 대한 확실한 진단 검사 도구는 없다. 그러나 특징적인 뇌척수액 변화가 대부분의 환자에서 일어난다. 뇌척수액은 흔히 증가된 면역글로불린 G 합성속도(면역글로불린 G 지표)와 여러 올리고클론띠(oligoclonal band)를 보여준다. 이것은 혈액으로부터 뇌 플라크로 B 림프구와 형질세포(plasmacyte)의 이주가 일어나고 뒤이어 국소적으로 균질의 항체가 생성되어 뇌척수액으로 누출된다. 다발성 경화증 항체가 어떤 항원에 대해 대응하는지 잘 알려져 있지 않다. 뇌척수액은 적은 숫자의 림프구를 포함하지만, 정상적인 포도당 수치를 가져야 한다. 일상적인 혈액 검사는 정상이다.

자기공명영상은 특이적이지는 않지만 수초 플라크을 잘 보여준다. FLAIR와 T2 강조영상 자기공명영상에서 보이는 병변은 염증, 부종, 탈수초, 교질화된 것을 나타낸다(그림 10-4). T1 강조영상에서 보이는 병변(블랙홀)은 대개 플라크에서 축삭이 현저히 소실되었다는 것을 의미한다. T1 강조영상에서 가돌리늄에 의해 증강되어 보이는 병변은 급성 염증이나 탈수초화로부터 혈액뇌장벽이 붕괴되었다는 것을 말한다. 신경 영상의 병변은 부검시에 발견되었던 것과 동일 부위에서 일어나며, 흔히 외측 뇌실, 뇌들보, 소뇌, 척수 주위의 백색질에서 수직의 타원형으로 보인다.

다발성 경화증은 임상적으로 진단하며 검사결과는 보조수단이다. 환자가 젊은 성인이어야 하며, 다발성 경화증에 특징적인 적어도 하나의 명확한 임상적 발병 병력, 뇌와 척수의 백색질의 여러 영역에 분포된 명확한 징후나 자기공명영상 병변 등이 있어야 한다. 임상 진단은 뇌척수액에서의 올리고클론띠와 증가된 면역글로불린 G 합성의 존재에 의해 지지된다. 임상 징후에 대해 다른 진단이 없다는 것이 명백하여야 한다.

치료 원칙과 예후

다발성 경화증의 치료는 급성 병변의 치료와 만성 질환을 가진 환자에서의 재활, 미래 플라크 발생의 예방으로 나뉜다. 급성 재발은 대개 고용량의 코르티코스테로이드를 짧은 기간 사용하여 치료한다. 자발적인 임상 회복이 4주 정도에 나타나는 반면, 스테로이드는 1주에서 2주까지 회복 기간을 짧게 만든다. 그러나 스테로이드는 회복 정도를 향상시키거나 병의 경과를 변화시키지는 못한다. 스테로이드를 사용한 만성 치료는 뒤이은 재발을 막지 못하는 것으로 보인다.

재활치료는 환자의 기능을 최대화하는데 목적이 있다. 환자는 흔히 우울해지고, 상담과 항우울의 투약이 요구된다. 피로가 나타나며 잘 치료되지 않는다. 방광의 경직과 요실금이 나타날 수 있으며 치료를 요구된다. 실조와 경직이 보행, 균형, 조정 능력에 영향을 끼쳐 일상생활동작을 방해한다.

여러 약물들이 재발과 완화를 반복하는 다발성 경화증에서 새로운 병변의 빈도를 감소시키는데 효과적인 것으로 나타난다. 인터페론(interferon) 베타-1b, 인터페론 베타-1a, 그리고 글라티라머 아세트산염(glatiramer acetate) 등이 모두 30%까지 재발의 빈도를 감소시킨다. 연속적인 신경 영상 검사에서 이 약물들은 60%까지 새로운 T2 강조영상에서의 병변을 감소시킨다. 단기간 연구에서 이 약물들이 장애의 악화를 지연시키는 쪽으로 작용하는 것으로 나타나지만, 통계학적 유의성에 도달하지는 못하였다. 인터페론과 글라티라머 아세트산염의 작용 기전이 불명확하지만, 연구들은 이 약물들이 백색질에 대한 면역 매개 공격에 영향을 끼치는 것으로 제시한다. 인터페론과 글라티라머 아세트산염 둘 모두 날마다 또는 1주마다 주사의 투여를 요구하며 중간 정도의 국소 또는 전신 부작용을 일으키며, 값이 비싸다(연간 10,000 달러). 얼마나 오랫동안 이 약물들이 투여되어야 하는지에 대해서는 아직 잘 알려져 있지 않다. 화학치료제인 믹산트론(Mixantrone)은 일차 또는 이차적으로 진행하는 다발성 경화증에 유일한 적응이 되는 약물이다.

길랑-바레 증후군

서론

길랑-바레 증후군(Guillain-Barre syndrome)은 말초신경의 오직 수초 신경만을 침범하는 단상성 질환이다. 가장 흔한 형태(미국에서 80% 이상)는 급성 염증성 탈수초다발신경병증(acute inflammatory demyelinating polyneuropathy)이며 말초 수초의 면역 매개 공격 때문에 일어난다고 알려져 있다. 급성 운동축삭신경병증(acute motor axonal neuropathy)은 임상적으로 급성 염증성 탈수초다발신경병증보다 더 심하다. 급성 운동축삭신경병증에서 면역 공격은 유수신경결절(node of Ranvier)에서 노출된 말초신경계 수초 축삭에 대해 이루어진다. 길랑-바레 증후군의 미국에서의 연간 발생률은 100,000명 당 1명에서 2명이다. 발생률은 나이에 따라 증가하며 남성이 조금 더 많이 발생한다. 부분적인 면역억제 상태에 있는 환자에서 길랑-바레 증후군의 발생 위험도가 증가한다.

병태생리

길랑-바레 증후군은 환자의 60%에서 선행 질병을 갖는다. 상기도감염이나 위장관감염이 빈번하며, 가장 흔한 것은 바이러스(거대세포바이러스, 엡스타인바바이러스)와 세균(공장캄필로박터)이다. 분자생물학적 유사성으로 인하여 환자는 균주에 대한 면역반응을 생성하여 환자의 말초신경 수초나 축삭에 있는 항원과 교차반응하는 것으로 생각된다.

급성 염증성 탈수초다발신경병증에서, 말초신경 수초에 대한 림프구의 면역반응으로인하여 신경손상이 야기되는데 작용 항체의 역할은 불분명하다. 병리소견은 특히 신경섬유막 내의 세정맥이나 모세관 주변에 반점형 림프구 침착을 일으키며, 탈수초신경 주변에 포식세포의 침착을 일으킨다. 혈액에서 유래한 포식세포가 신경섬유에 붙어 수초세포의 바닥판(basal lamina)을 뚫고 수초층판을 절단하고 수초를 축삭으로부터 "벗겨내는" 일련의 과정으로 연결된다. 이 과정이 분절성 탈수초를 만들어낸다. 신경에서 가장 크게 영향을 받는 부분은 근위부 신경근(뿌리) 부위이다. 다발적인 말초신경들이 대체로 균일하고 대칭적으로 침범된다. 중추신경계 축삭은 영향을 받지 않는다. 임상적 회복은 탈수초가 풍부한 수초세포 증식을 자극하고 뒤이어 벗겨진 축삭 분절의 재수초화를 자극할 때 수주에 걸쳐 일어난다. 재수초화는 원래 수초보다 더 얇고 짧은 길이의 수초 분절을 생성한다.

급성 운동축삭신경병증에서 항체(특히 공장캄필로박터와 연관된 항체)가 마디사이 축삭집(internodal axolemma)에 위치한 축삭 항원을 공격하는 것으로 나타난다. 밀러-피셔 증후군(Miller Fischer syndrome: 실조증, 무반사, 내안근마비, 외안근마비)이라고 부르는 급성 운동축삭신경병증의 변형에서, 원인 항원은 일부 세균과 축삭이 공유하고 있는 GQ1b와 같은 항원결정인자(epitope)인 것으로 나타난다. 신경 병리는 주로 비염증성이고, 신경섬유의 왈러변성이 뚜렷하게 나타난다. 이는 급성 운동축삭신경병증 중에서 더 안 좋은 예후로 알려져 있다. 또 다른 흔치 않은 변형인 만성 염증성 탈수초다발신경병증(CIDP)은 수초 말초신경의 항체 매개 만성 질환으로 보이며, 길랑-바레 증후군과 유사점이 많다. 혈장교환술, 코르티코스테로이드, 면역억제제에 반응한다.

주요 임상소견

이완성 마비가 가장 주요한 증상이다. 하지 위약증이 대개 가장 초기 징후이지만, 대체로 위약증은 모든 팔다리를 포함한다. 위약증은 근위부, 원위부에 모두 나타나고 또한 운동뇌신경을 침범하여 안면마비나 삼킴장애, 썹기장애 등을 초래할 수 있다. 50% 가량의 환자에서 폐활량의 감소를 경험하게 되며, 25%는 기계적 환기가 요구된다. 위약증은 1~3주일에 걸쳐 진행하며 그 이후 안정수준에 도달한다. 수초 자율신경계의 임상적 침범이 흔하며, 생명에 위협을 초래할 경우도 있다. 복합 심실위빈맥, 갑작스러운 서맥, 고혈압이나 저혈압 발작 등이 자발적으로, 또는 자세의 미세한 조정이나, 통증 자극동안 일어날 수 있다. 대부분의 환자들은 첫 주 동안 위약증이 심하지 않더라도 무반사 상태가 지속되며, 발의 진동 감각의 감소가 흔하다. 그러나 접촉, 통증, 온도감각의 소실은 거의 일어나지 않으며 방광과 장 조절 기능의 소실도 흔치 않다. 정신능력은 정상으로 남는다.

대부분의 예에서 진단은 특징적인 임상 징후에 근거한다. 비정형적인 경우, 감별 진단할 질환에는 급성 간헐 포르피린증, 납중독, 진드기 독마비, 디프테리아성 신경병증, 중병 신경병증(critical illness neuropathy) 등이 해당된다.

위약증은 발병 후 첫 1~3주일에 걸쳐 악화되며 뒤이어 안정과 회복의 과정을 겪는다. 경한 정도의 급성 염증성 탈수초다발신경병증의 경우, 운동 회복은 수주에 걸쳐 일어난다. 걸을 수 없는 급성 염증성 탈수초다발신경병증의 경우, 보행은 4~6개월 정도가 걸린다. 여러 증례에서 회복이 2년까지 계속 일어나기도 한다. 급성 염증성 탈수초다발신경병증에서 85%의 환자가 완전히 회복되며, 15%는 반사 소실과 같은 약간의 후유증을 남길 수 있다. 급성 운동축삭신경병증에서는, 절반 이상의 환자가 신경학적 후유증을 남기게 된다. 아직도 심장 부정맥이나 감염 합병증에 따른 사망이 길랑-바레 증후군 환자의 2%에서 3%까지 일어나고 있다.

주요 검사소견

주요 혈액검사는 정상이다. 뇌척수액은 첫 주 동안에 비정상이 된다. 뇌척수액 단백질이 100~400 mg/dL 까지 상승하지만, 뇌척수액 면역글로불린 G 합성은 증가되지 않고 올리고클론띠가 나타나지 않는다. 뇌척수액의 포도당 농도과 백혈구수는 정상이다. 만약 뇌척수액에 세포수가 증가하면 인간면역결핍바이러스(HIV) 감염이나 소아마비, 서부나일강 바이러스성 척수염이나 수막 암종증 등과 같은 다른 진단을 감별하여야 한다.

신경전도검사 결과는 발병 1주 말에 급성 염증성 탈수초다발신경병증에서 비정상 소견을 보이게 된다. 신경 자극에 따른 복합근활동전위 진폭의 평균값이 정상치의 25~50%까지 감소되면, 다수의 운동 축삭에서 전도 차단이 있음을 의미한다. 운동신경전도속도가 수주 후 정상의 50~75%까지 감소되는데, 이는 분절 탈수초화 상태임을 반영한다. 근육 탈신경의 다양한 증거가 발병 2, 3주 후 침 근전도 검사에서 나타나기 시작한다. 급성 운동축삭신경병증에서 운동신경전도속도는 현저히 감소되지 않으나 복합근활동전위 진폭은 현저히 감소되며, 근육 탈신경의 광범위한 증거와 함께 나타난다. 이는 급성 운동축삭신경병증의 병리학적 손상이 주로 축삭에서 일어남을 반영하는 소견이다.

치료 원칙과 예후

성공적인 치료의 열쇠는 뛰어난 간호이다. 환자는 흔히 중환자실로의 입원이 필요하다. 환자의 1/4에서는 인공호흡기가 요구된다. 환자가 심한 부정맥이 나타날 수 있고 이로 인해 전기적 심장율동전환이나 약물 투여 등이 필요할 수 있으므로 항상 심장 모니터링이 권장된다.

혈장교환술이나 면역글로불린이 급성 염증성 탈수초다발신경병증 초기에 도움을 줄 수 있다. 두 가지 모두 회복 시간을 단축시키고 병의 진행을 막아주는 것으로 보인다. 반대로 급성 운동축삭신경병증에 대한 치료가 효과적인지 여부는 불확실하다. 회복기간 동안, 물리치료가 기능 회복에 도움을 준다.

추천문헌

Noseworthy JH, Lucchinetti C, Rodriguez M, Weinshenker BG. Multiple sclerosis. *N Engl J Med* 2000;343:938–952. *(Excellent recent review of genetic and pathologic features, immunology, and treatment of MS.)*

11_고위 피질 기능의 질환

개요

고위 피질 기능은 기억할 수 있고 행동으로 공식화 될 수 있는 새로운 생각을 창조하는 복잡한 개념으로 실제감각신호(raw sensory signals)를 가공, 처리하는 과정이다. 예를 들어 소리(감각)를 단어로, 그 다음에 문장으로 전환하는 뇌의 기능 같은 것이다. 그리고 더 나아가 의미기억 등과 같은 더 상위 단계의 과정과 함께 뇌가 생각(개념)을 기억하고 다른 생각들과 비교함으로써 새로운 생각 및 행동을 창조하게 하는 등의 통합적인 기능을 수행한다.

고위 피질 기능의 생리는 거의 알려진 바가 없지만 분명히 여러 피질 및 피질하 영역들로 이루어져 있고 종종 대뇌 반구간의 다양한 상호관계로 이루어져 있다. 기능에 있어서 두 개의 대뇌 반구가 하는 기능이 동일하지는 않으나 그 차이점 또한 아직 정확하게 알려지지 않았다. 우성 반구가 언어나 글쓰기 같은 미세 운동 조절 기능에 더 큰 영향을 미친다고 알려져 있는데 일반 인구에서 좌뇌가 우성 반구인 사람은 오른손잡이 중 95% 이상이며 왼손잡이 중에서도 70%에 이른다.

개념적으로 단순화해 말하면 대뇌 피질은 감각 정보를 처리하는데 있어서 그 복잡한 정도에 따라 크게 세 부분으로 나눌 수 있다. 시각, 청각, 체성감각 정보는 전전두엽으로 간다. 단일연합 피질은 한 개의 감각 정보를 처리한다. 반면 다중연합 피질(mutimodal association cortex)은 모든 감각 수용기로부터 오는 정보를 수용하고 이성, 판단, 언어, 상상 등의 복잡한 지적 기능을 담당한다. 다중연합 피질은 전전두엽, 변연계, 두정엽에 위치해 있다. 이중 전전두엽은 문제 해결, 자기 관리, 계획 세우기, 추상적 사고 등에 관여한다. 변연계는 기억과 감정에 관여하는 부분이며, 두정엽은 언어, 공간 지각능력, 복잡한 운동, 자아 및 주변 환경에 대한 인지 등과 관련이 있다.

최근까지 고위 피질 기능에 대해 알려진 사실의 대부분은 특정 뇌 영역의 손상이 있는 환자들을 대상으로 한 연구를 통해 얻어진 것들이다. 이러한 연구들을 통해 특정 뇌영역의 기능에 대한 몇 가지 사실들을 알 수 있었다. 또한 정상군을 대상으로 양전자방출 단층촬영(PET), 자기공명영상, 뇌전기

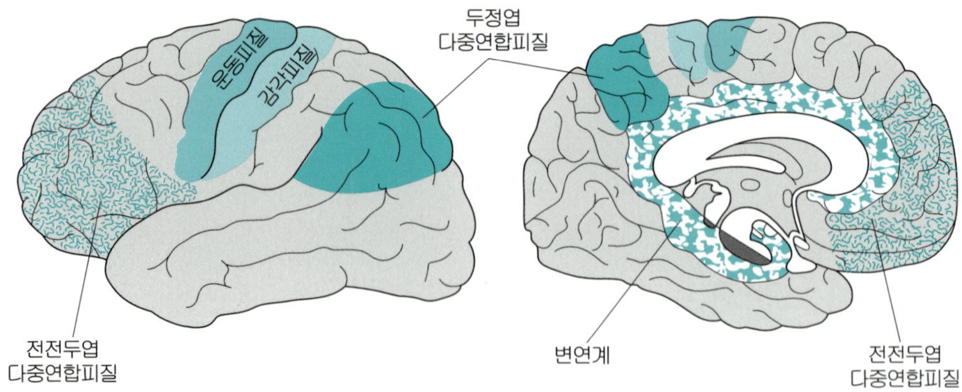

그림 11-1 고위 피질 기능 중 다중연합 피질.

생리검사 등을 이용하여 진행한 최근 연구들에 의해 정상 대뇌 피질의 기능에 대한 정보도 얻을 수 있었다.특정 고위 피질 기능 증후군에 대한 여러 정보들은 해부학적으로 대뇌 피질을 영역화하는 데 도움이 된다. 지금부터 본론에 들어가기에 앞서 전전두엽, 변연계, 측두엽, 두정엽에 대해서 간단히 알아보도록 하겠다. 또한 특정 다중연합피질에 손상이 있을 때 환자들이 보이는 임상 증상에 대해서도 논의할 것이다.

전전두엽

전전두엽 연합피질(prefrontal association cortex)은 운동피질과 전운동피질의 앞에 위치해 있고 전뇌동맥과 중뇌동맥에 의해 혈액을 공급 받는다. 표 11-1에 현재까지 알려진 전전두엽의 기능들이 나열되어 있다. 임상적인 증상은 주로 전전두엽의 손상이 크거나 양측 대뇌 반구의 전전두엽 모두 영향 받았을 때 나타난다. 따라서 편측 전전두엽에 대한 어느 정도의 수술적 절제는 자세한 신경학적인 검사를 통해서만 알 수 있을 정도의 미세한 증상만을 남긴다. 반면 양측 전전두엽에 손상을 일으킬 정도의 두부 외상은 심각한 증상 및 징후를 가져온다. 이러한 증상들은 전두엽과 피질하 영역 사이에서 정보를 전달하는 신경 섬유 경로가 양측에서 모두 손상받게 되면서 발생한다.

전전두엽의 손상은 파악반사(grasp), 입술반사(snout), 흡철반사(sucking), 뿌리 반사(rooting) 등을 일으킨다. 이러한 반사들은 신생아에게는 정상적으로 나타나지만 생후 4개월 경 전전두엽 억제 경로가 수초화되면서 사라지게 된다. 파악반사는 검사자의 손가락 등 어떠한 물체가 환자의 손바닥을 자극했을 때 손을 꽉 쥐고 놓지 않는 것이다. 입술반사는 환자의 입 부위를 타진하면 입술을 삐죽이 내밀고 오므리는 반응이다. 흡철 반사는 환자의 입술을 자극했을 때 자극이 있는 방향으로 향하여 입을 벌리는 반응이다. 뿌리반사는 얼굴 등을 가볍게 자극했을 때 그 방향으로 머리를 돌리는 반응을 보이면 양성이라고 판단한다.

표 11-1에서 전전두엽 손상 시 나타나는 임상 증상들을 보여주고 있다. 전전두엽에 손상을 받은 환자들은 결과에 대한 사전 고려 없는 충동적인 행동을 하거나 동시에 여러 가지 일을 수행할 수 없게 된다. 또한 운전, 복잡한 작업 수행 등에 대한 능력을 상실하며 옷을 반만 차려입는 등 흐트러진 모습을 보이기도 한다.

표 11-1 주요 고위 뇌 피질기능의 영역, 정상기능, 그리고 증후군

대뇌 피질 영역	기능	임상 증상
전전두엽	판단력 통찰력 예측력 열망 목적 의식	주의 산만 통찰력, 예측력 등의 상실 한 개의 과제에서 다른 과제로 전환하는 것의 장애 보속 증상 책임감 결여 사회 적응력, 자기 관리 결여
변연계	단기 기억력 장기 기억 강화 감정적인 반응	기억력 장애 무동 무언증 불감증

두정엽	체성감각 인지
	감각 통합
	신체와 외부와의 관계 인식
	언어
		피질성 감각 장애
		  입체 인식 불능증
		  서화감각인식불능증
		  이점동시자극 감각 손상
		시각무시 또는 안톤증후군
		실행증
		  구성실행증
		  관념운동실행증
		  관념행위실행증
		실어증
		  전실어증
		  브로카 실어증
		  베르니케 실어증

변연계

변연계(limbic system)는 변연엽(뇌량하구역, 대상회, 해마옆이랑, 뇌구, 해마형성체), 대뇌 측좌핵, 시상하부, 유두체, 편도로 이루어져 있다(그림 11-2). 변연계는 주로 전대뇌동맥, 후대뇌동맥과 전맥락동맥으로부터 혈액 공급을 받으며 기억과 감정에 주로 관여한다.

순간기억(수 초)과 단기기억(수 분)을 장기기억으로 경화시키는 것은 해마형성체의 주된 기능이다. 장기 기억은 수일에서 수년 후에도 다시 불러낼 수 있다. 비록 해마형성체가 장기 기억 경화에 주된 역할을 하지만 특정한 부분의 대뇌 피질 영역만이 기억 저장에 관여하는 것은 아니다. 따라서 대뇌 피질의 한 영역에 손상이 발생한다고 하더라도 그것이 전체 장기 기억에 영향을 끼치지는 않는다. 그러나 치매 환자 등에서와 같이 전반적인 뇌 손상이 일어나는 경우 단기 기억뿐만 아니라 장기 기억도 손상을 받을 수 있다.

기억 장애를 일으키는 뇌 손상은 보통 양측성이며 주로 해마형성체, 등쪽 내측시상하부핵, 유두체의 손상도 동반한다. 또한 좌측 측두엽의 손상은 언어적인 기억 장애를, 우측 측두엽의 손상은 비언어적인 기억 장애를 일으킨다. 심각한 기억력 장애를 일으키는 흔한 질환으로는 베르니케-코사코프 증후군(Wernicke-Korsakoff syndrome), 두부외상에 의한 양측 측두엽 좌상, 심정지로 인한 저산소증, 알츠하이머병(Alzheimer's diesase) 등이 있다.

변연계는 또한 감정에 관련된 부분에도 관여하고 있다. 변연계의 다양한 부위에 전기 자각을 가하면 공포나 슬픔(혐오 중추), 기쁨 등을 불러일으키게 된다. 이러한 변연계가 손상을 받으면 다양한 감정 반응이 발생한다. 큰 범위의 변연계 장애는 혐오 중추와 만족 중추가 모두 손상되면서 무감동증이 일어날 수 있다. 양측 전대상회(anterior

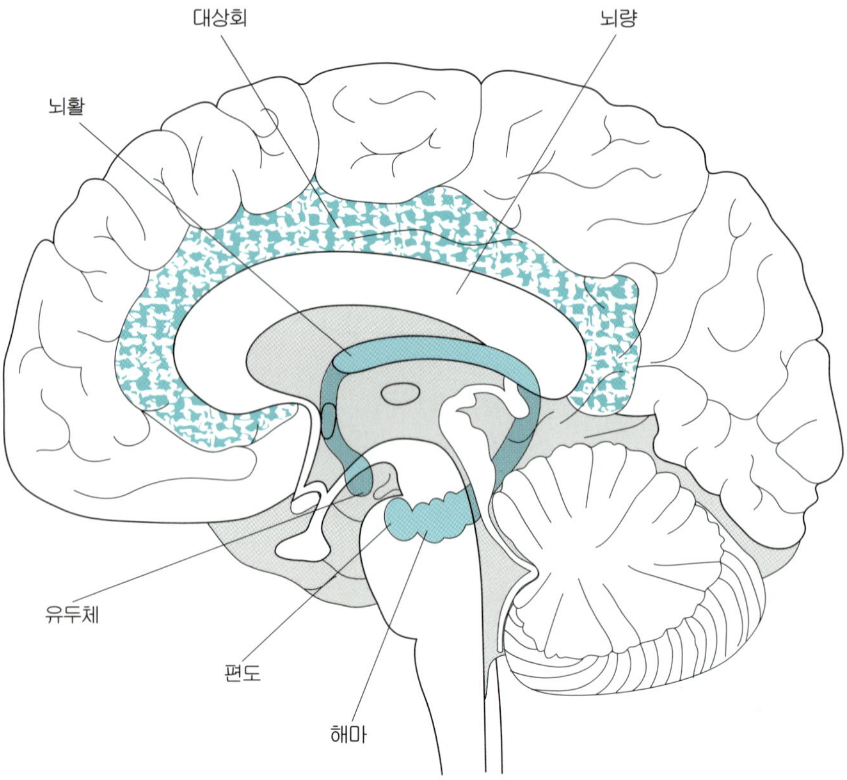

그림 11-2 변연계 해부.

cingulate gyrus)나 보조 운동 영역의 손상은 감정 반응을 크게 감소시킬 수 있고 의식이 각성되어 있는 환자가 주변 환경에 대한 무동, 무언, 무반응을 보이게 할 수도 있다(무언 무동증).

두정엽

두정엽(parietal lobe)은 중심고랑에서 시작해서 뒤쪽과 아래로 이어지며 측두엽, 후두엽과 불분명한 경계를 가지고 인접해 있으며 중대뇌 동맥의 하지 분지에 의해 주로 혈액 공급을 받는다. 두정엽은 고위 통합 중추로서 그 기능은 표 11-1에 있다. 두정엽 신경원에 대한 전기 자극은 특정한 감각이나 운동 효과를 일으키지 않으나 손상 시에는 특징적인 임상 증상들을 나타낸다.

뒤중심이랑, 특히 손과 관련된 일차 감각 영역에 손상이 있는 환자의 경우 상대적으로 통각, 압각, 촉각, 온각, 진동각 등은 잘 보존되어 있으나 종종 "피질성" 감각 장애를 보인다. 입체인식불능증은 정상적으로 촉각을 느낄 수 있는 손에 작은 물체를 쥐어주었을 때 크기나 모양, 질감에 따라 그 물체가 무엇인지 구별해내고 인지할 수 있는 능력이 상실된 상태를 말한다. 서화감각인식불능증은 손바닥에 숫자나 글자를 썼을 때 무엇인지 알아맞히지 못하는 것이다. 이점동시자극 감각에 손상을 받으면 얼굴과 손 혹은 발 등을 동시에 자극했을 때 그 자극을 인지하지 못하거나 어디에 자극이 왔는지 알지 못하게 된다. 예를 들어 검사자가 환자의 손과 등을 동시에 자극한 후 어디를 만졌는지 알겠냐고 환자에게 물었을 때 환자는 병변쪽에서만 촉감을 느끼고 대답한다.

무시증후군(neglect syndrome)은 신체에서 병변의 반대측(공간무시) 또는 반대측의 시각적 공간(시각무시)에 주의력의 결손을 야기한다. 운동피질이나 피질 척수로와 함께 두정엽에 병변이 있는 편마비 환자들은 종종 팔과 다리의 마비를 인지하지 못하기도 한다(질병인식불능증). 유사하게 두정엽과 함께 양측 후두엽에 병변이 있는 환자들은 시력을 모두 잃지만 앞이 보이지 않는다는 것을 부정한다(안톤 증후군). 두정엽에만 손상이 있는 환자의 경우 한쪽으로만 옷을 입지 않거나 씻지 않는 실행증을 보이기도 한다(착의실행증). 이런 환자들은 립스틱을 한쪽 입술에만 바르거나 셔츠나 바지를 제대로 입지 못한다.

비우성 대뇌 반구의 두정엽 손상은 이차원이나 삼차원적인 공간 인식에 장애를 보일 수 있다. 이러한 환자들은 지리학적인 묘사를 하거나 길을 찾는데 곤란을 겪으며 복잡한 물체를 인식할 수 없다(구성실행증)(그림 11-3). 환자에게 간단하게 시행할 수 있는 검사는 시간을 지정해 시침과 분침이 있는 시계를 그려보도록 하는 것이다. 구성실행증이 있는 환자들은 한쪽으로만 숫자들을 모아서 시계를 그리거나(시각무시) 숫자들을 부정확하게 그려넣거나(9 대신 6), 시계를 잘못된 방향으로 그리거나 시침, 분침 등을 제대로 그리지 못한다.

실행증(apraxia)은 움직임을 방해할 만한 마비 증상이나 실조증이 없음에도 불구하고 이전에 배웠던 기술나 동작을 하지 못하거나 복잡한 실행 기능을 상실하는 것이다. 양측 두정엽 손상은 관념실행증(ideational apraxia)이나 목적 지향적인 동작을 학습하는 능력의 상실을 일으킬 수 있다. 이런 환자들은 특정 행위에 사용하는 도구를 잘못 선택하는 모습을 흔히 보인다. 우성 반구의 두정엽 손상은 대부분 관념운동 실행증(ideomotor apraxia)이나 동작 학습에서 시공간적인 결함을 일으킨다. 예를 들어 이런 환자들에서 칼로 자르는 동작을 따라하게 하면 수평방향으로 부드럽게 움직이기보다는 수직방향으로 격하게 움직이는 모습을 보인다. 실행증은 신체의 양측 모두에서 나타날 수 있지만 운동 능력 결손으로 인한 증상과 구별하기 위해 병변과 동측에서 검사하는 것이 좋다.

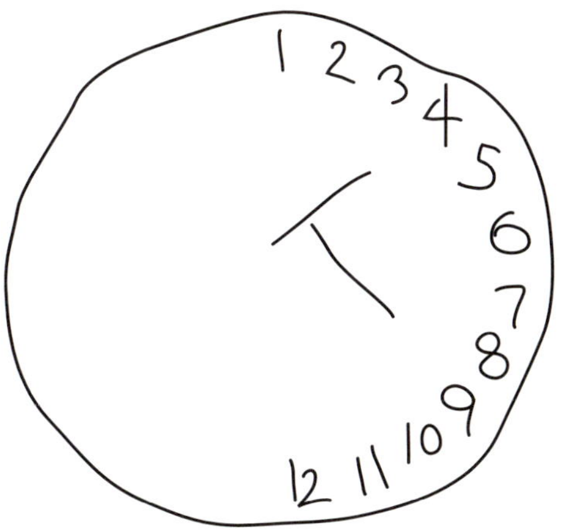

반대측 무시<contralateral neglect>

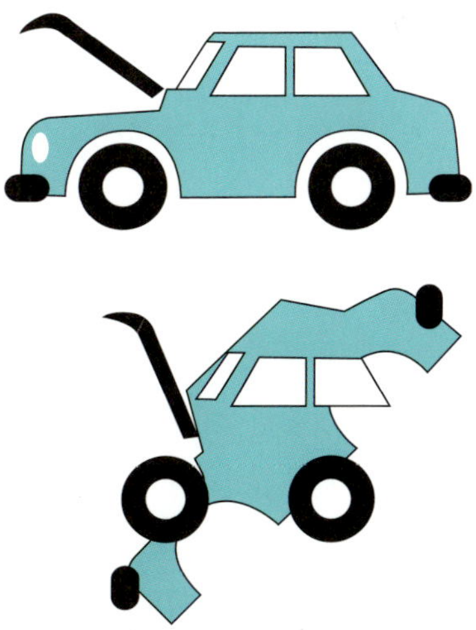

구성실행증<constructional apraxia>

그림 11-3 두정엽 손상으로 인한 편측 무시와 실행증.

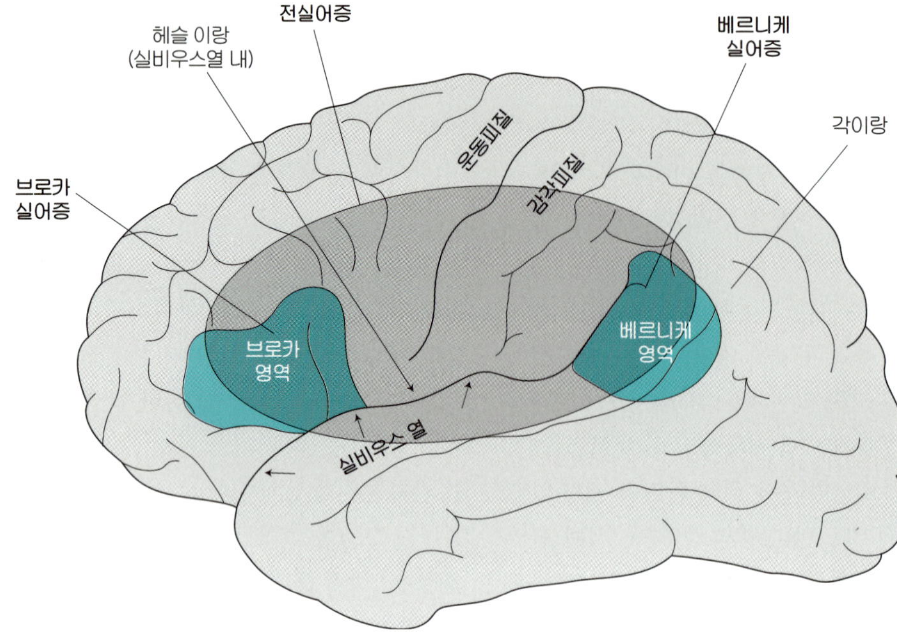

그림 11-4 실어증을 일으키는 뇌병변의 위치(좌측 피질).

실어증

언어나 말에 대한 이론들은 계속 진화하고 있다. 전통적으로 언어장애는 오른손잡이 환자에서 좌측 대뇌 반구를 기준으로 하여 국소적인 뇌손상이 발생할 때 그 손상 위치에 따라 분류되어 왔다. 그러나 뇌신경영상에 따르면 특정 유형의 언어 장애를 일으키는 뇌의 부위는 이전까지 생각됐던 것보다 훨씬 더 범위가 크고 서로 겹쳐지는 양상을 보인다(그림 11-4). 따라서 언어 장애 유형에 대한 명확한 분류는 임상적으로는 그 유용성이 떨어질 수 있다. 그럼에도 불구하고 언어장애는 크게 3가지 종류로 분류할 수 있다(표 11-2).

전실어증(global aphasia)은 모든 말과 언어 기능이 상실된 것이다. 듣고 이해하기 및 읽기 능력의 상실뿐만 아니라 말하기와 쓰기 능력의 상실도 동반된 상태이다. 이러한 환자들은 말로 한 명령을 수행하지 못하며 따라 말하기나 의미있는 단어, 문장 말하기도 할 수 없다. 그러나 몇몇 환자들은 "네", "좋아요", "물론", "아니오" 같은 전형적인 발음들이나 간단한 욕설 등을 표현하기도 하는데 질문에 대한 적절한 대답을 하지는 못한다. 대부분의 전실어증은 실비우스 열(sylvian fissure) 주변의 중심부위를 동반한 큰 범위의 경색에서 발생한다. 전실어증 환자들은 흔히 편마비, 편감각 상실, 동측 반맹 등의 증상을 동반하며 전반적인 예후는 불량하다.

브로카 실어증(표현언어/운동언어/전위/비유창성)은 언어를 듣고 이해하거나 읽는 능력에 비해 문장을 구성하거나 소리내어 말하는 능력에 장애가 발생한 것이다. 특히 일부 환자들은 아예 말을 하지 못한다. 시작이 지나면서 환자들은 중요하지 않은 부사나 형용사를 제외하는 경향을 보이면서 명사나 동사를 강조하여 짧고 간단한 말을 표현하

표 11-2 주요 실어증의 유형과 임상 양상

유형	언어 표현력	따라 말하기	이해력
브로카 실어증	유창하지 않으나 내용이 있으며 의미가 담긴 단어가 포함된 이해 가능한 구절을 말한다.	손상	간단한 한단계 명령수행이 가능할 정도로 좋으나 복잡한 명령 수행은 힘들다.
베르니케 실어증	유창하지만 지나치게 의미없는 단어들을 나열하거나 착어증을 보이며 이해할 수 없는 말을 한다.	손상	거의 못하거나 아예 못한다.
전실어증	아예 말을 하지 않거나 하더라도 유창하지 않다.	손상	거의 못하거나 아예 못한다.

게 된다. 음조는 왜곡되며 쉰 소리나 파열음이 흔히 관찰된다. 전형적인 단어들은 사용할 수 있지만 질문에 대한 적절한 대답은 하지 못하고 따라 말하기 또한 마찬가지이다. 환자들은 간단한 말은 이해할 수 있기 때문에 적절한 반응을 보이거나 비언어적인 반응을 사용하여 자신들의 요구를 표현할 수 있다. 브로카 실어증을 일으키는 병변은 주로 하전두영역(브로카 영역)에 국소적으로 발생하지만 지금은 더 넓은 부위가 브로카 실어증과 관련되어 있다고 알려져 있다(그림 11-4). 브로카 실어증 환자들은 보통 편마비 증상을 같이 보인다. 예후는 발생원인(종양이 뇌경색보다 예후가 나쁘다)이나 병변 크기에 따라 다르다. 뇌경색의 경우 많은 환자들은 6개월 이상 경과하면서 중간에서 그 이상의 기능적인 전보성 발화까지 좋아지는 경향을 보인다.

베르니케 실어증은(수용언어/감각언어/후위/유창성) 말이나 글을 이해하는 데 장애가 있는 것으로 말하기 능력은 유지되는 양상을 보인다. 환자들은 보통 자신들의 언어 이해력에 문제가 있다는 사실을 인지하지 못하며 협조적이거나 경청하는 모습을 보인다. 말은 주로 정상 음조 및 음율을 보이며 특별한 노력 없이 발음 할 수 있고 정상이거나 약간 연장된 길이를 갖는다. 그러나 말의 내용은 이치에 닿지 않으며 의미있는 단어(명사)가 없고 형용사, 부사를 지나치게 포함하고 있는 경우가 많다. 또한 단어가 아닌 말들(신어조작증, neologisms)을 사용하거나 잘못 발음 하거나 부적절한 대체 단어를 사용(착어증, paraphasias)하기도 한다. 어의착어증은 잘못된 의미의 단어를 사용(삼촌을 숙모라고 함)하는 것이며 자성착어증은 잘못된 발음을 하는 것이다(took을 hook이라고 함). 정신질환자들은 비정상적인 사고 체계를 가지고 있다. 따라서 “당신의 이름은 무엇입니까?”라는 질문에 대해 정신분열증 환자들은 “예수님이다”(이들에게 있어서 질문과 대답은 자신의 세계관에서 이해되는 경향을 보인다)라고 대답한다. 반면 베르니케 실어증 환자들은 “이번 주말은 사랑스럽고 아름답고 따뜻하면서 비가 오는 날입니다”라고 대답한다(이들은 질문 자체를 이해하지 못한다).

베르니케 실어증 환자들은 따라 말하기를 하지 못한다. 베르니케 실어증을 일으키는 흔한 뇌손상 부위는 실비우스열의 뒤쪽에서 시작해 대뇌 반구 뒤쪽 부위까지 다양하게 분포되어 있다. 우성 대뇌반구에서 중뇌동맥의 후측두가지(posterior temporal branch)와 각가지(angular branch)혈관이 폐쇄되면 편마비가 동반되지 않는 베르니케 실어증이 발생한다. 베르니케 실어증의 예후는 다양하다. 많은 경우 환자들은 논리적이고 이해 가능하며 적절한 표현을 할 수 있을 정도로 회복되지만 지속적으로 착어증이나 단어를 찾는데 어려움을 겪는 증상(명칭실어증) 등을 보이기도 한다.

지능

지능(intelligence)은 추론, 계획, 복잡한 사고의 이해, 추상적 사고, 학습, 경험을 통한 학습 등을 포함한 전반적인 능력이다. 어느 한 부분의 국소적인 뇌손상은 지능의 저하를 일으키지 않지만 고위 피질 기능을 담당하는 영역이 양측 모두 손상받으면 지능 저하가 일어날 수 있다. 완벽한 방법은 아니지만 지능은 일반적으로 적절한 평가 도구를 사용해 얻어진 IQ를 통해 측정될 수 있다. IQ 점수는 개개인의 생활연령에 따라 조절된 표준화된 검사를 통해 얻어진다. 가장 흔하게 사용되는 검사로는 웩슬러 성인지능검사(WAIS-III)와 아동용 웩슬러지능검사(WISC-III)가 있다. 일반적으로 정신 지체와 치매는 정상치보다 2 표준편차 또는 그 이상의 저하를 보이는 것으로 정의된다. 정신 지체 환자는 일생에 단 한 번도 평균 범위 내의 IQ 점수를 얻지 못한다. 반면 치매는 한때는 정상이었으나 지능이 점점 소실되어 가는 상태이다. 일반적으로 사용되는 공식적인 선별검사로는 간이 정신상태검사(MMSE)가 있다. 점수는 0점에서 30점까지이며 24점 이하는 환자의 연령 및 교육연수를 고려해 중등도-중증 치매로 생각할 수 있다. 이 검사는 민감도는 높으나(90%) 경도의 인지 기능 장애, 특히 고위 기능군 환자들에 대한 민감도가 떨어져 치매에 대한 특이도(60%)는 낮다.

정상 노화에서의 신경학적 변화

서론

일반적으로 노인에게서 발생하는 치매를 이해하기 위해서는 우선 정상적인 노화에서 발생하는 변화를 이해하고 있어야 한다. 지난 10여 년간 정상 노화에서 발생하는 신경학적인 변화에 대한 연구가 활발히 이루어져 왔다. 정상 노화에서는 많은 신경학적 기능들이 서서히 상실되는데, 매우 미세한 변화이므로 100세까지는 거의 정상과 다름없이 기능을 유지할 수 있다.

인지

노화와 관련된 변화는 크게 (1) 중앙 처리속도의 감소 (2) 기한이 정해진 업무의 수행 능력 저하 (3) 단기기억 회상 능력 저하 (4) 학습능력 감소이다. 그러나 언어적 지능은 최소 80세까지 보존된다. 노인들은 중추 신경계에서 질문을 처리하는 속도가 느리기 때문에 비록 맞는 답을 말한다 하더라도 대답하는데 많은 시간이 필요하다. 기억에 대한 연구를 통해 젊은 성인과 비교해 노인은 즉각 회상을 하는데 10%의 시간이 더 필요하다는 것을 밝혀냈다. "양성 노인 건망증(benign senescent forgetfulness)"은 노인들에게서 흔하게 발견되는 것으로 건망증이 심해지고 회상이 모호해지는 등의 증상을 보인다. 그러나 여러 연구들은 이러한 증상들의 원인이 실제로 건망증이 심해지는 것에서 기인하는 게 아니라 학습 능력의 저하에 인한 것으로 보고 있다. 새로운 것의 학습은 전 생애를 통해 이루어지는 일이지만 노인들은 일반적으로 이해력의 저하를 보인다. 노화가 일어나도 인식 기억(recognition memory)이나 습관화된 업무 등의 인지 기능은 정상적으로 유지된다. IQ 점수는 연령에 따라 교정된 수치이므로 노인이라고 해서 감소하지는 않지만 실제 점수에서 언어적 지능은 감소하지 않는 것에 반해 동작성 지능은 감소한다.

시각과 청각

뇌신경 대부분이 노화에 의해 영향을 받지만 그 중에서도 시각과 청각이 가장 많은 영향을 받는다. 시력 감소는 (1) 동공 크기가 줄어들면서 빛에 대한 반응 및 조절 반사가 감소하는 것과 (2) 렌즈와 유리체의 혼탁 증가 (3) 미세한 망막 변화에 의해 일어난다. 따라서 빛의 유입이 줄어들고 손상된 망막에 상이 잘 맺히지 못해 노안이 발생한다. 수직 안구 운동의 범위도 나이에 따라 감소한다.

노인성 난청은 청각의 역치가 점차 증가하는 것으로 특히 고주파 영역에서 뚜렷하다. 나이에 따른 변화는 여자보다 남자에게서 뚜렷하게 나타나는데 달팽이관 유모세포의 감소, 나선신경절의 퇴화, 달팽이관 혈관선조의 위축 등과 동반된다. 정상적인 말의 음역은 500~3,000Hz이다. 달팽이관이 손상되면 이러한 주파수도 점차 손상받아 기능적인 청력 상실이 발생한다.

힘, 보행, 협조

정상 노화에서는 점차적인 근육 부피, 힘, 속도, 협조 동작 등의 감소가 일어난다. 근위축은 손의 내인성 근육에서 가장 뚜렷하다. 쥐는 힘은 60세 이상이 되면 85%로 감소하는데 이것은 근육 부피 감소에 의한 것이기도 하다. 노인의 일상 생활 능력 수행은 1/3의 시간을 더 필요로 하며 정확한 협조 운동의 감소에 의한다. 그러나 손-코 검사(finger-to-nose test)는 정상이다. 보행의 변화도 나타나는데 다리 사이의 간격이 넓어지고 보폭은 짧아지며 팔을 덜 흔들고 약간 구부정한 자세로 걷게 된다.

감각

노인들은 진동각 및 위치각이 다소 감소하는데 원위부 말초 신경절의 점차적인 퇴행성 변화에 의해 주로 발에서 뚜렷하게 나타난다. 그로 인해 균형 감각이 저하되는데 특히 눈을 감을 때 심하다. 발목반사도 약간 감소하는데 완전히 소실되지는 않는다. 병적반사(족간대성 경련, 바빈스키 반사, 파악반사)는 노화에 따라 정상적으로 나타나는 현상이 아니다.

치매

치매(dementia)는 획득했던 지능을 점차 상실해서 추론, 계획, 문제 해결, 추상적 사고, 학습, 경험을 통한 학습 능력 등을 제대로 수행하지 못하게 된 상태를 말한다. 치매는 미국에서 네 번째 사망 원인이다. 정확한 유병률은 모르지만 4백만 명의 미국인들이 치매를 앓고 있으며 그 외 3백만 명 가량이 경도의 인지 기능 장애를 갖고 있다. 대부분의 치매는 진행성이지만(알츠하이머병 등) 진행하지 않는 경우(심정지에 의한 저산소성 뇌손상)도 있다. 그러나 불행하게도 치매의 원인들 대부분은 비가역적이다.

치매를 일으키는 병리학적인 기전은 한 가지가 아니지만 대부분이 결국 다중 연합 피질(전전두엽, 변연계, 두정엽)에서 신경절의 상실이라는 공통된 경로를 밟게 된다. 신경절의 상실은 갑자기 발생할 수도 있는데 그 원인은 다음과 같다. (1) 심정지로 인한 뇌동맥 혈류의 중단 (2) 혈전이나 색전으로 인한 뇌혈관 폐쇄 (3) 저산소증, 저혈당증으로 인한 뇌 영양 공급의 중단 (4) 신경 독성 물질 (5) 두부 외상 (6) 중추 신경계 감염 등이 그것이다. 반면 신경절이 서서히 손상되는 원인으로는 (1) 신경 퇴행성 질환 (2) 신경 독성 물질에의 만성적 노출 (3) 비타민 결핍 (4) 중추 신경계 감염 (5) 뇌경색의 반복 (6) 만성 전신성 또는 대사성 뇌질환 등이 있다(표 11-3).

모든 환자가 유사한 임상 증상을 보이는 것은 아니다. 대부분의 환자는 고위 피질 기능을 상실해 가면서 IQ가 점차 낮아지는 경과를 밟는다. 예를 들어 환자가 종종 건망증을 보이거나 새로운 정보를 학습하는 것을 어려워하거나, 미세한 실어증이나 실행증을 보이게 되는 것이다. 표 11-4에 치매 환자들에게서 시행되어야 하는 검사들이 정리되어 있다. 초기 치매 환자의 경우 객관적인 신경심

표 11-3 미국에서 치매의 주요 원인

신경퇴행성, 신경원성 질환
알츠하이머 병(60%)
알츠하이머 병과 동반된 다른 원인 (다발성 경색성 치매 등)(15%)
루이소체 치매(10%)
다운증후군
타우오병증(tauopathy)
헌팅톤병
간렌즈핵 변성(hepatolenticular degeneration; 윌슨병)
뇌혈관성 질환
다발성 경색성 치매
아급성 동맥경화성 뇌질환(Binswanger 병)
중추신경계 혈관염
감염성 질환
크로이츠펠트 야콥병(Creuzfeldt Jakob Disease)
바이러스성 뇌염의 후유증(헤르페스 뇌염 등)
신경성 매독
HIV 감염(후천성 면역 결핍 증후군성 치매)
전신 대사성 뇌질환
갑상선 기능 저하증
간성 혼수
비타민 결핍(B_1, B_{12})
저산소성 질환(심정지, 만성 폐쇄성 폐질환)
독성 뇌질환
중금속(납, 아연, 수은)
알코올 중독
일산화탄소
면역계 질환
전신 홍반성 루프스
부종양 증후군
정신과적 질환
우울증

리검사(특히 기억력 검사)에서 이상 소견을 보인다. 치매가 심해지면서 대뇌 피질의 위축이 뇌 영상 검사에서 흔하게 나타난다.

경도의 인지 장애(mild cognitive impairment, MCI)'는 치매의 초기 증상이나 징후를 표현하는 용어이며 정상 노화와 치매 사이의 경계부이기도 하다. 이러한 증상을 보이는 환자들은 기억력 장애를 호소하지만 상대적으로 독립적인 생활을 하는 것이 가능하다. MCI는 전반적으로 적절한 인지 기능을 가지고 있으며 정상적인 일상생활 수행이 가능하지만 배우자나 친구들에 의해서 확인될 수 있는 주관적인 기억력 장애 및 표준화된 기억력 검사에서는 연령과 교육 수준에 적합한 정상치에서 최소 1.5 표준편차 이내로 차이를 보이는 객관적인 기억력 장애를 가지고 있는 상태로 정의된다. MCI 환자들에 대한 장기적인 연구를 통해 이 환자들 중 치매가 발병하는 빈도는 12%로, 정상군의 1%와 비교해 볼 때 높다는 것을 확인할 수 있었다. 제한된 소규모 부검연구에서는 치매로 진행하는 환자의 90%는 알츠하이머병으로 진행하는 것을 알아냈다.

알츠하이머병

서론

알츠하이머병(Alzheimer's disease)은 노인성 치매의 60%를 차지한다. 현재 미국에서 400만 명의 노인들이 이 질환을 가지고 있으며, 이환율은 2050년까지 1,400만 명에 달할 것으로 예상된다. 매일 대략 1,000명의 노인들이 알츠하이머병으로 진단되고 있다. 60세에서 64세까지 노인의 이환율은 1%이고, 매 5년마다 두 배로 증가하여 85세에는 40%에 이르고 있다.

병태생리

알츠하이머병의 중요한 병리 소견은 건강한 같은 연령층의 사람들에 비해 대뇌 피질에 신경판(neuritic plaque)과 신경섬유매듭(neurofibrillary tangle)이 많다는 것이다. 신경판은 성상세포, 소교세포, 디스트로피성 신경염의 고리로 둘러싸여있고 베타 아밀로이드 단백질의 중심핵으로 구성된다. 이영양성 신경염은 종종 비정상적인 이중 나선 섬유를 포함한다. 신경섬유매듭이란 신경 세포체와 수상돌기의 비정상적 침착물로 비정상적인 과인산화 타우단백질의 이중 나선 섬유로 구성되고

표 11-4. 치매 환자에 대한 검사

혈액검사

- 혈색소
- 전해질
- 혈당
- 칼슘
- 크레아티닌
- 간기능 검사
- 갑상선 자극 호르몬(TSH)
- 매독 혈청 검사(Rapid plasma reagin)(RPR), 트레포네마 형광 항체 흡수 검사(Florescent treponemal antibody absorption test, FTA-ABS (PRP 양성 시 시행))
- 비타민 B_{12}
- 특수 검사(윌슨병이 의심될 경우 셀룰로플라스민(celruloplasmin) 검사 등)

Neuroimaging

- 중추신경계(CNS)에 대한 MRI 시행 (종양, 수두증, 다발성 경색, 감염 등)
- 환자가 협조가 잘 안될 시 CT 시행

신경정신과적 검사

이 검사들은 인지기능에 대한 정보를 정량화해서 제공해준다. 검사들은 IQ, 기억력, 실행증, 실어증, 행동 등을 평가하는 데 유용하다.

적응증 ;

(1) 치매 여부 확인
(2) 비전형적인 치매에서 인지 장애 평가
(3) 치매가 진행성 여부 판단
(4) 치료에 대한 반응 평가

뇌척수액(CSF) 검사

뇌척수액 검사의 적응증은 종양, 중추 신경계 감염, 전신성 감염, 매독 혈청 검사 양성, 면역억제, 혈관염, 질병의 빠른 경과, 비전형적인 경과, 60세 이하의 연령 등이다.

- 세포수
- 혈당 수치
- Ig G
- 총단백량 측정
- 올리고클론띠 (oligoclonal band)
- 세균, 진균 배양
- 성병 연구실험실 슬라이드 검사 - CSF (CSF-VDRL)

임상 증상이나 가족력에 따른 선택적 검사

- 유전자 검사(헌팅톤 병 등)
- 소변내 중금속 (납, 아연, 수은 등)
- 독성물질 선별검사(환각제, 항콜린성/브로민/진정제/바비튜레이트계/안정제 계열의 약물)
- 혈청학적 검사(HIV 등)
- 항핵항체
- 뇌파검사(electroencephalogram)
- 단일 광자/양자 방출 전산화 단층촬영술(single photon emission computed tomography (SPECT))

전자 현미경이나 은염색 후 광학현미경으로 관찰할 수 있다. 신경판과 신경섬유매듭은 해마와 변연계, 전두엽에서 가장 많이 관찰된다(그림 11-5).

추가적으로 알츠하이머병의 병리 소견은 피질 신경원의 소실과 뇌위축, 뇌실 확장, 피질 시냅스의 감소와 해마 신경원의 육아혈관성 퇴화이다. 기저핵의 신경원 소실은 콜린성 신경원과 그것의 피질내 수상돌기 소실에 의한다.

이러한 조직학적 변화를 유발하는 병리기전은 완전히 밝혀지지 않았다. 최근 증거에 의하면 비정상적인 아밀로이드 단백질의 침착이 뇌손상을 유발한다고 한다. 베타 아밀로이드 유전자는 아밀로이드 전구 단백질을 암호화하고 이는 세포 바깥쪽에 존재하는 40~42개의 아미노산으로 구성된 베타 아밀로이드 절편과 함께 세포막에 삽입된다. 알츠하이머병에서는 잘 이화되지 않는 베타 아밀로이드 절편이 비정상적으로 분리되어 국소적으로 침착하면서 신경을 손상시킨다.

알츠하이머병의 가장 큰 위험 인자는 아포지단백 E4 대립유전자로 아포지단백 대립유전자에는 E2, E3, E4가 있는데 이중 E4가 이 질환과 관련이 있다. 즉, E4 대립형질을 보유한 개인이 일생동안 알츠하이머병이 발병할 위험률이 29%나 되는데 비하여 다른 대립형질인 개인의 알츠하이머병이 발병위험률은 9%에 불과하다. E4 대립형질이 어떻게 위험을 증가 시키는지는 밝혀지지 않았다. 그 외의 위험 인자들로는 고령, 두부 손상, 엽산과 비타민 B12 감소, 그리고 호모시스테인 증가 등이다. 낮은 학력과 저소득, 낮은 사회적 지위등도 치매가 명확해지기 전에 우선 인지예비력을 낮추는 것으로 생각된다.

주요 임상소견

표 11-5는 알츠하이머병의 일반적인 초기 및 후기 임상 소견을 보여준다. 환자들은 보통 무감각하고, 과거 기억은 회상 할 수 있으나 최근 기억을 회상하는데 장애를 보인다. 환자들은 회계장부의 대차를 대조하고 돈을 다루고 지도를 해독하는 것 같은 이전에 배웠던 복잡한 작업을 하지 못한다. 추론하고 행동을 계획하고 복잡한 대화를 하고 체스나 브리지와 같은 게임을 하지 못한다. 아주 초기를 제외하고는 환자들은 본인의 인지 장애를 알지 못하며 그것들을 부인하거나 무시한다. 따라서 환자들은 운전하거나 걸어갈 때 본인이 사는 거주지까지 가는 길을 잊어버린다. 몇몇 환자들은 예상치도 못한 불안과 분노, 비정상적인 성적인 행동을 경험한다. 병이 진행할수록 행동 불능증이 명확해져서 옷 입기, 식사준비, 몸단장을 하지 못한다. 식사를 종종 잊어버리고 영양실조가 되기도 한다. 놀랍게도 언어 능력은 후기까지 유지되어 간단한 칵테일파티에서 대화를 할 수 있으나 최근 사건에 대해서는 대화를 하지 못한다. 병이 진행할수록 환자들은 가까운 친구들을 인지하지 못하고 의미있는 대화를 나누거나 시간과 장소를 잘 알지 못한다.

표 11-5 알츠하이머병의 일반적 임상양상

초기 질환	후기 질환
최근 기억의 점진적 감소	통찰력 상실
집행 기능의 점진적 감소	판단력 상실
정상적인 언어 능력 및 보행 능력	두드러진 기분 변화와 우울증을 동반한 행동 변화
영상의학적 검사 상 경도에서 중등도의 전, 측두엽의 위축	실행증과 심한 기억력 손실을 포함하는 전반성 치매
정상적인 뇌척수액	심한 무감각과 사회적 위축, 허위무언증, 영상의학적 검사 상 뇌의 위축, 성 변화 및 수포성 수두증

알츠하이머병의 10% 정도는 혈관성 치매와 연관하여 발생한다. 혈관성 치매는 허혈성 뇌손상과 다발성 뇌경색으로 인해 백회질의 광범위한 변화에 의한 것으로 생각된다. 임상적으로 혈관성 치매는 단계적으로 진행한다.

알츠하이머병의 임상적 또는 추정 진단은 지능, 특히 최근 기억력과 실행 기능이 50세 이후 점차적으로 감소하는 것에 기초한다. 병은 몇 년간 계속 진행하여 전반성 치매로 발전하며 통찰력과 판단력, 행동의 변화를 가져온다. 치매를 유발할 수 있는 다른 의학적 질환은 없어야 한다.

주요 검사소견

알츠하이머병을 확진할 수 있는 검사종목은 없다. 뇌조직 검사 상 특징적인 신경판과 신경섬유매듭이 관찰될 때 확진을 할 수 있다. 기본적인 혈액과 뇌척수액 검사는 정상이다. 뇌 영상에서는

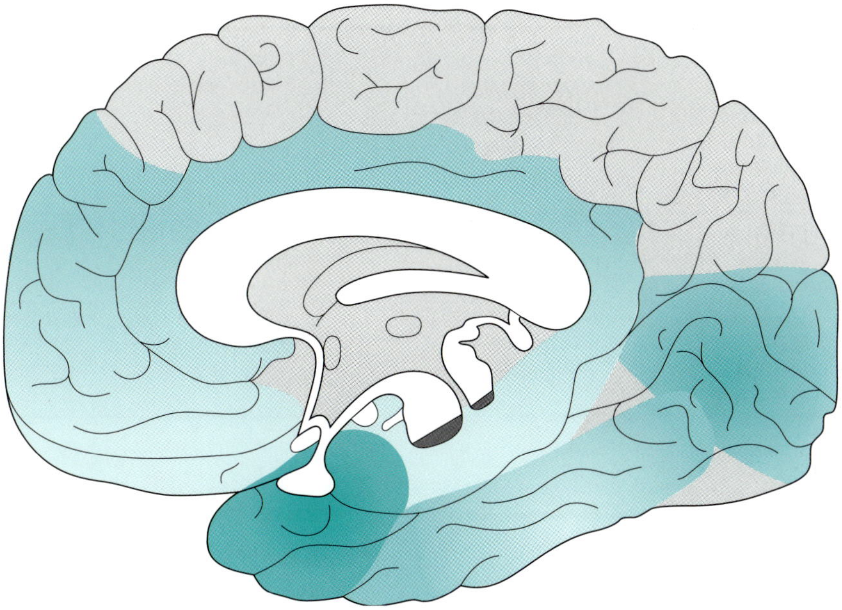

그림 11-5 알츠하이머병 환자에서 신경판과 신경섬유매듭의 위치를 보여주는 뇌 그림.

나이에 비해 뇌위축이 대칭적으로 심하게 보이고, 3, 4번째 뇌실은 확장되어 외 수포성 수두증이 동반되어 있다. 뇌파에서는 비특이적으로 광범위하고 느린 활동성을 보인다. 양전자방출단층촬영술(PET)/단일광자방출단층촬영술(SPECT)에서는 뇌의 신진대사가 감소되어 있고 측두엽과 두정엽에 혈류가 감소되어 있다.

치료 원칙과 예후

알츠하이머병의 진행을 멈추거나 바꿀 수 있는 방법은 없다. 그러나 콜린분해효소 억제제가 일시적으로나마 어느 정도의 기억력과 인지력을 증가시키고 행동 장애를 감소시킬 수 있다. 저용량의 향정신성 약물은 분노나 불안이 자주 폭발하는 환자에게 필요할 수 있다. 아밀로이드의 생산을 감소시키거나 아밀로이드 제거를 증가시키는 것이 임상적으로 호전시킬 수 있는지에 대한 연구는 부족한 상태이다.

치료의 핵심은 환자를 돌보는 사람의 질에 달려 있다. 환자들은 대부분 지속적인 관리가 필요하기 때문에 가족 중 간병을 하는 사람은 하루 24시간 환자를 보살펴야 한다. 이상적으로 환자가 길을 잃지 않고 안전하게 돌아다닐 수 있어야 하고 식사를 제공 받아야 하며, 가정생활을 위해 쇼핑, 계산, 진료 등 필요한 것들을 도움 받아야 한다.

환자가 병원이나 요양원 같은 새로운 장소로 가게 되면 갑자기 의식장애가 악화될 수 있다. 가족 중 환자를 돌보는 사람은 병이 혹독할 정도로 악화되기 때문에 죄책감에 지치고 우울해 질 수 있는 위험이 있다. 보호자가 지치는 것을 막고 한숨을 돌리기 위해 환자를 요양원에서 다른 가족 구성원 또는 전문 도우미를 고용하는 것이 필요할 수 있다. 배우자를 일시적으로 간호 위탁하는 것도 강력히 추천된다.

표 11-6 정신 지체의 주요 위험 인자들

시기	생물의학적	사회적	행동적	교육적
출생 전	염색체 장애 단일 유전자 장애 대사 장애 뇌발육 부전 산모 나이와 질환	산모 영양실조 태아동의 아동 돌보기 부재	산모의 마약 사용 산모의 음주	도움없는 부모의 인지 장애
주산기	미숙아 출생 손상 신생아 질환	출생 시 돌보기 부재	부모의 아동에 대한 거절이나 부주의	의료 제공의 부재
출생 후	외상성 뇌 손상 영양 실조 뇌수막염 퇴화성 질환	아동 돌보기 부전 유아 자극의 부재 탁아 시설	아동 학대 부족한 안전 장치 사회적 궁핍	진료 또는 진단의 지체 부족한 교육 부모역할의 부전

표 11-7 정신 지체의 흔한 원인들

출생 전
태아 알콜 증후군 다운 증후군 유약 X 증후군 뇌발육 부전 자폐증 (모든 경우는 아님)
주산기
출생 손상 두드러진 조숙증과 중증 저체중, 특히 뇌실주위 출혈 중증 패혈증, 세균성 뇌수막염, 진단되지 않은 저갑상선증 같은 유아 질환들
출생 후
아동 학대, 운동 손상, 자동차 사고로 인한 두부 손상(뇌 • 눈의 내출혈) 소모증, 단백 결핍성 소아 영양 실조증 같은 중증 영양 실조 납중독 같은 독성 대사 질환들 중증 간질 소아 퇴행성 질환들 세균성 뇌수막염, 백일해, 뇌막염 같은 감염들

알츠하이머병은 진단 후 약 3~5년간 지속하고 환자들은 대부분 폐렴이나 다른 전신 질환으로 사망한다.

정신 지체

정신 지체(mental retardation)는 지적 기능과 개념적, 사회적, 실제적 적응 기술에 제한이 있는 것을 특징으로 하는 장애이다. 장애는 주로 18세 이전의 어린 나이에 시작되는데 진단이 되려면 전형적인 사회 환경과 문화에서 같은 또래 아동들의 의사소통, 감각운동 기능과 행동의 수준이 고려되어야 한다. 장애는 사회적 차원에서 어느 한 개인이 제한된 기능을 보이고 그로 인해 지속적으로 불이익을 받게 되는 것을 말한다.

적응 행동(adaptive behavior)의 제한은 일상 및 삶의 변화와 환경의 요구에 대처하는 능력에 영향을 준다. 개념적인 적응 기술의 예로는 언어, 읽기, 경제 관념, 그리고 자기 관리가 있다. 사회적 적응 기술란 대인적 행위, 책임감, 자신감, 속임, 순진, 준규 및 준법정신을 말한다. 실제적 적응 기술의 예로는 일상생활(식사, 의복, 용변), 기능적 생활(이동, 집 지키기, 돈 관리, 약 먹기), 그리고 직업적 기술이 있다.

정신 지체는 종종 심한 정도에 따라 분류된다. IQ가 50~70은 경도, 35~49는 중등도, 20~34는 중도, 20 이하는 최중도이다.

정신 지체는 출생 전, 주산기, 출생 후 시기의 광범위하고 다양한 생의학적, 사회적, 행동학적, 교육학적 문제로 발생할 수 있다. 표 11-6은 각 시기의 위험 인자를 나열하고 있다. 표 11-7은 정신 지체의 주된 원인들을 보여주고 있다. 정신 지체를 유발하는 몇몇 요인들 중 진행성 퇴행성 질환이 IQ를 지속적으로 감소시키고 정신 지체를 유발 할 수 있음을 아는 것이 중요하다. 다른 원인들은 주산기 손상처럼 고정적이고 아동이 성장하는 동안 진행하지 않는다. 그러나 아동이 예상되는 성장 기술을 습득하지 못하는 것으로 나타날 수 있다. 정신 지체가 있는 아동들에 대한 적합한 치료는 가능한 유발 원인을 찾고 그것을 교정하고, 아동이 필요로 하는 개인적 도움을 최대로 하는 것이다. 고정적인 지능 저하를 보이는 아동들은 시간이 지나도 지능지수가 좋아지지는 않지만 개인적인 삶의 질에 있어서 적응 기술의 습득은 중요하다.

추천문헌

Albert ML, Knoefel JE, eds. *Clinical Neurology of Aging.* New York: Oxford University Press; 1994. *(Covers many neurologic aspects of normal aging.)*

Cummings JL, Cole G. Alzheimer's disease. *JAMA* 2002;287;2335–2338. *(Current review of pathophysiology and treatment.)*

Luckasson R, Borthwick-Duffy S, Buntinx WHE, et al. *Mental Retardation: Definition, Classification, and Systems of Support,* 10th ed. Washington DC: American Association of Mental Retardation; 2002. *(Current overview of mental retardation and available support systems.)*

Petersen RC. Aging, mild cognitive impairment, and Alzheimer's disease. *Neurol Clin* 2000;18:789–805. *(Nice review of mild cognitive impairment and the workup of patients with suspected dementia.)*

12_ 추체외로계 장애

개요

추체계(pyramidal system)는 운동/전운동 피질과 수의운동을 관장하는 피질척수로를 말한다. 추체외로계(extrapyramidal system)는 여러 계통을 말하는데, 해당 신경원들이 불수의운동을 관장하는 기저핵에 주로 위치하며 운동계와 비교되는 측면이 있다. 그러므로 기저핵과 흑색질(substantia nigra)은 수의운동을 촉진할 뿐만 아니라 원하는 동작을 방해하는 경쟁적 동작을 억제하도록 형성되어 있다고 할 수 있다. 이러한 특성 때문에 운동동작과 경쟁하는 것을 주위에서 억제하면서 원하는 운동양식을 뇌가 만들어낼 수 있다(그림 12-1). 주변 억제가 일정하게 소실되면 과소동작(hypokinetic) 운동이 나타나고 주변 억제가 간헐적이거나 가변적으로 바뀌는 경우에는 과다동작(hyperkinetic) 운동이 유발된다.

추체외로장애는 기저핵과 이와 관련된 뇌간 및 소뇌 연결의 손상 또는 추측되는 기능장애로 인한 운동장애를 의미한다. 운동장애는 과도하거나(운동과다) 감소된(운동느림) 활동성을 특징으로 한다. 파킨슨병은 전형적인 운동느림 운동장애이고 무도병(chorea), 떨림(tremor), 간대성경련증(myoclonus), 틱(tic)이 나타나는 질환은 운동과다 운동장애를 의미한다. 다음은 많은 환자들에게서 볼 수 있는 운동이상증의 흔한 형태이다.

무도병

무도병(chorea)은 갑자기, 짧게, 비반복적이고 비주기적으로 나타나는 불수의적이고 반사적인 동작으로 팔, 손, 다리, 혀, 몸통의 근육이나 근육군을 변화시키며 수의적으로 억제되지 않는다.

근육긴장이상

근육긴장이상(dystonia)은 근육군의 강하고, 지속적이고, 느린 수축으로 팔다리나 몸 전체가 꼬이게 된다. 이러한 수축은 흔히 동통을 유발하는데, 기형적으로 보일 수도 있다. 근육긴장이상은 수초에서 수분까지, 가끔은 몇 시간까지도 지속될 수 있어 근육긴장이상 자세를 초래한다.

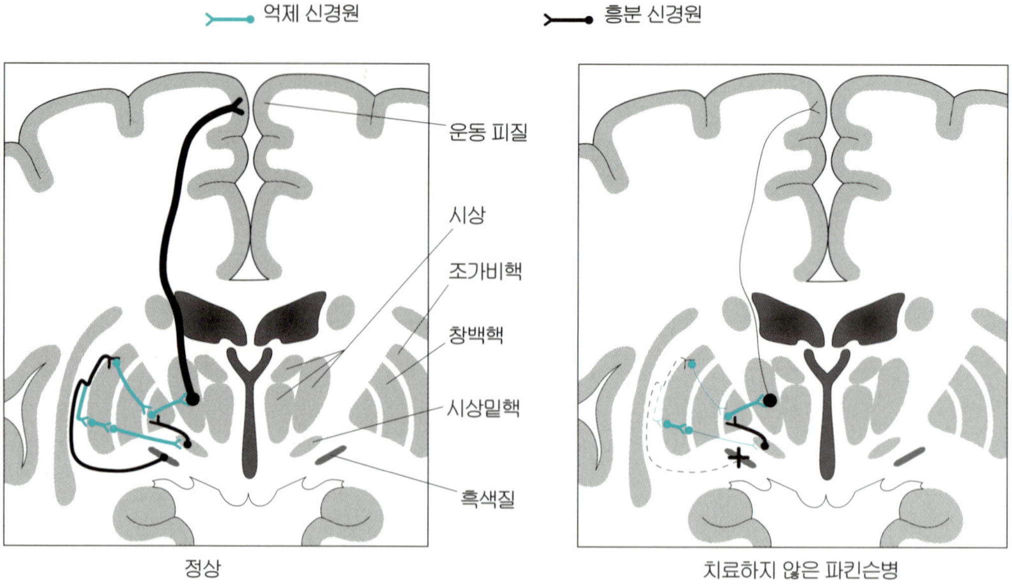

그림 12-1 파킨슨병의 병리학 소견.

무정위운동

무정위운동(athetosis)은 파상적이고, 몸을 뒤틀고, 팔과 다리를 교내로 수축하는 것으로 근육긴상이상과 무도병이 뒤섞인 것이라 할 수 있다.

발리스무스

발리스무스(ballismus)는 조절할 수 없고 흔히 강력하게 사지 전체를 내뻗는 것으로 흔히 시상하부(subthalamic)의 병변 때문이다.

틱

틱(tics)은 얼굴, 혀, 팔다리, 성대의 갑작스럽고, 짧고, 반복적이고, 상동적 동작으로 수의적으로 잠깐 억제될 수도 있지만 대개는 오래가지 못하고 돌발적인 틱이 발생한다.

간대성경련증

간대성경련증(myoclonus)에서 환자는 빠르고 짧은 근육반사를 경험하는데, 이러한 동작은 특정 근육이나 몸 전체에서 독자적으로 나타나며 무도병보다 지속시간이 짧다. 야간에 나타나는 경우 자고 있는 동안 신체의 정상적이고 갑작스러운 반사적 운동이 특징이다. 뇌파에서는 간대성 경련증과 관련된 극파(spike)가 나타날 수도 있으나 그렇지 않을 수도 있다.

떨림

떨림(tremor)은 팔다리나 머리, 얼굴의 진동 동작이다. 정상인에서도 생리학적인 떨림 또는 손에 작고 주기적인 진동이 있을 수 있고 이는 불안하거나 커피와 같은 자극에 의해 증폭될 수 있다. 현재까지 밝혀진 것들을 종합하면, 모든 떨림은 기저핵, 뇌간, 경우에 따라서는 소뇌의 신경원을 포함하는 중추신경계의 복잡한 진동 사이클의 변화 때문이라고 할 수 있다. 떨림은 진동의 주파수(저주파: 4 Hz 미만, 중주파: 4~7 Hz, 고주파: 7 Hz 초과)와 떨림 발생 시기에 따라 분류된다(표 12-1). 떨림이 팔다리 말단부(손)에 나타날 경우 대개 중주파나 고주파이고 근

표 12-1 임상양상에 따른 떨림 유형

떨림 유형(다른 흔한 이름)	특징(예)
안정떨림(rest tremor)	신체 한 부분이 중력에 반하여 지지될 때 불수의적으로 나타나고 근육이 목적 없이 수축한다(파킨슨병 떨림).
활동떨림(action tremor) (체위성 떨림, 정지시떨림)	팔을 뻗은 상태를 유지하는 동작과 같이 중력을 이기고 팔을 수의적으로 유지할 때 나타난다. 대개 양측성이지만 비대칭일 수도 있다. 진폭은 낮거나 중간이고, 주파수는 중주파 또는 고주파이다. 글쓰기나 물붓기와 같은 다소 수의적인 운동 중에 나타나지만 전체 협조기능을 방해하지는 않는다(본태떨림, 생리적 떨림).
의도떨림(intention tremor) (운동성 떨림, 소뇌성 떨림)	수의운동 중에 나타나고 흔히 동작방향과 수직이다. 진폭은 중간이고 주파수는 낮다. 팔이 표적에 접근할 때 증폭된다. 협조기능을 방해한다(손가락-코 동작에서 보이는 소뇌형 떨림).

위부(위팔)의 경우에는 대개 저주파이다.

본태떨림

서론

가장 흔한 비생리적 떨림은 본태떨림(essential tremor)이다. 본태떨림은 파킨슨병의 떨림에 비해 10배 더 많다. 미국인 중 500만 명 정도에서 본태떨림이 발생하는데, 남녀 비율이 유사하며 45세 정도부터 시작한다. 65세까지 유병률은 2~5%이다. 본태떨림 환자들 중 치료를 위해 의료진을 찾는 경우는 별로 없다. 환자가 40세 미만이라면 떨림의 다른 원인들(윌슨병, 갑상선기능항진증)을 생각해 봐야 할 것이다.

병태생리

60%에서는 가족력이 있다. 유전자연구를 통하여 떨림에는 여러 원인이 관여하고 있다는 것을 암시하는 몇 가지 유전자가 확인되었다. 구조적인 병변이 확인되지 않았기 때문에, 산발적 또는 유전적 원인으로 어떻게 떨림이 초래되는지에 대한 정확한 병태생리학은 현재까지 밝혀지지 않았다. 양전자방출단층촬영 연구를 통하여 소뇌, 적색핵, 아래올리브핵에서 혈류가 증가하는 것으로 밝혀져 진동 회로가 이러한 핵들을 포함하는 것으로 생각된다. 본태떨림이 정상 생리학적인 떨림의 병적인 악화를 의미하는지에 대해서는 논란이 있다.

주요 임상소견

45세 정도부터 시작된 양손 떨림이 서서히 진행하거나 그 상태로 잔존한다는 것이 특징적인 병력이다. 떨림은 중주파에서 고주파이며 진폭은 미세하고, 지속적이고, 팔을 뻗으면 바로 나타나고(활동성 떨림), 안정하면 없어진다. 떨림이 일상생활 동작을 방해하는 경우는 거의 없으나 환자들은 글씨쓰기에 문제가 있거나 커피 마실 때 쏟는다고 호소한다. 때로는 진전이 머리, 다리, 또는 목소리에도 영향을 준다. 환자들은 진전이 불안, 커피, 어떤 약물들에 의해 악화되고 술 마실 때 줄어든다고 설명한다. 위약증, 감각소실, 또는 심부건반사의 변화는 동반되지 않으며 파킨슨병의 소견도 없다.

본태떨림을 악화시키거나 생리적 떨림을 악화시킬 수 있는 여러 약물에는 리튬(lithium), 레보치록신(levothyroxine), 베타아드레날린성 기관지확장제, 발프로산(valproate), 프레드니손(prednisone), 카페인, 선택적 세로토닌 재흡수억제제(SSRI)가 포함된다.

주요 검사소견

진단을 위한 검사실검사는 없다. 진단은 병력과 진찰에 근거한다. 통상적인 혈액검사는 정상이고 척수와 뇌간의 신경영상 소견도 정상이다.

치료 원칙과 예후

파킨슨병이 아니고 떨림으로 인해 무력화될 가능성이 거의 없다고 환자가 안심한다면, 경미한 증상에 대한 치료는 대개 필요 없다. 많은 환자들은 적은 양의 술(와인이나 맥주 한잔)이 떨림을 몇 시간 동안 억제하고 친구들과 재미있게 지내는 것이 도움이 된다는 것을 알고 있다. 심한 본태떨림이나 직업이 떨림에 의해 지장을 받는 경우 프로프라놀롤(propranolol)과 프리미돈(primidone)이 떨림의 중증도를 낮추는 데에 도움이 된다. 떨림이 심하면 드물게는 수술로 전기자극기를 시상에 삽입하거나 정위(stereotactic) 시상파괴술(thalamotomy)을 시행할 수도 있다.

파킨슨병

서론

파킨슨병(Parkinson's disease)은 미국인 중 백만 명 이상에서 발견되며 유병률은 55세 이상인 경우 1%에 달한다. 미국에서 매년 소요되는 직접경비는 천만 달러를 초과한다. 남녀 비슷하게 발생하고 발생률은 연령이 증가함에 따라 기하급수적으로 증가하여 70세 이상에서는 7%나 된다. 특발 파킨슨병은 대개 55세 이상에서 시작하지만 유전적 원인이 있는 경우 30에서 45세 때 시작한다. 파킨슨병은 삶의 질에 결정적인 영향을 주며 여명도 현저히 단축시킨다.

파킨슨병과 파킨슨증의 특징은 운동느림(느린 속도와 수의동작의 자발성), 안정떨림, 톱니바퀴경축, 보행변화, 늦은 자세불안정이며 흑질줄무늬체 경로의 구조적 또는 기능적 파괴에 의해 도파민 전달이 저하되기 때문이다. 파킨슨병이란 일차적 특발성 형태를 일컫는 것으로 모든 파킨슨증의 2/3에 해당된다. 파킨슨증은 속발성 형태로, 상부 중뇌의 감염, 도파민 전달에 영향을 주는 약물, 흑질줄무늬체 경로와 다른 뇌 영역을 손상시키는 중추신경계 질환과 같은 특정 원인에 의해 상기의 임상적 생화학적 소견이 나타나는 것이라고 할 수 있다.

병태생리

중추신경계 도파민 신경원과 일부의 아드레날린과 세로토닌성 신경원이 죽어가는 과정이 천천히 진행되면 특발 파킨슨병이 초래된다. 흑색질(substantia nigra)의 치밀부에 멜라닌을 함유한 색소 도파민 신경원이 죽기 때문에 이 병의 운동징후를 초래한다. 여러 근거들을 종합하면 증상이 발생하기 10년 전부터 도파민 신경원은 죽기 시작한다고 추정된다. 신경원 소실이 총 신경원의 70%에 이르면 증상이 시작된다. 도파민 신경원이 죽는 원인은 아직도 밝혀지지 않았지만, 현재의 학설에 의하면 환경 신경독소에 노출, 사립체의 기능이상, 비정상적인 산화대사, 독성이 있는 잘못 접힌 알파신뉴클레인(misfolded α-synuclein) 단백질 등이 원인으로 생각되고 있다.

전반적으로, 흑색질 및 청반(locus ceruleus)과 같은 다른 도파민 핵에 색소가 소실된다(그림 12-2). 현미경적으로는, 흑색질에 작은 색소신경원이 소실되고 나머지 신경원에는 뚜렷한 테로 둘러싸인 호산성 세포질포함체(루이소체: Lewy body)가 소실된다. 이로 인하여 유비퀴틴(ubiquitin)에 부착된 신경미세섬유와 알파신뉴클레인이 응집된다.

흑색질 도파민 신경원은 동측의 줄무늬체(꼬리핵과 조가비핵)로 투사된다. 흑색질 신경원으로부터 방출된 도파민은 D1 수용체를 자극하고 D2 수

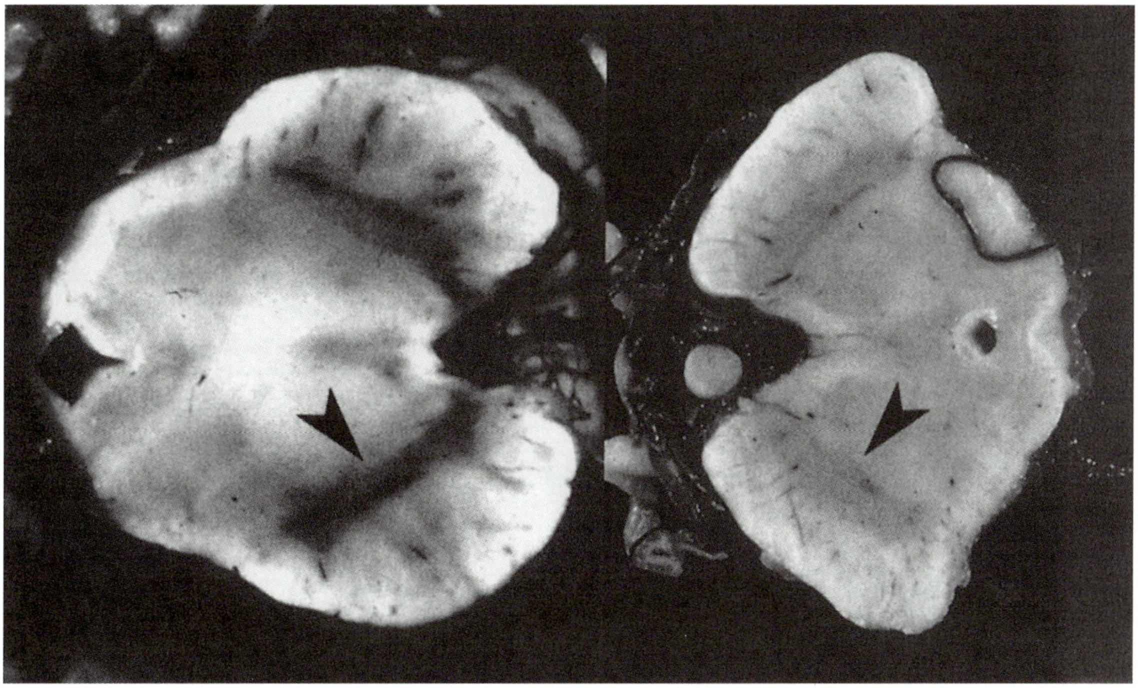

그림 12-2 흑색질(화살표)과 청반에 색소침착 소실이 관찰되는 파킨슨병 환자의 육안 뇌 표본.

용체를 억제하여, 시상핵을 경유한 직접 흥분성 경로를 통하여 줄무늬체가 자극을 운동피질(기저핵-시상피질 운동회로라고 함)로 보내게 된다. 동시에 억제성 자극은 창백핵(globus pallidus) 바깥부분, 시상하부(subthalamic)핵, 시상핵을 경유한 다시냅스 간접경로를 통하여 운동피질로로 전달된다. 도파민 흑질세포가 소실되면 줄무늬체 도파민이 고갈되고 운동피질의 흥분성이 총체적으로 감소한다. 흥분성 자극이 소실되면 운동피질로 연결되는 직접경로의 흥분활성도가 감소되고 운동피질로 가는 간접경로의 억제활성도가 증가한다. 그러나 억제성 자극이 운동피질로 많이 입력되면 왜 운동느림증이 초래되는지 아직 완전히 이해되지 않고 있다.

기저핵의 주변억제 모델을 감안하면, 흑색질에서 줄무늬체로 입력이 소실될 경우 경쟁적인 운동동작들을 억제할 수 없게 된다(그림 12-1). 예를 들어, 정상인이 팔을 구부릴 때 두갈래근(biceps)이 활성화되고(원하는 동작) 세갈래근(triceps)은 억제된다(주변억제). 파킨슨병 환자의 경우 팔을 구부릴 때 두갈래근(원하는 동작)과 세갈래근(주변억제) 모두 활성화되어 운동느림증(bradykinesia)이 초래된다. 파킨슨병에서 떨림은 창백핵과 시상에 있는 중추신경계 진동경로의 차단에 의한 것으로 생각되고 있다.

파킨슨병의 5%는 파킨 유전자와 때로는 알파 신뉴클레인 유전자의 상염색체우성(autosomal dominant) 돌연변이 때문이다. 알파 신뉴클레인은 신경원과 시냅스전종말(presynaptic terminal)뿐만 아니라 루이체에 원래 풍부하기 때문에 파킨슨병의 발병기전에서의 역할에 대해 관심을 모으고 있다. 파킨 유전자 산물은 유비퀴틴 경로를 경유하여

표 12-2 파킨슨병의 임상소견

임상소견	설명	병의 시기
운동느림증	움직임이 느리거나 감소	E, I, L
톱니바퀴경축	팔꿈치나 손목을 움직일 때 깔쭉톱니바퀴 같은 느낌	E, I, L
안정떨림	알약을 손가락으로 잡은 채로 굴리는 것 같은 손 떨림(pill-rolling tremor); 흔히 비대칭	E, I, L
가면얼굴	자발적인 얼굴표정 감소	E, I, L
보행곤란	보행 시작이 어렵고, 발을 질질 끌면서 보폭이 짧고, 웅크린 자세, 멈추거나 방향을 바꾸기 어려움	I, L
운동감소 구음장애	작은 소리, 단조음, 실어증 없는 왜곡된 언어	I, L
균형문제	걷거나 서 있을 때(특히 눈을 감은 상태) 넘어지기 쉬움	I, L
변비	연동이 느리며 일부 약물에 의해 악화	I, L
기립성 저혈압	일어설 때 혈압이 떨어져 현기증이나 실신을 초래	L
수면장애	불면, 하지불안, 주간졸음	I, L
인지장애	환각, 우울증, 40%에서 치매	I, L
팔 흔들기 감소	보행의 연합동작인 팔 흔들기가 줄어든다; 흔히 비대칭	E, I, L

*시기: E = 초기(진단 후 1~5년), I = 중간기(5~10년), L = 후기(> 10년)

알파 신뉴클레인과 같은 단백질이 분해되는 것을 식별하는 것과 관련이 있는 것으로 생각되고 있다.

주요 임상소견

파킨슨병의 신단은 내개 비내싱적인 운동느림증, 톱니바퀴경축, 안정떨림, 레보도파(levodopa)에 좋은 반응 여부에 의해 결정된다. 경축(rigidity)은 수동적인 스트레칭에 대해 전체 운동범위에서 굽힘근(flexor)과 폄근(extensor)의 일정한 저항이 나타나는 것으로 신장력에 의해 대항근의 일부 운동단위가 활성화되기 때문이다. 파킨슨병에서 손목이나 팔꿈치를 빠르게 구부리거나 펴면 흔히 깔쭉톱니바퀴 같은 느낌이 생긴다(톱니바퀴경축).

표 12-2에는 파킨슨병의 흔한 임상소견이 초기, 중기, 진행된 단계별로 열거되어 있다. 장애가 되는 소견은 운동느림증이다. 한 환자는 초기에 발생한 운동느림증을 물이 목까지 차는 수영장에서 걷는 것과 같고 진행된 경우에는 당밀로 가득찬 수영장을 걷는 것으로 설명하였다. 그러므로 환자들은 통상적인 일상생활동작을 수행하는 데에 엄청난 에너지를 소모한다고 할 수 있다.

간단하게 말해서, 파킨슨병 환자에게는 모든 것이 느려진다. 팔다리와 씹는 동작도 느리고 보행은 느리고 발을 질질 끌면서 시작이 어렵고 자주 웅크린 자세를 취한다. 균형을 유지하기 위해 천천히 길음을 교정하느라 기립균형은 무너져 낙상이 흔하다. 자발적인 얼굴 표정은 거의 없고(가면얼굴) 창자의 연동운동이 느려 변비가 흔하다. 정신활동도 정상보다 느려져 자발적인 언어가 적어지고 질문에 대해서 약하고 어눌한(구음장애) 목소리로 느리게 답한다. 40%에서는 병의 후반기에 치매가 발생한다.

주요 검사소견

통상적인 혈액 및 뇌척수액 검사는 정상이다. 신경영상은 파킨슨병 진단이나 파킨슨증의 다른 원인을 구별하는 데에 거의 도움이 되지 못한다. 파킨슨병 환자의 방사능 플루오로도파(fluorodopa)를 이용한 양전자방출단층촬영검사에서는 꼬리핵보다 조가비핵에서 섭취가 더 줄어드는 것으로 확인되었다.

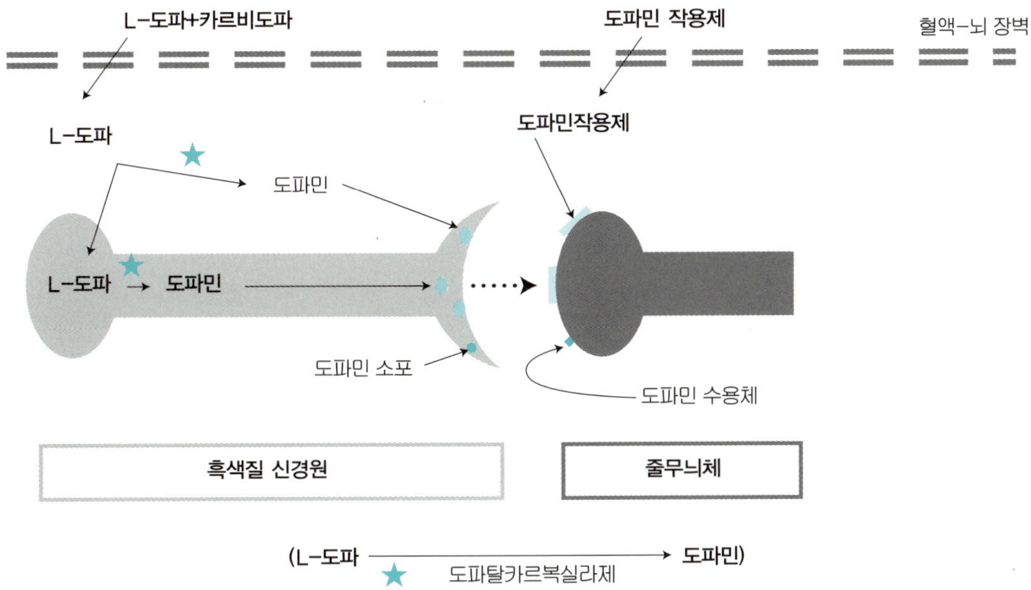

그림 12-3 파킨슨병에 대한 도파민 치료.

치료 원칙과 예후

파킨슨병의 진행을 막는 치료는 없기 때문에 치료는 증상을 최소화하고 환자의 기능과 안전을 극대화하는 것을 목표로 한다. 모노아민 산화효소 억제제(예: 셀레길린: selegiline)와 같은 약물이 초기에 병의 진행을 늦출 수 있는지 현재 논란의 여지가 있다.

조기치료의 핵심은 도파민(dopamine)이나 도파민 작용제를 줄무늬체에 추가로 제공하는 것이다. 도파민은 혈액뇌장벽(blood-brain barrier)을 통과하지 못하고 말초의 도파민 경로를 자극하여 전신적으로 심각한 구역과 저혈압을 초래한다. 레보도파(levodopa)는 혈액뇌장벽을 통과하여 도파탈카르복실라제(dopa-decarboxylase)라는 효소에 의해 뇌에서 도파민으로 전환된다. 전신에서 레보도파가 도파민으로 전환되는 것을 최소화하기 위해 도파탈카르복실라제 억제제인 카르비도파(carbidopa)가 레보도파에 추가된다. 카르비도파는 혈액뇌장벽을 통과하지 않으므로 레보도파가 중추신경계에서 전환되는 데에 영향을 주지 않는다. 레보도파는 도파민 신경원 세포체 내에서 도파민으로 전환되고 축삭운반순환을 통하여 신경종말로 전달된다. 레보도파는 또한 원위부 시냅스전신경종말에서 도파민으로 전환되어 흡수된다. 브로모크립틴(bromocriptine)과 프라미펙솔(pramipexole)과 같은 도파민작용체는 혈액뇌장벽을 통과하여 줄무늬체에 있는 D1 또는 D2 시냅스후종말에 직접 작용한다(그림 12-3).

레보도파는 가장 강력한 약으로 특히 운동느림증을 경감시키는 데에 도움이 된다. 레보도파를 조기에 쓰면 이 약의 합병증이 빨리 발생되는지에 대해서는 논란이 아직 있지만 관련근거를 종합하면 신경독성효과는 있다고 하더라도 미미할 것으로 추정된다.

파킨슨병 초기에는 레보도파와 카르비도파를 소량으로 하루 3회 또는 서방형으로 하루 1회에서 2회 매일 투여하면 운동느림증이 완전히 없어진다. 항콜린(anticholinergic) 약물은 떨림을 줄여줄 수 있지만 노인의 경우 변비, 소변축적, 착란, 기억상실, 환각과 같은 상당한 부작용을 초래할 수도 있다.

5년이 경과하면 중추신경계 도파민의 수준을 이상적으로 만들거나 유지하기가 점점 더 어려워진다. 운동이상증이나 레보도파 투여 1~2시간 후 "on" 현상이 흔히 발생한다. 이는 중추신경계의 약물농도가 과도하게 상승하여 비 필수 도파민 경로를 자극하기 때문으로 생각된다. 환자는 운동느림증이 미미할 때 팔, 다리, 얼굴의 불수의동작을 불규칙적으로 경험한다. 그런 다음, 레보도파는 중추신경계의 적정 수준 이하로 떨어져 환자는 입이 얼어버리듯 말을 못하거나 거의 움직이기 어려운 "off" 시기에 빠진다. "on-off" 현상은 질병과 관련된 줄무늬체 신경종말의 도파민 완충능력 감퇴와 저장능력의 소실을 반영한다. 환자들은 흔히 환각을 경험하게 되는데, 환각은 주로 환시의 형태이고 저녁때 발생하고 환자에게 무서움을 주는 경우도 있다. 환자들의 40%에서는 치매가 발생하는데, 레비소체치매(dementia with Lewy body)이거나 노인에게서 흔한 2가지 질환인 알츠하이머병과 파킨슨병이 공존하기 때문인 것으로 생각된다. 도파민 작용제는 병의 중간단계에서 "on-off" 현상을 없애준다. 그러나 진행된 단계에서는 이러한 효과가 약해지고 유사한 양상의 부작용이 나타난다.

진행된 단계의 파킨슨병 치료를 위해 절제, 심부뇌자극, 이식을 이용한 실험적인 수술적 치료가 연구 중에 있다. 절제술(시상파괴술, 창백핵절단술, 시상하부핵절단술)은 회로를 보다 정상적으로 복구하기 위해 뇌정위접근법을 이용하여 결정적인 기저핵 영역을 손상시킨다. 절제치료는 비가역적이고, 수술위험을 감수해야 하고, 양측으로 시행할 경우 상당한 합병증을 초래한다. 심부뇌자극에서는 뇌정위접근으로 내부 창백핵이나 시상밑핵에 전극을 설치하여 뇌의 특정부위에 고주파 자극이 가능하다. 심부뇌자극은 가역적이지만 뇌에 이물질을 장기간 이식하므로 감염의 위험성이 수반된다. 두 가지 방법 모두 운동느림증보다는 떨림에 더 효과적이고, 증상을 완전하게 치료하지 못하고, 항파킨슨증 약물의 지속적인 투여를 요한다. 현재, 심부뇌자극의 효과는 적정 용량의 레보도파를 사용한 환자가 임상적으로 최고로 호전될 수 정도와 유사하지만 운동이상증이 없는 경우를 전제로 한다.

이식의 목표는 흑색질 신경원이 죽으면서 상실된 신경세포 회로를 태아의 중뇌나 성인의 부신수질로부터 추출된 도파민 신경원으로 대체하는 것이다. 태아의 중뇌를 줄무늬체에 이식한 환자들에 대한 연구에서는 도파민 신경원이 생존하였고 줄무늬체 신경원으로의 일부 시냅스들까지 형성되었다. 그러나 환자에게 임상적인 효과는 미미한데, 이는 이식된 도파민 신경원이 자발적으로 활성화되지 않고 도파민을 시냅스로 방출하여 줄무늬체 신경원을 자극하기 때문인 것으로 추정된다.

파킨슨병은 천천히 진행되므로 이에 대해 환자와 가족을 교육하는 것이 중요하다. 환자들은 의자에서 일어서는 것이 더 쉽기 때문에 소파 같은 의자는 피해야 하고 욕실에서는 막대기를 사용하여 낙상을 예방해야 한다. 보행할 때에는 균형을 좋게 하기 위해 보행기를 사용해야 한다. 파킨슨병 환자에게 엉덩뼈 골절은 심각하다. 회복이 늦고 사망률은 25%이기 때문이다.

헌팅톤병

서론

헌팅톤병(Huntington's disease)은 상염색체우성으로 유전되는 신경퇴행 질환으로 대개 중년에 시작하는 점진적인 무도병, 인지기능 저하, 행동장애를 특징으로 한다. 1872년 주치의로 있던 조지 헌팅톤이 처음 기술하였는데 뉴욕의 롱아일랜드에 살던

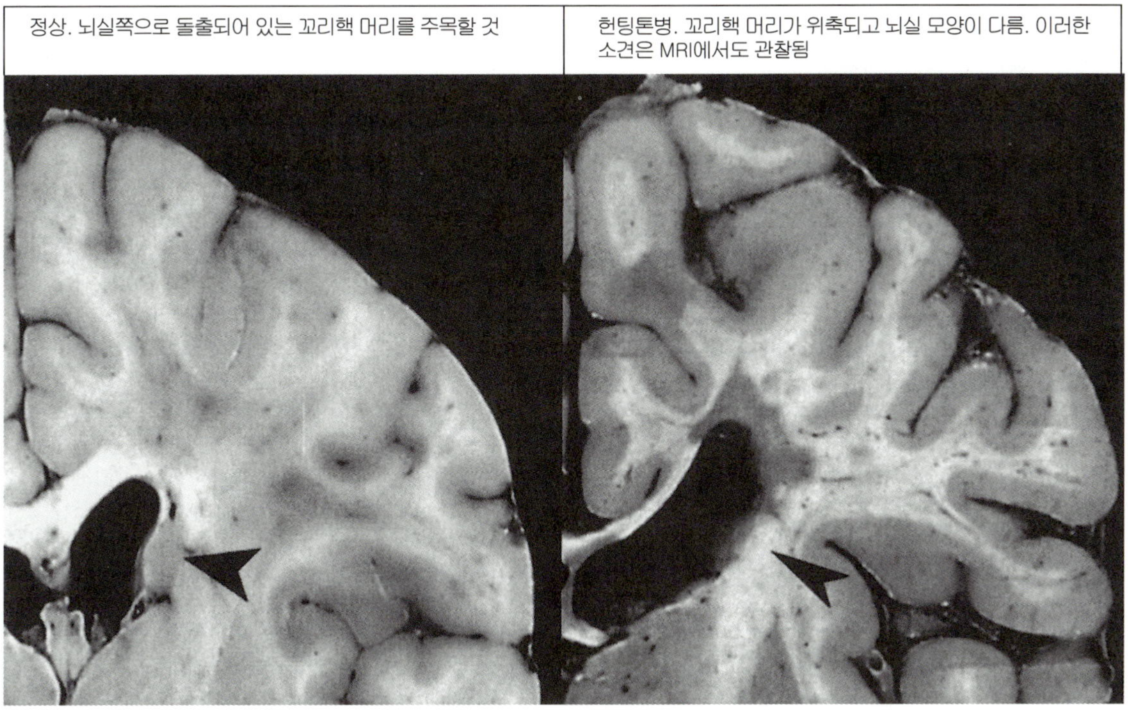

그림 12-4 헌팅톤병 환자에서 꼬리핵 위축의 병리학적 소견.

한 집안의 병을 3대 동안 관찰함으로써 헌팅톤병의 임상적, 유전적 소견을 정확하게 기술하였다.

헌팅톤병은 세계 도처에서 발견되었는데 서양의 유럽혈통에서 유병률이 가장 높다(5/100,000). 미국에서는 25,000명이 헌팅톤병을 가지고 있고 다른 60,000명이 비정상적인 유전자를 가지고 있으나 병이 발현하기에는 너무 젊다. 상염색체우성 방식으로 유전되는 질환이기 때문에 남녀 비율이 비슷하고 중년까지 생존하는 사람들을 통하여 유전되는 경우가 많다. 비정상적인 유전자를 보유하고 있는 여자들은 병의 징후가 발현되기 전에 이환된 아기를 출산한다.

병태생리

모든 헌팅톤병은 헌팅톤병 유전자에서 CAG 삼염기반복체(triplet repeats)의 길이가 비정상적으로 연장되어 발생된다. 정상적인 삼염기반복체의 길이는 10~26단위로 다양하여 정상 헌팅톤병 단백질(Huntingtin protein)에서 10~26개의 글루타민 아미노산으로 구성된 일렬 구조를 갖는다. CAG 삼염기반복체의 길이는 일정하지 않아서 건강한 자녀의 경우 6단위까지는 많거나 적을 수 있다. 그러나 CAG 반복체 길이가 39단위를 넘게 되며 헌팅톤병을 초래한다. CAG 반복체 길이는 발병 연령과 역 상관관계를 보여 반복체 길이가 50~60단위를 넘으면 20세 이전에 소아헌팅톤병이 발생한다. 남성 헌팅톤병 환자의 정자에 존재하는 헌팅톤병 유전자에는 자신의 체세포에 비하여 CAG 반복체가 더 많다. 따라서 다음 세대에서는 삼염기반복체 길이가 늘어날 것이고 헌팅톤병이 더 어린 나이에 발생할 것이라고 예상할 수 있다.

헌팅톤병 단백질은 큰 단백질(3,000개 이상의 아

미노산)로 신경 및 비신경조직에 널리 발현되지만 정상 기능에 대해서는 아직 밝혀지지 않았다. 아미노산 순서를 살펴보면 다른 단백질과의 연관성은 없지만 진화적 보존(evolutionary conservation)의 정도가 크다. 동물과 사람을 대상으로 시행한 연구에서 양쪽 유전자 복제가 소실되면 태아의 사망을 초래하므로 유전자가 태아 발달에 필수적이라고 하였으나, 비정상 폴리글루타민 단백질분자를 가진 태아에서도 태아 및 아동기 발달이 정상이다. 그러므로 현재까지 밝혀진 근거를 종합하면 헌팅톤병의 발병기전은 헌팅톤병 단백질이 새로운 기능을 획득(gain of function)함으로 인하여 매개되는 것으로 생각된다. 이러한 맥락에서 정상 헌팅톤병 단백질의 기능은 정상이지만 새롭게 획득한 기능이 신경원에 유해하여 결국에는 비정상 헌팅톤병 단백질이 선택된 신경세포 집단의 조기사망을 초래하는 것으로 생각된다.

헌팅톤병에서 눈에 띄는 병리는 꼬리핵과 조가비핵(두 가지 합쳐서 줄무늬체라고 함)의 위축이다. 이는 뇌를 육안으로 조사해도 쉽게 관찰되고(그림 12-4) 신경영상에서도 보인다. 신경세포 소실의 주요 원인은 중간 크기의 가시(spiny) 신경원이 죽기 때문인데, 이 신경원은 줄무늬체 신경원들의 80%를 차지하고 있다. 큰 가시 신경원은 상대적으로 보존된다. 현미경적으로, 헌팅톤병 단백질 조각을 함유하고 있는 근육 내 포함물은 흔히 줄무늬체에서 발견되고 신경세포 소실을 동반하는 이차적인 신경아교증이 관찰된다. 중간 크기의 가시 신경원은 억제성으로 자신의 주요 신경전달물질인 GABA를 방출한다. D2 수용체를 가지고 있으면서 외부 창백핵으로 뻗어나가는 중간 크기의 가시 신경원은 흑색질과 내부 창백핵으로 뻗어나가는 D1 수용체를 가진 것에 비해 빨리 죽는다. 이러한 신경세포 죽음의 불균등한 양상은 성인 헌팅톤병 환자들이 파킨슨증보다 무도병을 경험하는 것과 관련이 있을 것으로 생각하고 있다. 소아 헌팅톤병에서는 이러한 두 종류의 신경세포 집단이 모두 일찍 죽기 때문에 파킨슨증의 징후가 발현되기 쉽다. 양전자방출단층촬영검사에서는 줄무늬체에서의 대사저하가 확연한 위축이나 임상 증상 발생 이전에 시작되는 것이 관찰되었다. 줄무늬체의 신경세포 소실과 더불어, 기저핵과 전전두엽(prefrontal) 대뇌피질에서 신경원이 중등도(10~50%)로 소실된다.

주요 임상소견

헌팅톤병이 발생하는 평균연령은 40세이지만 일부에서는 60세를 넘어서야 징후를 보이기도 한다. 임상소견은 진행성 운동장애, 인지장애, 행동장애이다. 비반복적, 비주기적, 불수의적 돌발성 동작이 무작위로 아무 근육이나 근육군에서 갑작스럽게 나타나는 것이 무도병의 특징이고 이것이 근본적인 운동장애이다. 무도병은 걷는 동안 금방 빈번해져 팔, 손, 다리, 혀, 몸통을 침범한다. 이러한 동작은 수의적으로 잠시 억제할 수 있지만 스트레스에 의해 악화된다. 병의 초기에는 흔히 환자들이 안절부절 못하는 것으로 보이고 불수의적 돌발 동작을 일부 의식적인 동작과 연결하여 팔다리의 불수의동작을 감추려는 모습이 관찰된다. 한 목표물에서 다른 쪽으로 움직이는 수의적인 빠른 눈 동작(급속 눈 운동)은 느려지고 조절 불가능해진다. 일정한 수의적 근육 수축을 유지할 수 없는 것은 혀를 얼마동안이라도 내밀 수 없거나 악수할 때 손을 꽉 잡고 있을 수 없는 것(젖 짜는 여자가 쥐는 듯함)으로 알 수 있다. 병의 초기에는 환자들은 흔히 정상적인 일상생활동작을 하고 취직도 한다. 병이 악화됨에 따라 근육긴장이상과 파킨슨증이 나타난다. 구음장애가 발생하는데 분명치 않은 발성부전성 불규칙 언어가 나타난다. 이 단계에서 환자는 도움을 위해 다른 방법에 의존한다. 삼킴장애는 나중에 나타나는데 환자의 사망 가능성을 높인다.

인지능력의 전반적인 감소는 무도병 발생 전후에 나타나기 시작한다. 몇 환자들에게서만 경미한 인지장애가 발생한다. 인지기능저하는 복잡한 과제를 계획하고 순서화하고 실행하는 능력이 없는 실행성 기능상실을 특징으로 하며, 이와 함께 최근 기억상실에 의한 망각, 느린 반응시간, 집중력 불량이 동반된다. 대부분 IQ 점수는 떨어지고 치매가 존재한다. 실어증, 실행증, 인식불능증은 흔하지 않지만 시각공간능은 병의 후기에 손상된다.

행동문제는 흔히 인격변화와 함께 시작하는데, 인격변화는 무도병보다 몇 년 전에 나타날지도 모르는 과민성, 강박성, 무관심, 불안 증상으로 알 수 있다. 우울증은 환자의 1/3에서 발생하는데 자살로 이어질 수도 있다. 정신병은 흔하지 않다(5%).

소아 헌팅톤병은 20세 이전에 발생하며, 파킨슨증(특히 운동느림증)이 훨씬 두드러지게 나타나는 특징을 보인다. 현저한 경축, 심한 정신황폐, 현저한 운동 및 소뇌 징후, 구음장애, 간대성 근경련, 틱, 삼킴장애가 나타난다. 소아 헌팅톤병은 성인의 경우보다 더 빠르게 진행한다.

주요 검사소견

통상적인 혈액 및 뇌척수액 검사소견은 특이하지 않다. 신경영상검사에서는 꼬리핵과 조가비핵의 위축이 관찰된다. 꼬리핵 위축이 진행함에 따라 인지기능이 상실되고 조가비핵 위축은 운동기능저하와 관련된다. 신경정신과적인 검사에서는 많은 비정상 소견이 확인되지만 진단적 가치는 없다.

임상진단은 대개 다음과 같은 소견을 근거로 하여 이루어진다: (1) 중년에서의 전형적인 무도병, 인지기능소실, 행동변화의 발생 시기 (2) 가족력 (3) 꼬리핵 위축을 보여주는 신경영상을 근거로 한다. 유전자 검사를 통하여 헌팅톤병 유전자(유전자 4p16)에서 비정상적으로 길어진 CAG 삼염기반복체 길이(〉40)를 근거로 확진한다. 이러한 상용화된 검사는 비전형적인 경우, 증상이 있으나 가족력이 없는 경우, 위험요인이 있는 경우, 산전 검사 등에서 유용하다. 예측검사를 제대로 하려면 (1) 검사 전후에 여러 전문분야가 참여하는 포괄적인 상담 (2) 확실한 사전동의 (3) 신뢰성 있는 결과 보고 등의 요건이 필요하다. 일반적으로 예측검사는 소수의 환자들을 대상으로 실시해서는 안 된다. CAG 반복체의 수가 발병 연령과 상관관계를 보이기는 하지만 각 CAG 길이와 관련된 발병시기가 매우 다양하여 개개인에게 유용하지 않기 때문에 CAG 길이를 환자에게 알려주지는 않는다.

치료 원칙과 예후

병을 완치하거나 진행을 둔화시키는 치료는 아직 없기 때문에 치료는 가능한 오랫동안 삶의 질을 극대화하는 것을 목표를 한다. 우울증은 조기에 진단해야 하고 항우울제로 적극적으로 치료해야 한다. 무도병을 치료하려는 시도는 환자에게 거의 도움이 되지 못한다. 정신병과 심한 불안증은 소량의 신경이완제로 치료될 수 있다. 인지기능 저하에 대한 치료는 없다.

진단 이후 사망할 때까지의 기간은 10~25년으로 평균 20년이다. 사망 평균연령은 55세이다. 소아 헌팅톤병의 경우 수명이 짧다.

추천문헌

Lang AE, Lozano AM. Parkinson's disease (parts 1 and 2). *N Engl J Med* 1998;339:1044–1053 and 1130–1143. *(Thorough review of clinical and pathologic issues and treatment.)*

Louis ED. Essential tremor. *N Engl J Med* 2001;345:887–891. *(Reviews clinical features and treatment options.)*

13_중추신경계 감염

개요

바이러스, 세균, 진균, 기생충 등이 중추신경계 감염을 일으키나, 세균과 바이러스가 그 중 가장 흔한 병원체이다. 이런 병원체는 소화기나 호흡기 또는 피부 접종(동물이나 곤충이 물어서)을 통해 몸 안으로 침투하고 난 후, 소화기, 호흡기, 피하 근육 또는 혈관 조직에서 일차로 복제된다. 대부분의 병원체는 혈관을 따라 중추신경계에 도달하지만, 간혹 일부 병원체는 말초 신경을 따라 뇌에 도달하거나, 두개골 골절이나 유양 돌기염과 공기굴(air sinus) 감염과 같이 인접한 뼈로부터 뇌에 직접 도달하기도 한다.

일생동안 사람은 여러번 감염이 되지만 병원체는 거의 중추신경계를 침투하지 못한다. 그 이유는 비특이적이고 효과적으로 미생물을 혈관으로부터 걸러내는 세망내피계통, 혈관내와 감염된 부위에서 특정한 미생물을 파괴하는 세포성 면역 반응과 체액성 면역 반응, 그리고 혈액뇌장벽(blood brain barrier) 등의 중요한 보호 체계가 있기 때문이다. 중추신경계는 우리 몸의 다른 기관과 달리 면역적으로 검역 체계가 효과적으로 발달되지 않았다. 뇌에는 림프절과 림프계가 없는 반면, 혈액뇌장벽이 발달되어 병원체가 중추신경계로 침입하는 것을 막는다. 이러한 혈액뇌장벽의 핵심 요소는 혈관내피세포간의 폐쇄결합에 있으며, 이것이 미생물이나 작은 분자들이 혈관내피세포를 통과하여 뇌나 뇌수막으로 통과되는 것을 막는다. 우리 몸의 다른 부분의 혈관내피세포는 대부분이 간극결합(gap junction)으로 이루어져 있어서 림프구가 혈관에서 림프계로 이동하기에 충분한 공간을 제공한다. 반면 뇌에 도달한 분자들은 특별한 이동체계를 통해 혈관내피세포를 통과하는데 이러한 것으로는 에너지가 필요한 경우(아미노산 전달체), 에너지가 필요하지 않는 경우(당전달체)가 있다. 또한 분자가 지용성인 경우에도 뇌의 혈관내피세포를 통과할 수 있다. 이에 덧붙여 중추신경계의 혈관내피세포에는 신경전달물질과 같은 아미노산을 배출시키는 전달체가 있다. 그보다 더 큰 분자들은 혈장의 초여과기 역할을 하는 맥락막을 통해 혈관에서 뇌척수액으로 들어온다. 일반적으로 혈액뇌장벽은 병원체의 침입을 막을 뿐만 아니라, 중추신경계 내의 분자들의 종류와 농도도 엄격하게 조절하는 역할을 한다.

그러나, 일단 병원체가 중추신경계로 들어오게 되면 감염을 막는데 한계가 생긴다. 뇌척수액은 혈액에 비해 항체와 보체의 양이 1/1,000에 불과하다. 그리고 뇌에는 림프계가 없기 때문에 감염을 감지하고 대항할 백혈구와 소교세포(중추신경계의 대식세포)가 거의 없다. 그럼에도 불구하고 중추신경계는 염증반응을 나타내는데 이는 중추신경계 감염의 특징이기도 하다. 중성구와 단핵세포는 혈액에서 염증반응으로 활성화된 혈관내피세포를 통과하여 혈액뇌장벽을 지나 뇌수막, 뇌실질, 그리고 뇌혈관 주위 공간으로 들어오게 된다. 림프구는 일반적으로 병원체에 대항하여 특정한 면역반응을 보인다. 불행하게도, 뇌의 염증반응은 세균과 진균에 효과적이지 못하기 때문에 적절한 항생제로 치료받지 못하면 대부분의 환자는 사망하게 된다.

중추신경계 감염의 증상은 병원체가 아닌 감염부위에 의해 결정된다. 병원체 자체는 감염의 중증도와 감염기간을 결정한다.

표 13-1은 중추신경계 감염을 의심할 만한 증상을 보여준다. 환자가 나타내는 증상은 병원체 자체가 아닌, 감염부위가 어디냐에 따라 달라지게 된다. 감염기간에 따라 병원체의 종류를 추정하는데 도움이 되기도 한다. 일반적으로 바이러스는 중추신경계 증상을 나타내는데 수시간에서 하루 정도, 호기성 세균은 수시간에서 수일, 혐기성세균, 결핵균, 진균은 수일에서 수주, 매독균(*Treponema pallidum*)과 같은 spirochetes는 수주에서 수십년이 걸리기도 한다.

표 13-1 중추신경계 감염을 의심할 수 있는 주요 양상

• 발열
• 급성 또는 아급성 발병
• 두통
• 감염의 위치에 따른 국소성 또는 미만성 증상과 징후 (표 13-2 참조)
• 백혈구와 적혈구 침강속도의 증가
• 면역기능이 저하된 사람에서 높은 발병

중추신경계 감염의 장소는 크게 세 군데로 나누어지는데 일반적으로 뇌수막에 미만성으로 퍼지는 뇌수막염, 뇌에 미만성으로 퍼지는 뇌염, 뇌에 국소적으로 형성되는 뇌농양이 있다(그림 13-1). 표 13-2에는 감염부위에 따라 특징적인 증상이 나열되어 있다. 일반적으로 중추신경계 감염을 일으킬 수 있는 병원체는 다양하게 존재하지만, 이 장에서는 그 중 가장 흔한 중추신경계 감염과 더불어 일반적인 전염병의 경로를 따르지 않는 특이한 감염에 대해서도 서술하겠다.

세균성 뇌수막염

서론

뇌수막염(Meningitis)은 뇌수막의 염증에 의해 생기며 가장 흔한 중추신경계 감염이다. 주로 세균이나 바이러스에 의해 생기지만, 진균, 기생충, 화학물질, 종양에 의해서도 생길 수 있다. 바이러스성 뇌수막염은 봄, 여름에 주로 발생하는 반면, 세균성 뇌수막염은 일년 내내 발생할 수 있다. 세균성 뇌수막염은 유아, 노인, 면역억제자에서 발생할 확률이 높다.

병태생리

호기성 세균(그람 양성균, 그람 음성균 모두)이 급성 세균성 뇌수막염의 주요 원인이다. 만성 뇌수막염을 일으키는 원인균으로는 보렐리아균(Borrelia burgdorferi), 결핵균(Mycobacterium tuberculosis), 매독균(Treponema pallidum)과 같은 세균이 있다. 일반적인 감염경로는 상기도에서

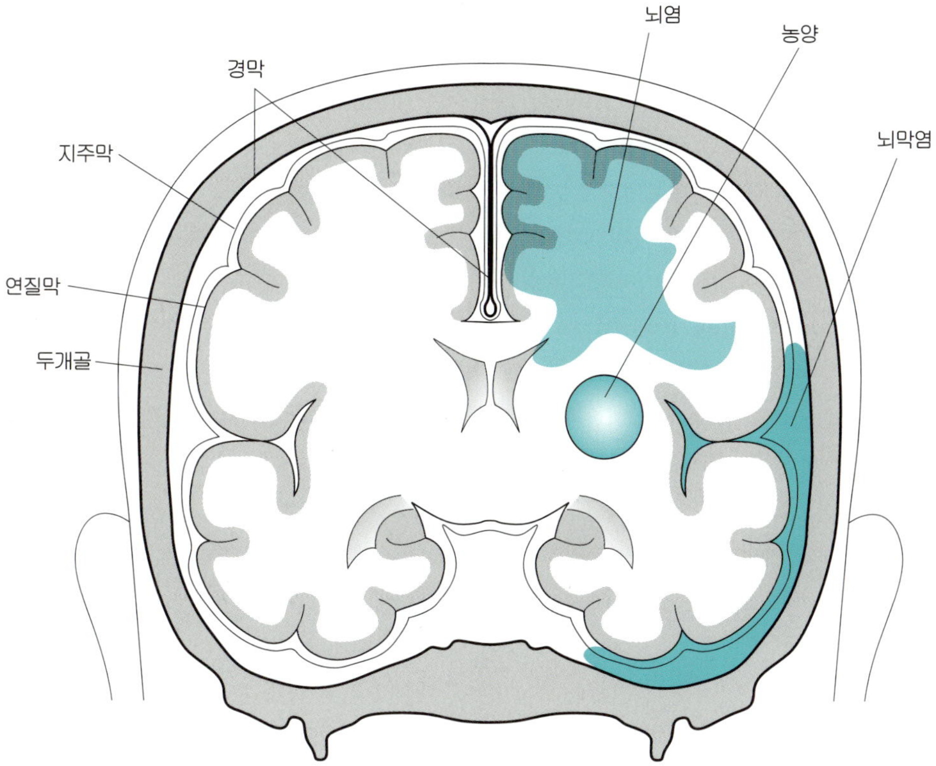

그림 13-1 중추신경계 감염이 발생하는 주요 부위.

표 13-2 주요 중추신경계 감염의 임상 양상

	뇌수막염	뇌농양	뇌염
흔한 양상	발열 두통 목 경직(stiff neck) 혼동(confusion)	두통 정신상태변화: 혼동, 혼미와 혼수 발작: 전신성 또는 국소성 뇌신경 제6번 마비 편측 마비 유두부종	발열 두통, 구역과 구토 정신상태변화: 혼동, 섬망, 혼미 또는 혼수 발작: 전신성 또는 국소성 반사항진, 바빈스키징후 또는 경직 경도(mild)의 목 경직
드문 양상	발작 혼미 또는 혼수 유두부종	목 경직	진전, 근육긴장이상, 유두부종

일차적으로 무증상 감염을 일으키고 이후 호흡기 상피세포를 통과하여 모세혈관, 정맥, 림프계를 침투한다. 세균에는 특징적으로 점액다당류 외피가 있어 세망내피계를 피해 혈중에서 고역가의 복제가 가능하다. 침투되는 혈액뇌장벽의 정확한 장소는 아직 알려지지 않았다. 일단 뇌척수액으로 들어오게 되면, 세균은 다시 복제되어 그람음성균의 경우 내독소를, 그람양성균의 경우 테이코산(teichoic acid)을 세포벽에서 분비한다. 이 물질들은 대식세포와 소교세포로부터 시토카인 특히, 인터루킨-1, 종양괴사인자 분비를 촉진시키고, 다시 시토카인은 중성구와 단핵세포를 혈액으로부터

뇌척수액으로 불러들이게 된다. 세균성 뇌수막염에서 세균은 환자가 죽기 직전까지 뇌수막에만 국한되어 존재한다.

그러나 염증이 진행되면서 뇌는 자극을 받아 상처를 입게 된다. 죽어가는 세균의 세포벽으로부터 분비된 내독소와 염증세포로부터 분비된 종양괴사인자, 중성구과립분자 등이 뇌의 연질막을 뚫고 들어와 대뇌피질과 소뇌의 표면에 존재하는 신경세포를 죽인다. 또한 뇌수막의 염증은 뇌수막에서 뇌로 들어가는 동맥과 정맥의 수축과 혈전을 일으킨다. 이러한 혈관이 막히게 되면 해당되는 영역에 뇌경색이 올 수 있다. 그러므로 비록 세균 자체는 뇌 안으로 침입하지 않지만, 심한 뇌수막염에서는 심각한 뇌손상이 올 수 있다.

주요 임상소견

뇌수막염의 임상적인 특징으로는 고열, 두통, 경부경직과 비교적 온전한 정신상태를 유지한다(표 13-2). 두통은 염증이 진행되면서 뇌의 기저부와 두 번째, 세 번째 척수신경을 따라 존재하는 통증섬유의 자극 때문에 생긴다. 고열은 시상하부의 직접적인 자극에 의해서, 혹은 염증세포에 의해 분비된 뇌척수액의 IL-1에 의해 일어난다. 세균성 뇌수막염에 걸린 환자의 대부분에서는 국소적인 신경학적 증상이 나타나지 않지만, 병이 진행되면서 나중에 편측마비, 실어증, 운동실조, 시력 상실 등이 나타날 수 있다. 유두부종은 시작 당시 거의 나타나지 않는다. 세균성 뇌수막염에 걸린 환자는 수 시간에서 하루가 지난 뒤 이러한 증상을 나타낸다.

주요 검사소견

뇌수막염은 뇌척수액의 분석에 의해 확진된다. 뇌수막염이 의심될 경우, 응급으로 요추천자를 실시할 수 있다. 표 13-3은 뇌수막염과 그로부터 구분되는 다른 중추신경계 감염에서의 뇌척수액 검사결과를 보여준다. 그림 13-2에는 미국에서 뇌수막염을 일으키는 흔한 세균을 표시하였다. 아동들에게 인플루엔자 백신(*Haemophilus influenza* vaccine)을 접종시키지 않는 나라에서는 인플루엔자 균에 의한 뇌수막염이 5세 이전의 어린이에서 가장 많이 나타난다.

대부분의 환자에서 말초혈액 백혈구가 20,000개/mm^3 이상으로 증가한다. 중성구가 증가하고 미성숙 세포가 증가함에 따라 백혈구의 좌측이동(shift to the left)이 일어난다. 적혈구 침강 계수와 C-반응 단백질도 증가한다.

뇌영상검사는 세균성 뇌수막염을 진단하지 못한다. 뇌내 덩어리나 수두증이 의심될 경우 요추천자 시행 전에 두부 컴퓨터단층촬영검사를 실시할 수 있다(제3장 참조). 가돌리늄 조영증강 자기공명영상검사에서는 특히 기저수조 부위의 뇌수막이 잘 관찰될 수 있다. 신경학적 증상이 발현된

표 13-3 주요 중추신경계 감염의 뇌척수액 소견

	개방압력	백혈구수/mm^3	주된 백혈구 유형	단백질(mg/dL)	포도당(mg/dL)	세균 또는 진균 배양
뇌수막염						
바이러스성	정상	20~1,000	단핵성	약간 증가	정상	음성
세균성	정상 또는 증가	50~5,000	호중성	증가	낮음	세균
결핵 또는 진균성	증가	50~10,000	호중성 및 임파구	증가	낮음	때로 양성
중추신경계 매독	정상	10~1,000	임파구	증가	정상	음성
뇌농양	증가	10~20	임파구	정상	정상	음성
바이러스성 뇌염	약간 증가	10~200	임파구	약간 증가	정상	음성

*간혹 위의 원칙에서 벗어난 결과를 보이는 경우도 있음.

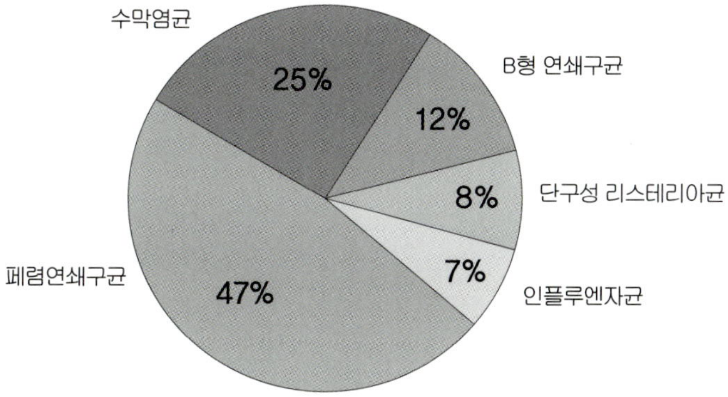

그림 13-2 미국에서 뇌수막염을 일으키는 흔한 세균.

환자의 경우, 뇌영상검사에서 교통성 수두증 혹은 폐쇄성 수두증, 뇌경색, 대뇌피질에서의 국소적인 뇌괴사가 관찰될 수 있다.

치료 원칙과 예후

적절한 항생제의 신속한 투여가 가장 중요한 원인적 치료이다. 항생제의 투여 없이는 환자의 95% 이상이 죽음에 이른다. 항생제 사용의 일반적인 원칙은 다음과 같다. (1) 항생제의 사용은 가급적 빨리 이루어져야 한다. (2) 세균은 투여된 항생제에 반응하여야 한다. (3) 항생제는 혈액뇌장벽을 통과할 수 있어야 하며, 세균을 사멸시키기에 충분한 농도여야 한다.

일단 세균성 뇌수막염이 임상적으로 진단되면, 광범위 항생제의 신속한 투여가 이루어져야 한다. 환자의 나이, 선행된 내과적 문제, 면역 상태, 뇌척수액의 그람염색 혹은 세균항원검사, 지역사회에서의 약물내성균의 종류에 대한 지식에 따라 항생제를 선택한다. 실험실에서의 항균제 감수성 검사에 따라 항생제를 적절히 조절해야 한다.

치료 초기에 사용할 항생제의 선택은 꾸준히 바뀌므로 가장 최근의 항생제 권장사항에 대해 알고 있어야 한다. 현재 많은 환자들에서 3세대 또는 4세대 세팔로스포린(cephalosporin)과 반코마이신(vancomycin)이 초기치료에 쓰이고 있는데 이는 3세대 세팔로스포린에 내성인 폐렴연쇄구균(*Streptococcus pneumoniae*)의 발생빈도가 대부분의 지역에서 15%가 넘기 때문이다. 일반적으로, 10일에서 14일 동안 항생제를 정맥투여해야 한다. 초기 2일에서 4일간 스테로이드의 투여가 어린이와 성인에서 사망률과 장기적인 신경학적 후유증을 줄이는 것으로 알려져 있다.

발작에 대한 치료는 환자가 퇴원할 때까지 페니토인을 투여하는 것이다. 만약 중증의 폐쇄성 수두증이 발생하면 뇌실복강단락술이 필요하다.

수막염균(*Neisseria meningitidis*)과 인플루엔자균(*Haemophilus influenza*)으로부터 발생한 뇌수막염에서는 가족이나 환자와 자주 접촉한 사람도 뇌수막염의 발생 비율이 높기 때문에 이들에게 즉시 리팜핀(rifampin) 또는 시프로플록사신(ciprofloxacin)의 예방적 화학요법을 시행한다(성인에서만).

감염된 세균이 종류, 환자의 나이, 기저질환에 따라 사망률은 5%에서 25% 정도이다. 생존한 환아에서 언어장애는 15%, 정신지체는 10%, 청력손실은 10%, 근력약화나 경직은 5%, 발작은 3% 정도 나타난다. 성인에서도 유사한 비율의 후유증을 보인다.

뇌농양

서론

뇌농양(brain abscess)은 뇌실질 내의 종물과 같은 국소적 감염을 말한다. 만약 농양이 뇌 외측, 경질막 주변에 발생하면, 경질막하축농 또는 경질막외농양이라 부른다. 뇌농양은 주로 세균감염으로부터 일어나지만, 진균, 결핵균, 원충으로부터도 발생할 수 있다. 뇌농양은 흔하지 않은 질환으로, 연간 발생률은 약 100,000명 당 1명이며, 성별에 관계없이 모든 연령에서 나타난다.

병태생리

뇌에는 세균이나 진균의 정상 균무리(normal flora)가 존재하지 않는다. 농양을 일으키는 미생물은 주로 혈류를 따라 뇌에 도달하거나 감염된 부비동 혹은 유양돌기로부터 직접 도달한다. 가끔 두개골 함몰 골절이나 부비동, 두개관, 뇌와 관련된 수술로부터 감염이 생기기도 한다. 혈류를 따라 감염되는 경우 주로 호흡기의 감염(기관지확장증, 농흉, 폐농양), 소화기 감염, 요로계 감염, 치아농양, 심장(급성 세균성 심내막염, 청색증 선천성 심장병), 정맥내 약물 남용 등이 원인이 된다. 약 15%의 환자에서는 뇌농양의 원인을 찾지 못하는 경우도 있다.

원인에 따라 농양이 생기는 위치는 다르다. 부비동염으로부터 발생한 뇌농양은 감염된 부비동과 인접한 전두엽에 발생한다. 유양돌기염으로부터 발생한 농양은 위쪽으로 전파되는 경우 측두엽에 발생하고, 간혹 안쪽으로 전파되는 경우 소뇌에 발생한다. 혈행성 경로로부터 발생한 농양은 일반적으로 뇌혈류에 비례하여 발생한다. 뇌농양의 약 3/4은 단발성이다. 다양한 장소에 발생한 다발성 농양은 그 원인이 혈행성임을 의미한다.

뇌농양은 주로 대뇌 피질의 회색질-백색질 경계부에 위치한 작은 부위의 감염(뇌염)으로부터 시작한다. 병원체의 성장은 뇌염의 확장을 일으키고 이는 또한 중성구와 단핵세포를 감염 부위로 유도한다. 이후 농양의 중심부에서 액화를 동반한 괴사가 일어난다. 농양 주위의 뇌부종도 농양의 덩어리 효과에 기여한다. 농양 주위를 둘러싸고 섬유화 반응이 일어나 피막이 형성되지만 농양의 확장을 막기에는 부족하다. 치료하지 않으면 농양의 확장은 지속되어 경천막 뇌탈출(대뇌반구 농양), 대공 뇌탈출(소뇌농양), 뇌실로의 농양파열(뇌실염) 등이 일어날 수 있다.

주요 임상소견

뇌농양의 증상은 1주에서 2주에 걸쳐 성장하는 농양 덩어리에 의해 나타난다(표 13-2). 주로 나타나는 증상으로는 두개내압 증가와 국소적 신경학적 증상이 있다. 두개내압 증가의 주요 징후로는 두통(75%), 기면과 착란(50%), 구역과 구토(50%), 뇌신경마비(30%) 등이 있다. 덜 흔한 증상으로는 유두부종(10~25%)과 경부 강직(25%)이 있다. 국소적 신경학적 증상(40%)은 농양이 발생한 위치에 따라 달라지는데, 편마비, 실어증, 동측 반맹, 운동실조 등이 있다. 국소발작이나 전신발작은 뇌농양 환자의 33%에서 나타난다. 보통 전신적 증상은 흔하지 않다. 고열은 환자의 1/2 미만에서 나타나며, 보통 39℃를 넘지 않는다. 농양의 위치에 따라 두개내압상승이 일어나기 전에 국소적 신경학적 증상이 먼저 나타날 수 있다. 만약 농양이 전두엽의 전면부와 같이 임상적 징후가 없는 부위에 발생하게 되면 증상이 일어나는 순서는 반대가 된다. 농양은 계속 커지면서 큰 덩어리가 된다. 적절한 치료가 없으면, 농양은 계속 커져 뇌실안쪽으로 파열되거나 뇌탈출을 일으킬 수 있다.

주요 검사소견

백혈구 수치는 환자의 60%에서 상승하지만

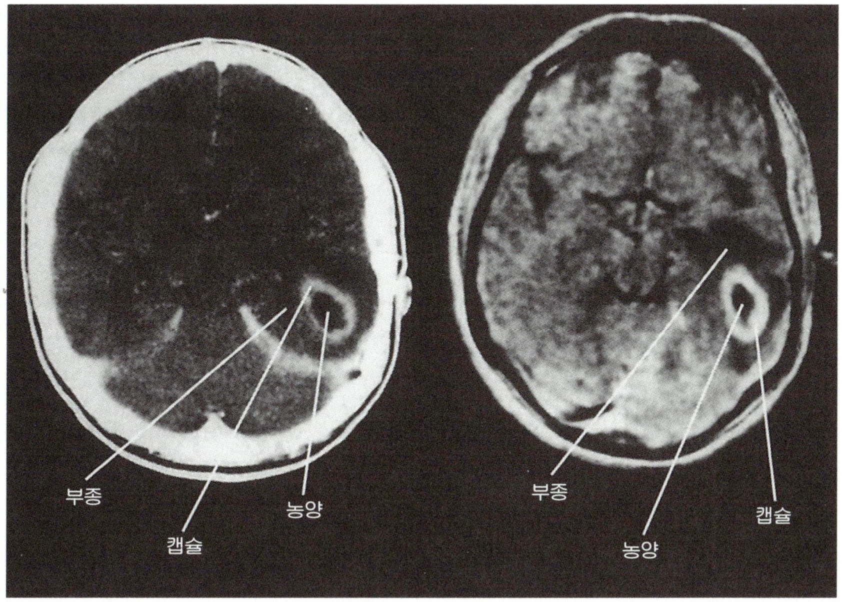

그림 13-3 뇌농양(컴퓨터 단층촬영과 자기공명영상).

20,000개/mm^3 이상 상승하는 경우는 10%에 불과하다. 적혈구침강계수와 혈청내 C-반응 단백질도 종종 상승하는데 이는 전신적인 감염이 있음을 의미한다. 약 절반의 환자에서 농양의 원인을 밝혀낼 수 있다. 원거리로부터의 생검 혹은 흡인물질은 농양의 농과 비슷한 방법으로 검사할 수 있다. 가장 중요한 검사는 수술적으로 제거된 농양에서 농을 검사하는 것이다. 그리고 다음과 같은 검사들이 즉시 이루어져야 한다. (1) 그람 염색, 김자 염색, 진균 염색 등을 통한 농양의 염색 (2) 혐기성 혹은 호기성 세균 또는 진균인지 확인하기 위한 농양의 배양 (3) 임상적으로 의심될 경우, 결핵 혹은 원충인지 확인하기 위한 농양의 배양 (4) 농양 내에 고형 물질이 있는 경우 종양, 세균, 진균, 원충인지 확인하기 위한 조직검사 등이 있다.

임상적 진단은 조영제 증강한 두부 컴퓨터단층촬영, 조영제 증강하지 않은 두부 컴퓨터단층촬영 혹은 가돌리늄 증강한 자기공명영상, 가돌리늄 증강하지 않은 자기공명영상 등의 영상학적 진단을 통해 이루어진다(그림 13-3). 영상학적인 감별진단으로는 괴사성 혹은 낭성 원발성 뇌종양과 전이성 뇌종양, 육아종, 경질막하 축농, 비전형적 뇌경색, 혈종 등이 있다. 초기 뇌염, 다발성 농양, 두개골에 근접해 위치한 농양, 종양과의 구별에서 장점이 있다는 점에서 자기공명영상이 조금 더 민감도가 높다.

치료 원칙과 예후

뇌농양 환자의 적절한 치료로는 (1) 생명을 위협할 수 있는 덩어리(농양과 주위의 뇌부종) 크기의 신속한 감소 (2) 적절한 배양 검체의 수집 (3) 항생제 및 수술적 배농 혹은 농양 적출 등을 통한 명확한 치료 (4) 뇌농양의 원인 확인 및 제거 (5) 발작의 예방 (6) 신경 재활 등이 있다.

덩어리 크기의 감소는 일단 액화가 이루어지고 피막이 형성되는 단계의 농양에 대한 정위 수술적 흡인이 가장 효과적이다. 컴퓨터 단층촬영이나 자기공명영상이 유도를 통한 정위적 수술은 최소한의 침습으로 선택한 부위의 흡인에 아주 높은 정확도를 제공한다. 농양 주위의 뇌부종을 감소시키기 위해 스테로이드가 단기간 사용될 수 있는데 숙주의 세포성 면역반응을 방해할 수 있으므로 가급적 빨리 투약을 중지하여야 한다.

초기 항생제 치료는 혐기성 세균과 그람양성 호기성 세균, 그람음성 호기성 세균 모두를 포괄하여야 한다. 만약 환자가 면역저하자이거나 진균 감염이 의심될 만한 만성 비염 혹은 유양돌기염을 가지고 있다면, 항진균제의 사용도 고려되어야 한다. 선택된 항생제는 혈액뇌장벽과 농양의 피막을 통과할 수 있어야 하며 농양안의 농에 의해 불활성화 되어서는 안 된다. 가장 많이 쓰이는 첫 약제는 3세대 혹은 4세대 세팔로스포린(cephalosporin)과 혐기성 세균의 치료를 위한 메트로니다졸(metronidazole)이 있다. 항생제 사용 기간은 보통 4~8주 정도이다.

가끔 환자는 수술이 아닌 항생제로만 치료받게 되는 경우도 있다. 이러한 경우의 적응증으로는 피막이 형성되지 않은 뇌염, 초기 감염 원인부로부터 세균의 분리가 가능한 다발성의 소농양, 그리고 뇌간이나 기저핵과 같이 깊숙이 위치한 농양 등이 있다. 이러한 환자에서는 치료 계획이 바뀔 수도 있기 때문에 농양의 팽창 유무를 영상학적 검사를 통해 자주 확인하여야 한다.

발작은 두개내압의 갑작스러운 상승을 유발할 수 있는데 이를 예방하기 위해 페니토인을 사용한다. 치료 후 재활은 신경학적 후유증을 최소화시키기 위해 필요하다.

뇌농양의 사망률은 10~20% 정도이다. 생존자 중 20~60% 정도에서 편마비, 실어증, 운동실조, 시력상실 등의 신경학적 후유증이 생긴다. 국소성 혹은 전신성의 만성적 발작이 흔하여 항전간제로 잘 조절되지 않을 수 있다.

단순 헤르페스 뇌염

서론

뇌염(encephalitis)은 뇌실질내의 미만성 감염이다. 바이러스가 가장 흔한 원인이지만, 세균(예: 매독균으로 인한 전신마비)이나 원충(예: 톡소플라스마증)도 뇌의 미만성 감염을 일으킬 수 있다. 뇌염을 일으키는 바이러스에는 여러 종류가 있지만, 단순 헤르페스 바이러스(Herpes simplex virus: HSV)와 아보바이러스(arbovirus)가 가장 흔하다. 아보바이러스는 모기나 진드기에 의해 전파된다. 그러므로 사람에 대한 감염은 매개숙주가 살아있는 시기인 늦봄, 여름, 초가을에 유행한다. 많은 아보바이러스의 생활주기에 새나 모기가 관여하지만, 사람은 생활주기에 포함되지 않는다. 감염 가능한 새나 모기가 있는 지역에 새로운 아보바이러스가 들어오게 되면 북미의 서부 나일강 바이러스 유행병 등이 발생할 수 있다. 사람은 바이러스에 감염된 모기가 물었을 때 감염된다. 단순 헤르페스 뇌염은 일년 전체에 걸쳐 산발적으로 일어나는데 보통 바이러스가 숙주 내에 잠복해 있기 때문이다. 미국에서는 단순 헤르페스 바이러스가 산발성 뇌염의 가장 흔한 원인이고, 서부 나일강 열 바이러스가 유행성 뇌염의 가장 흔한 원인이다.

뇌염의 중증도는 주로 병원체의 종류에 의해 결정된다. 단순 헤르페스 바이러스, 동부 말뇌염 바이러스, B형 일본뇌염 바이러스 등은 중증의 뇌염을 일으키는 반면, 베네수엘라 말뇌염 바이러스, 캘리포니아 바이러스 등은 경증의 뇌염을 일으킨다. 뇌염을 일으키는 대부분의 바이러스는 신경세포와 아교세포 모두를 감염시킨다. 그렇지만 소아마비는 예외에 해당하며 폴리오바이러스는 운동계와 관련된 신경세포만 선택적으로 감염시킨다.

단순 헤르페스 제 1형 바이러스는 소아와 성인에서 후천성 뇌염의 가장 흔한 원인이다. 반면 단순 헤르페스 제2형 바이러스는 음부포진과 연관이 있으며, 소아와 성인에서 주로 급성으로 반복적인 뇌수막염을 일으킨다. 또한 출산시 바이러스에 감염된 신생아에서 뇌염과 파종성 감염을 일으키기도 한다.

병태생리

단순 헤르페스 제1형 바이러스는 초기 아동기에 가장 흔하게 진단되지 않은 채 자기 한정적 구내염의 형태로 감염된다. 이 시기에 바이러스는 입으로부터 삼차신경의 감각축삭을 따라 삼차신경절까지 올라간다. 바이러스는 해당 신경절의 신경세포에서 핵 내에 잠복한다. 잠복기 동안 신경세포막에 어떠한 바이러스의 단백질도 표현되지 않으므로 숙주 면역계는 바이러스를 탐지하여 제거하지 못한다. 가끔씩 바이러스는 잠복기에서 벗어나, 신경세포체에서 생성된 새로운 바이러스는 축삭을 따라 내려와 피부로 배출되어 국소적인 감염성 수포(열성수포)를 만들기도 한다.

단순 헤르페스 바이러스가 어떠한 방식으로 뇌에 도달하는가에 대해서는 아직 제대로 밝혀진 바가 없다. 단순 헤르페스 뇌염이 이전에 단순 헤르페스 바이러스에 감염된 적이 있는 건강한 사람들에게서 발생하는 것으로 보아, 잠복해 있던 바이러스가 활성화되어 뇌에 도달하는 것으로 생각된다. 가설에 의하면 삼차신경절의 잠복 감염된 신경세포가 얼굴보다는 뇌의 기저부를 지배하기 때문이라고 하였다. 잠복기에서 벗어나게 되면, 바이러스는 동측 측두엽을 감염시킨다.

대부분의 단순 헤르페스 뇌염은 측두엽으로부터 시작한다. 바이러스 감염은 측두엽의 안쪽에 급격히 발생하여 반대쪽 측두엽을 침범한 뒤 뇌 전체로 퍼진다. 모든 뇌염은 병리학적으로 혈관주변부의 융기(대뇌혈관 인접부의 림프구 침윤)와 이차적 신경교증을 동반한 국소적 괴사(교세포 결절)를 특징으로 한다. 종종 단순 헤르페스 뇌염은 괴사와 출혈을 일으키기도 한다. 바이러스에 감염된 신경세포와 교세포는 종종 핵내 봉입체(Cowdry type A inclusion)를 만들기도 하는데 이는 광학현미경을 통해 확인할 수 있다. 핵내 봉입체는 단순 헤르페스 뇌염에만 특이적으로 관찰되는 것은 아니며, 다른 헤르페스 바이러스(수두대상포진 바이러스, 거대세포 바이러스)나 홍역에 감염된 세포에서도 관찰될 수 있다.

주요 임상소견

단순 헤르페스 뇌염은 선행하는 질병없이 모든 연령의 남녀에서 동일하게 발현한다. 급성 뇌염의 특징으로는 갑작스런 고열, 두통, 정신둔마 등이 있다. 표 13-2에는 단순 헤르페스 뇌염을 포함한 모든 종류의 뇌염에서 나타나는 증상이 기술되어 있다. 비록 단순 헤르페스 뇌염이 측두엽에서 시작하지만, 다른 종류의 뇌염 바이러스와 구분지을 수 있는 주요 임상소견은 없다. 예를 들면 입술에 열성수포가 나타나거나, 수포나 인후부에서 단순 헤르페스 바이러스를 분리하는 것은 진단적으로 의미가 없는데, 이는 어떠한 종류의 뇌염에 감염되어도 병에 걸린 환자에게는 단순 헤르페스 바이러스의 구내 감염이 생길 수 있기 때문이다.

뇌염은 현저한 의식변화가 나타나는 반면 경부강직이 거의 없다는 점에서 뇌수막염과 구별된다.

주요 검사소견

말초혈액에서의 백혈구 수치는 좌측 편이와 함께, 약간 상승된 소견을 보인다. 뇌척수액의 압력은 상승할 수 있으며 단핵구가 대개 10~200개/mm^3 범위로 증가한다. 종종 뇌척수액검사에서 적혈구가 1,000개/mm^3 이상 관찰되기도 한다. 뇌척수액의 단백질 농도는 약간 상승하지만, 포도당 농도는 정상범위이다. 그람염색은 음성이다. 뇌척수액의 배양검사에서 단순 헤르페스 바이러스는 거의 검출되지 않는다. 성인이나 성인에 가까운 소아의 대부분에서 단순 헤르페스 제1형 바이러스에 대한 IgG항체가 검출되고, 단순 헤르페스 뇌염에서는 IgM항체가 생성되지 않기 때문에 단순 헤르페스 바이러스에 대한 항체 검사는 진단에 도움이 되지 않는다.

확진은 중합효소연쇄반응 검사를 통해 뇌척수액에서 단순 헤르페스 바이러스의 DNA를 검출함으로써 이루어진다(제3장 참조). 뇌척수액 중합효소연쇄반응검사를 시행하면 뇌염환자의 95% 이상에서 뇌염 발병 후 첫 일주일에 양성반응을 보인다.

뇌파검사는 모든 종류의 뇌염에서 비정상 소견을 보이기 때문에, 정상 뇌파검사의 소견을 보이는 바이러스성 뇌수막염과 구별할 수 있다. 단순 헤르페스 뇌염의 일부 환자에서는 뇌파검사에서 측두엽에서 기인한 고전압 복합체(high-voltage complex)가 반주기적 양상으로 관찰되는데 이것으로 병을 추정할 수는 있지만 진단을 내릴 수는 없다.

단순 헤르페스 뇌염 진단에는 자기공명영상검사가 매우 유용하다. 초기 뇌염은 T2-강조 영상 자기공명영상검사의 측두엽의 안쪽과 더 나아가 전두하 피질(subfrontal cortex), 섬피질(insular cortex)에서 비정상적 신호를 관찰할 수 있다. 대상회(cingulate gyrus)의 침범도 흔하다. 뇌염에 걸린 환자 중 자기공명영상검사상 측두엽에 신호 변화가 관찰되면단순 헤르페스 뇌염일 가능성이 높은데, 이는 아보바이러스 뇌염의 경우 측두엽을 침범하지 않기 때문이다. 컴퓨터단층촬영은 자기공명영상검사보다 며칠 뒤에 신호 변화가 나타나기 때문에 덜 유용하다. 컴퓨터단층촬영에서 편측 혹은 양측 측두엽이나 출혈성 괴사가 일어난 경우에는 저밀도 병변과 같은 비정상적 소견이 나타날 수 있다.

치료 원칙과 예후

항바이러스 제제인 아시클로버(acyclovir)의 사용으로 이환율과 사망률이 현저히 줄었다. 아시클로버를 보다 조기에 사용할수록 결과는 더욱 더 좋아진다. 치료 시작 당시 기면성 환자가 혼수성 환자보다 치료 효과가 좋다. 아시클로버는 보통 14일간 정맥내로 고용량 투여한다.

단순 헤르페스바이러스의 티미딘 활성효소(thymidine kinase)에 의해 아시클로버는 세포내에서 단인산화된다. 그 다음 숙주세포의 티미딘 활성효소는 아시클로버를 활성화된 삼인산으로 인산화시키고, 이것은 다시 DNA 합성을 방해한다. 중요한 점은 아시클로버는 정상세포에는 상대적으로 비독성이기 때문에 부작용이 적다는 사실이다. 그러나 신장에 독성이 있을 수 있기 때문에 투여할 때 충분한 수분섭취가 필요하다.

불행하게도 아보바이러스, 홍역, 광견병과 같은 RNA 바이러스에 대한 치료제는 만족스럽지 못하다. 그러므로 이러한 바이러스에 의한 뇌염의 치료는 대증적일 수밖에 없다.

아시클로버로 치료하지 않는 경우 단순 헤르페스 뇌염의 사망률은 70%에 이른다. 아보바이러스에 의한 뇌염에서의 사망률은 동부 말뇌염과 B형 일본뇌염은 50%, 서부 나일강 바이러스와 다른 아보바이러스는 10~15% 정도이다. 현재 아시클로버로 치료받은 단순 헤르페스 뇌염 환자의 약 70%가 생존하며, 생존자의 30%에서는 좋은 회복을 기대할 수 있다.

프리온 병

서론

프리온 병(Prion disease)은 흔하지 않은 질환으로 야콥-크루츠펠트병, 야콥-크루츠펠트병의 소아형, 게르스트만-스트라우슬러 증후군, 치명성 가계 불면증, 사람에서의 쿠루, 면양 떨림병, 소의 해면상 뇌병증 등이 여기에 속한다. 이러한 프리온 병은 감염원(프리온)이 일반적인 감염원의 규칙에 위배된다는 점에서 새로운 질환의 한 군으로 인식될 수 있다. 첫째로, 감염입자의 DNA가 숙주의 20번째 염색체에 존재하는 27~30 kd의 특이한 단일 단백질 분자(프리온)이다. 단백질에 붙어있는 어떠한 핵산도 밝혀지지 않았다. 둘째로, 감염입자는 포르말린이나 에탄올에 영향을 받지 않으며 끓여도 죽지 않으며 오로지 가압멸균에 의해서만 사멸된다. 셋째로, 감염된 환자는 감염의 특징적인 징후를 나타내지 않는다. 고열과 백혈구의 상승도 없으며 뇌척수액 소견도 정상이다. 넷째로, 숙주는 감염원인 단백질에 면역반응을 보이지 않으며 따라서 뇌에는 뇌염에서 보이는 전형적인 염증세포가 존재하지 않는다.

병태생리

프리온 병은 세 가지 경로에 의해 발생한다. 산발성, 감염성, 유전성의 경로가 있고 모두 프리온이라 불리는 비정상적인 뇌단백질이 존재한다. 사람의 20번째 염색체의 *PRNP* 유전자는 정상적인 세포 단백질(PrP^c)을 생성하는데 이는 신경세포나 다른 세포의 세포막에서 발견되고 특이한 3차원적 구조를 지니고 있다. PrP^c 단백질의 정상적인 기능에 대해서는 알려진 바가 거의 없다. 프리온 병에서는 이 3차원적인 구조가 어떠한 이유로 변화되어 PrP^{sc}라 불리는 비정상적인 프리온 단백질의 집합이 되는데 이 단백질의 모든 아미노산 서열은 동일하다. 정상적인 PrP^c 단백질은 α-나선형(α-helical) 구조물로 이루어져 있는 반면, 비정상적인 프리온은 각각의 3차원적 구조가 다른 β-판형(β-sheet) 구조로 이루어져 있다. 각기 다른 3차원적 구조가 사람에게서 서로 다른 임상 양상(표현형)을 보이는 질환을 일으킨다. 유전적 변이가 특정 DNA에서 일어나면 이러한 단백질의 발현 빈도는 증가한다. 이러한 비정상적인 단백질은 신경학적 질환을 일으킬 뿐만 아니라 감염성을 지닌다.

비정상적인 프리온이 정상적인 PrP^c 단백질만 있는 정상세포에 들어가게 되면, 프리온은 PrP^c 단백질의 3차원적 구조를 비정상적 프리온의 3차원적인 구조와 동일하게 변화시킨다. 프리온은 숙주세포에 의해 거의 대사되지 않고 축적되어 결국 세포를 죽이게 된다. 프리온에 의해 죽은 체내의 다른 세포들은 재생될 수 있지만, 신경세포는 분열되지 않으므로 신경세포의 점진적 손실에 의한 신경학적 질환이 발생한다. 비정상적인 프리온은 구조적으로 정상세포의 단백질과 거의 유사하므로 숙주는 프리온을 이물질로 인식하지 못하고 따라서 어떠한 면역반응도 일어나지 않는다. 이렇기 때문에 프리온 병은 특이 항체나 염증 세포를 생성하지 않는 퇴행성 질환으로 보이기도 한다.

야콥-크루츠펠트병(CJD)의 가장 흔한 형태는 산발적인 형태로 많은 신경세포가 프리온을 지니고 있다. 맨 처음 프리온이 어떻게 생성되는지는 불확실하지만, 정상적인 PrP^c 단백질이 자발적인 구조변형을 통해 프리온으로 변화될 가능성이 있다. 어떠한 이유에서든 야콥-크루츠펠트병이 생기게 되면 신경계는 감염성을 지니게 된다. 수여자에서 야콥-크루츠펠트병이 생기는 감염전파 경로로는 각막 이식, 뇌하수체 추출물 이식, 경질막 이식(dural graft) 등이 있다. 흔하지 않은 경우이긴 하지만, 감염된 가축의 고기를 먹고 변형 야콥-크루츠펠트병(vCJD)이 생길 수 있다는 증거가 영국에서 보고되었다. 마지막으로 야콥-크루츠펠트병과 다른 프리온 병은 *PRNP* 유전자의 단일 부위의 돌연변이가 있는 가족에서 상염색체 우성형질의 방식으로 유전될 수 있다. 따라서 이러한 환자들에게서는 위에 명기된 조직들이 다른 사람에게 이식

되면 감염성을 띄게 된다.

야콥-크루츠펠트병의 병리학적인 특징으로는 전반적인 뇌의 위축, 해면상 변성(뇌피질의 "작은 구멍들"), 염증이 동반되지 않은 광범위한 신경교증 등이 있다. 야콥-크루츠펠트병의 소아형이나 게르스트만-스크라우슬러 증후군에서는 아밀로이드 플라크(amyloid plaque)가 발견된다. 변형 야콥-크루츠펠트병 환자에서 특이적으로 아밀로이드 판, 뇌피질, 소뇌, 편도 부위에서 프리온에 대한 항체가 염색된다. 다른 전신 부위는 조직학적으로 정상이다.

프리온 병은 현재 새롭게 대두되는 질환군이다. 환경적인 조건이 적당하면, 효모나 진균류는 새로운 환경에 맞게 3차원적인 구조를 바꿀 수 있는 단백질을 지니고 있는 것으로 알려져 있다. 척추동물의 단백질도 정상적으로 3차원적 구조를 바꿀 수 있으면, 단백질은 잘못 접히게 되고, 감염성이 없는 질환이 생길 수 있다. 현재 헌팅톤병, 알츠하이머병, 파킨슨병 등이 이러한 새로운 질환군의 잠재적 후보일 가능성이 높다.

주요 임상소견

야콥-크루츠펠트병은 가장 흔한 프리온 병으로, 성인에서의 발생률은 1,000,000명 중 1명이다. 대부분이 산발성이고 평균 65세 정도의 연령에 이전에는 건강했던 사람에게서 발생한다(유전성이거나 감염성인 야콥-크루츠펠트병 환자는 좀 더 이른 나이에 발병한다). 발병은 서서히 진행하지만, 이후 환자는 급격한 진행성 치매로 발전한다. 치매가 진행되면서 절반이 넘는 환자에서 간대성 근경련증이 발생한다. 가끔 운동실조, 시력 상실(피질성 실명 또는 동측 반맹), 추체로 혹은 추체외로증상이 나타나기도 한다. 전신적인 증상인 고열, 통증, 근육통은 나타나지 않는다. 4~6개월 내에 환자는 심각한 치매와 근육강직을 겪고 말이 없어지며, 반응이 없어진다.

영국산의 소고기를 수년 전에 먹어 온 소아와 젊은 성인에서는 변형 야콥-크루츠펠트병이 발생한다. 이러한 환자에서는 종종 정신병적 증상(불안, 위축, 행동변화, 우울)이 치매나 간대성 근경련증이 생기기 직전에 나타날 수 있다.

주요 검사소견

일상적인 혈액 검사는 정상 소견이다. 뇌척수액 검사도 정상압을 보이고, 세포는 발견되지 않으며 포도당과 단백질 농도도 정상이다. 올리고클론띠(oligoclonal band)는 보이지 않는다. 뇌척수액에서 14-3-3이라 불리는 프리온이 아닌, 샤페론 단백질이 발견되며 이는 뇌척수액 전기영동검사에서의 특징적인 소견이지만 이것만으로 야콥-크루츠펠트병을 진단할 수는 없다. 뇌파검사에서 질병 후기에 특징적인 비정상 소견이 보일 수 있다. 자기공명영상에서 점진적인 뇌의 위축과 함께 확산강조영상 자기공명영상에서 기저핵과 뇌피질에 신호 증가가 관찰된다. 확산강조영상 소견은 진단에 도움이 될 수 있다.

감염원인 프리온은 분리시키기 어렵고 몇 달간 실험동물에 접종하여야 한다. 그러나 뇌척수액, 뇌, 뇌하수체, 각막과 뇌막을 지배하는 말초신경에는 감염성을 지닌 프리온이 존재한다. 편도는 변형 야콥-크루츠펠트병에서 감염성을 지닌다. 감염원은 타액, 소변, 땀, 대변에는 존재하지 않는 것으로 보이며 따라서 환자를 격리할 필요는 없다. 혈액은 감염성을 지닌 것으로 봐야 하지만, 아직 수혈에 의해 사람이 감염되었다는 보고는 없다.

치료 원칙과 예후

현재 이 질병을 막기 위한 효과적인 치료법은 없다. 야콥-크루츠펠트병에 이환된 환자는 진단 후 6개월 이내에 사망하고 변형 야콥-크루츠펠트병이나 다른 유전성 프리온 병에 이환된 환자는 진단 후 2년 이내 사망한다. 감염원이 조직 내에 존재하기 때문에 프리온 병으로 의심되는 환자는 수혈이나 장기기부를 해서는 안 된다.

추천문헌

Davis LE, Kennedy PGE. *Infectious Diseases of the Nervous System*. Oxford, England: Butterworth-Heinemann; 2000. *(Comprehensive review of many different CNS infections.)*

Mathisen GE, Johnson JP. Brain abscess. *Clin Infect Dis* 1997;25:763–781. *(Good overall review that includes pathophysiology, clinical features, and treatment.)*

Peterson LR, Marfin AA. West Nile virus: a primer for the clinician. *Ann Intern Med* 2002;137:173–179. *(Nice review of the clinical features of West Nile encephalitis.)*

Saez-Llorens X, McCracken GH. Bacterial meningitis in children. *Lancet* 2003;361:2139–2148. *(Reviews pathogenesis, diagnosis, and treatment of bacterial meningitis in children and, by extension, adults.)*

Sy MS, Gambetti P, Wong BS. Human prion diseases. *Med Clin North Am* 2002;86:551–571. *(Good review of prions and the human diseases they cause.)*

Whitley RJ, Lakeman F. Herpes simplex virus infections of the central nervous system: therapeutic and diagnostic considerations. *Clin Infect Dis* 1995, 20:414–420. *(Excellent review of clinical features, pathogenesis theories, diagnosis, and treatment.)*

14_ 뇌종양

개요

"뇌종양(brain tumor)"이란 용어는, 세포 유형, 생물학적 특성과 예후에 차이를 보이고 일차성 또는 전이에 따른 치료의 방법 차이를 나타내는 신생물의 집합을 말한다. 미국에서 매년 17,000명이 넘는 수가 뇌종양으로 사망한다. 일차성 뇌종양은 주로 성인에서 발생하며 나이가 많아지면서 그 유병률은 높아진다. 이러한 성인의 뇌종양은 대개 뇌천막 상방에서 발생한다. 일차성 뇌종양이 유아와 아동에서 발생하면 주로 후두(특히, 소뇌)에 위치하고 성인의 뇌종양과는 다른 조직학적 특성을 갖는다. 중추신경계 종양의 대부분은 아교세포로부터 발생하며(90%), 신경세포에서 발생하는 경우는 드물다(1%).

뇌종양은 세 가지 기전에 의해 증상 및 징후를 일으킨다. 첫 번째는 종양의 위치이다. 흔히 뇌반구에 발생하기 때문에, 편측 운동마비, 편측 감각마비, 실어증, 시야 결손 등이 흔하다. 뇌의 회색질에 발생할 경우 경련이 흔하며, 이는 초점성 발작이거나 이차성 대발작이 발생할 수 있다. 종양이 커지게 되면 인지기능의 손상이 흔하다.

두 번째로, 두개골 내부의 제한된 공간에서 종양의 덩어리 효과이다. 게다가 많은 종양들은 주변 혈액뇌장벽에 영향을 끼치는 알 수 없는 물질을 분비하여 혈관성 부종을 일으킨다. 이로써 두개내압은 점차 상승하게 되고, 상승된 두개내압으로 인해 두통, 정신운동지연, 구역, 구토, 그리고 유두부종이 발생한다. 두통은 불분명하고 간헐적이며 편향될 수 있다. 종양이 커져가면서 두통은 좀 더 격렬하고 지속화되며 기침을 하거나 대변을 참을 경우 악화되는 양상을 보일 수 있다. 유두부종은 각막으로부터 정맥환류가 방해받아 발생한 시신경의 내압 상승이 원인이다.

세 번째로, 종양의 크기 증가에 따른 두개내압 상승으로 뇌탈출증이 발생할 정도로 두개내 구조물이 하방 이동할 수 있다.

뇌탈출증후군

뇌탈출증(brain herniation)은 뇌천막(tentorium)을 통한 대뇌의 하향 탈출(중심 탈출증과 구상회 탈

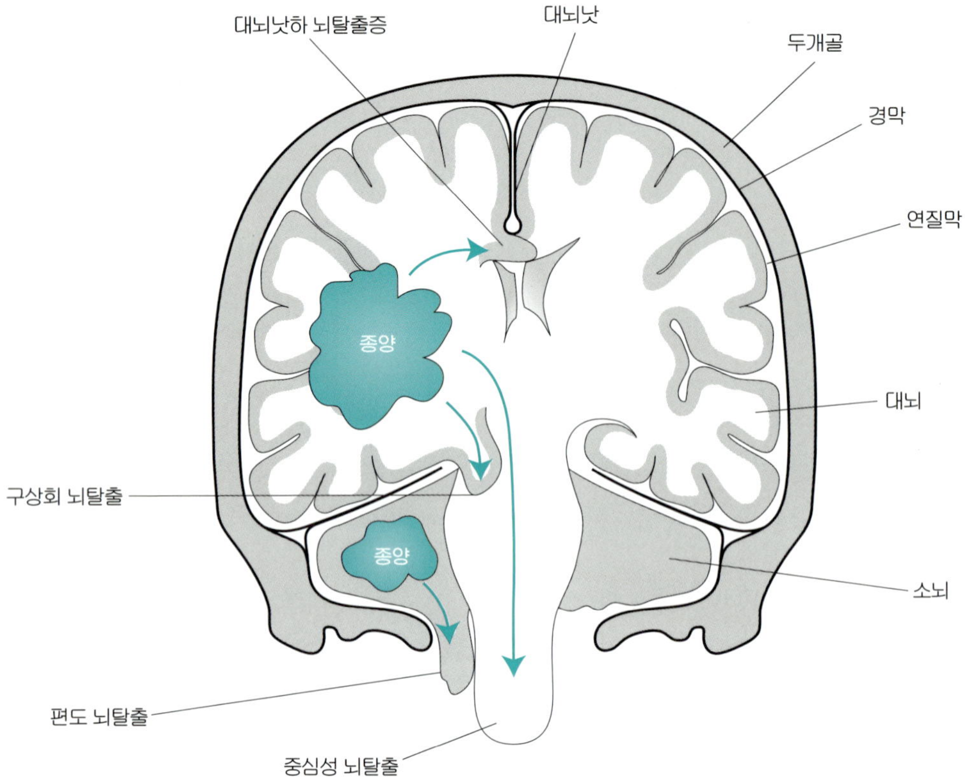

그림 14-1 종양으로 인한 뇌탈출증.

출증), 대뇌낫(falx) 하부를 통한 대상회의 탈출(대뇌낫하탈출증), 뇌대공을 통해 연수를 밀어내는 소뇌 편도의 탈출(편도 탈출증)의 결과로 발생한다(그림 14-1). 중심 탈출증으로 인한 사망은 중뇌, 뇌교의 허혈과 괴사로 이어지는 중뇌의 양측성 실질 손상에 기인한다(뒤렛출혈, Duret hemorrhage). 진행성 중심탈출증의 증상과 징후는 다음과 같다. (1) 혼미와 혼수로 이어지는 각성의 손상 (2) 고정된 과호흡증을 일으키며 종국에는 무호흡증을 발생시키는 체인-스토크스(Cheyne-Strokes) 호흡 양상의 한숨과 하품 (3) 빛에 거의 반응하지 않는 작은 동공(1~3 mm)이 빛에 반응하지 않는 중심위치의 동공(3~5 mm)으로 진행 (4) 양성 전정와우 반사(인형눈 징후; Doll's eyes sign)와 얼음 물 칼로릭검사(얼음물을 외이도에 넣는 검사)에서 정상반응에서 무반응으로 진행한다(16장, "혼수와 뇌사" 참조).

구상회 탈출증(uncal herniation)은 편측 반구의 종양이 구상회와 해마회의 내측모서리를 뇌천막으로 편위시키며 발생한다. 초기에 제 3번 뇌신경의 압박으로 동측 동공의 확장이 일어나며, 이어서 대뇌다리(cerebral peduncle)가 뇌천막 모서리에 눌려 동측 편마비가 발생하게 된다. 후대뇌동맥의 압박이 나타날 수 있고, 이로 인해 동측 후두엽의 허혈/경색이 동반되며 반대측으로 동측 반맹이 나타나게 된다. 그 다음의 경과는 중심 탈출증과 유사하다.

편도 탈출증은 연수를 밀어내는 소뇌 편도의 압박으로 일어나며, 초기에 목 경직, 머리기울임(head tilt)이 나타나다가 결국 혼수와 호흡정지가 일어난다.

종양의 증식 속도를 감안할 때 종양의 크기가 약

100 g (~1×10[11]) 정도이거나 골프공 만한 경우라도 사망이 발생할 수 있다. 이것은 크기가 1,000 g에 이르러서야 사망하게 되는 다른 전신의 종양과 비교된다.

대뇌부종

대뇌부종(cerebral edema)은 뇌의 국소적인, 혹은 전반적인 영역에서 체액이 초과되는 현상을 말하는데, 이는 뇌종양, 뇌손상, 뇌농양, 뇌수막염, 무산소증, 여러 대사성 질환에 의한 병리적 과정의 결과이다. 대뇌부종은 혈관성, 세포독성, 간질성의 세 가지 유형으로 나누어진다. 간질성 부종은 흔하지 않으나, 폐쇄성 수두증에서 뇌실 주위 백질로 뇌척수액이 역류함으로써 발생한다.

혈관성 부종은 대뇌 부종의 가장 흔한 형태이며 뇌종양 주위에 자주 발생한다. 모세혈관 내피세포의 투과성이 증가하면서 혈액뇌장벽의 국소적인 기능이상이 이 부종의 원인이다. 혈관성 부종은 피질스테로이드(피질스테로이드)를 투여하면 감소한다. 세포독성 부종은 보통저산소증으로 인한 신경세포, 신경아교세표, 내피세포 등의 부종으로 발생한다. 저산소증은 세포 내의 삼인산 아데노신(ATP) 의존성 나트륨 펌프의 부전을 일으켜 세포 내에 나트륨과 수분이 축적되도록 만든다. 세포독성 부종은 감소시키기 어려우며 피질스테로이드에 반응이 없다. 혈관성과 세포독성 부종의 특징이 표 14-1에 나와있다. 이 두 형태의 부종 모두 덩어리 효과에 의해 뇌의 구조적 변화와 뇌탈출증을 발생시킬 수 있다.

교모세포종-악성별아교세포종

서론

교모세포종(Glioblastoma multiforme 또는 고분화성 별아교세포종)은 성인에서 가장 흔한 원발성 뇌종양으로 매년 100,000명 중 1명의 발생률을 보인다. 교모세포종은 모든 원발성 뇌종양의 40% 이상이고 미국에서 해마다 7,500명 이상이 이 질환으로 사망한다. 이 종양은 노인에서 더 잘 발생하는 경향이 있다(평균 연령 55세).

병태생리

별아교세포종(astrocytoma)은 대뇌의 별아교세포(신경아교세포)의 이상 증식으로부터 발생한다. 제1기 별아교세포종은 매우 느리게 증식하고 정상세포 형상을 보이며 비정상적인 혈관분포상태를 일으키지 않는다. 대부분의 양성 별아교세포종은 전형적으로 시신경이나 뇌간에 발생하며, 진단받

표 14-1 혈관성 뇌 부종과 세포독성 뇌 부종의 양상

양상	혈관성	세포독성
병리	모세혈관의 투과성 증가에 따른 혈액뇌장벽의 개방	신경세포, 신경아교세포 내막세포의 부종
부종의 위치	주로 백질	회색질과 백질
부종액의 성분	혈장 성분	세포내의 수분과 나트륨 증가
흔한 원인	뇌종양, 뇌농양, 뇌경색, 두부외상, 납성 뇌병증, 뇌출혈, 세균성 뇌수막염	저산소성 뇌병변/뇌허혈
피질스테로이드의 효과	부종을 감소시킴	부종 감소효과 없음
삼투성 제제	정상 뇌에서 급성으로 수분감소	급성으로 뇌부종 감소

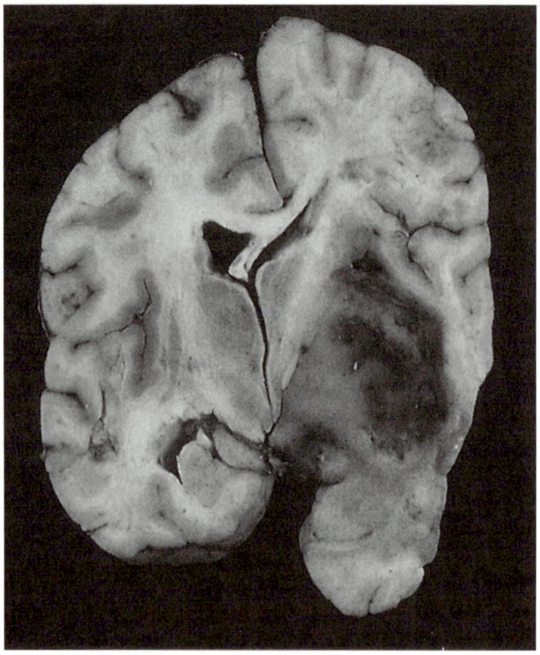

그림 14-2 낭종과 괴사를 동반한 교모세포종의 병리.

은 환자는 수십 년간 생존하기도 한다.

악성(고분화성) 별아교세포종 또는 교모세포종은 보통 뇌반구에 발생하며, 육안적으로 볼 때 낭종이나 괴사부위를 포함한 유연하고 상대적으로 국한된 종양이다(그림 14-2). 이 종양은 육안 또는 신경영상에서 보이는 경계선을 넘어 수 센티미터까지기도 한다. 현미경으로 관찰할 때 세포수가 많고, 세포 모양은 일정하거나 다양한 모양을 띠며, 다핵거대세포가 종종 관찰되기도 한다. 종양에 혈액 공급을 하는 미세혈관들의 내피세포가 과증식하여 새로운 혈관을 광범위하게 형성한다. 별아교세포종이 다른 곳으로 전이하는 경우는 드물다.

종양 세포의 염색체는 대개 7번 염색체의 중복이나 삽입을 보이며, 이로 인해 내피성장인자수용체(epidermal growth factor receptor, EGFR) 유전자의 과발현을 일으킨다. 일부에서는 9번 또는 10번 염색체의 결손, 종양억제유전자 P53의 돌연변이등이 관찰된다. 이러한 염색체 이상이 악성증식의 원인으로 추정된다.

주요 임상소견

초기 증상과 징후는 50%에서 두통, 40%에서 편마비, 15%에서 실어증, 5%에서 시야 결손, 20%에서 경련을 보인다. 경련은 주로 초점성(보통 운동성)이거나 2차성 긴장간대발작이다. 유두부종은 안저검사에서 보일 수 있다. 치료하지 않으면 교모세포종의 증상은 상대적으로 빠르게 진행한다.

주요 검사소견

가돌리늄 조영제를 이용한 자기공명영상이 가장 중요하다. T1 강조영상 자기공명영상에서 저신호강도, T2 강조영상에서 고신호강도가 특징적으로 나타난다. 가돌리늄으로 조영한 T1 강조영상에서는 고강도 조영증강에 의해 윤곽을 나타내는 저신호강도를 보인다. 고신호강도 주위의 저강도의 신호들은 대뇌 부종과 종양의 침투를 나타낸다. 대뇌 부종의 정도는 종양마다 차이가 있다. 컴퓨터단층촬영 시에는 저밀도의 대뇌 부종으로 둘러싸인 다양한 밀도를 나타낸다. 뇌파검사에서는 종양의 모서리와 주변 부종의 위치에서 보이는 다양한 형태의 극파들이 관찰된다 (σ-파).

치료 원칙과 예후

교모세포종은 보통 치명적이다. 즉, 치료의 목적은 증상을 경감시키고 생명을 조금이나마 연장시키는 것이다. 피질스테로이드는 주변 부종을 감소시킬 수 있고, 증상이 일시적으로 호전을 보일 수 있으며, 1~3개월 정도 생존 기간을 연장시킬 수 있다. 스테로이드 사용 후에 두통은 줄어들고 정신상태도 회복되며 편마비와 같은 신경학적 증상들도 개선된다. 스테로이드가 종양 증식에 영향을 끼치지 않기 때문에 증상과 징후들은 언젠가는 재발한다. 피질스테로이드의 과량 사용으로 인한 신

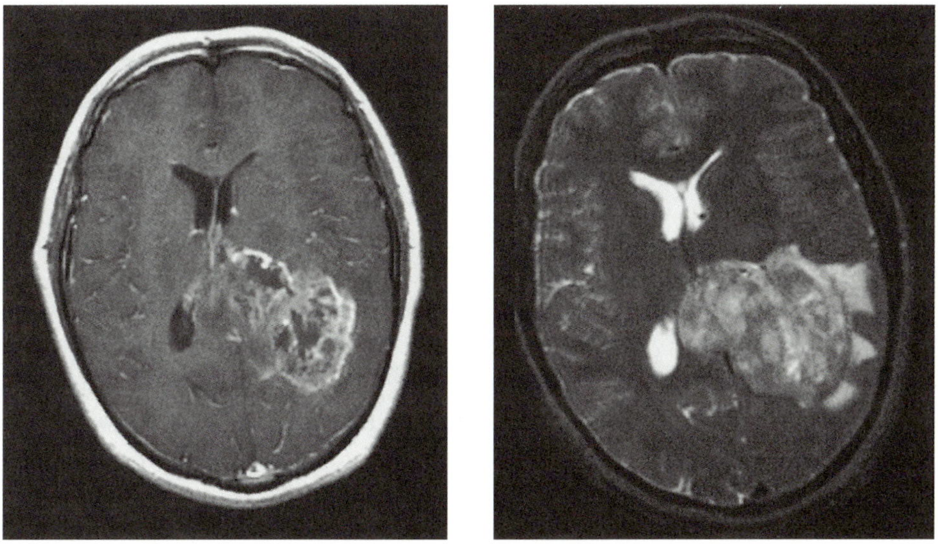

그림 14-3 가돌리늄 조영제로 촬영한 교모세포종.
(A) 조영증강한 T1강조영상 (B) T2강조영상으로 종양, 부종, 중간선의 이동이 관찰된다.

경학적 부작용은 정신병증, 과행동증, 과민성, 불면증, 근육통 등이 있다.

종양 덩어리의 수술적 제거는 생명을 연장시킬 수 있고 두개내압을 감소시켜 신경학적인 예후를 개선시킨다. 종양의 분지가 멀리 퍼져있기 때문에 수술적 제거로 결코 완치되지 않는다. 뇌 조직검사와 작은 종양의 제거는 생존율에 영향을 주지 못한다.

방사선치료는 단일 외과적 처치와 비교하여 생존율을 다소 개선시킨다. 방사선치료의 부작용으로 식욕부진, 구역, 탈모, 피로감 등이 흔하며, 정상 뇌조직의 괴사가 일어날 수 있다.

교모세포종에 대한 항암약물치료의 효과는 아직 논쟁의 여지가 있다. 약제의 선택이 어렵고 대부분의 항암제는 혈액뇌장벽을 통과하지 못하므로 종양에 침투되기 어렵다. 단독적 혹은 복합적인 항암제의 사용은 생존율 연장 효과에는 제한이 있다.

요약하자면, 만일 교모세포종을 치료할 수 없다면 진단 후 평균 생존 기간은 6개월 미만이다. 성인 환자군에서 18개월 이상 생존한 경우는 드물다. 스테로이드 투여와 항암치료의 병행에 관계없이 방사선치료를 동반한 수술적 제거술은 1년 생존율을 40%에서 50%로, 2년 생존율을 10%에서 15%로 증가시키지만 5년 생존율은 1% 미만이다.

고식적 치료를 통해 환자의 불편감을 줄일 수 있다. 두통은 수술적 치료, 스테로이드, 진통제로 조절될 수 있다. 항전간제는 경련이 있는 환자에게 도움이 된다. 종양의 증식이나 방사선 치료, 항암치료, 스테로이드 투여 등이 인지 기능에 좋지 않은 영향을 미칠 수 있다. 치료의 성과는 적절한 원인 파악에 달려있다.

수막종

서론

수막종(meningioma)은, 천천히 증식하고 주변 조직을 침투하지 않으며 조직학적으로 악성의 증거가 없는 "양성" 종양의 하나이다. 다른 양성 종

표 14-2 수막종의 위치

위치	백분율
대뇌낫(Falx)/곁시상(parasagittal)	25%
뇌 볼록(cerebral convexity)	20%
나비뼈(sphenoid swing)	20%
후각 고랑(olfactory groove)	10%
위안장(Suprasellar)	10%
후두와(Posterior fossa)	10%
기타	5%

양으로는 뇌하수체 선종, 청신경종, 표피낭 등이 있다. 수막종은 모든 두개내 종양의 15% 정도이고 100,000명당 3명의 발생률을 갖는다. 노인에서 주로 발생한다. 수막종은 뇌 외부에 위치하며, 여성에서 2배 정도 더 잘 발생하고 부검시에 우연히 발견되는 경우도 있다. 표 14-2는 수막종의 흔한 위치에 대해 알려준다.

병태생리

수막종의 원인은 알려져 있지 않지만, 4명 중 3명에서 아직 규명되지 않은 종양억제유전자를 포함한 22번 염색체 유전 물질의 소실이 관찰된다. 게다가 이 종양의 3/4은 여성에게 더 큰 영향을 주는 것으로 생각되는 높은 친화력과 강한 발현성을 보이는 프로게스테론 수용체를 가진다. 임상적 의미가 밝혀지지 않은 다양한 안드로젠 수용체와 도파민 수용체 또한 1/2에서 발견된다.

수막종은 지주막샘 세포로부터 발생하여 경질막 쪽으로 증식하며 외경동맥으로부터 혈액 공급을 받는다. 육안적으로 이 종양은 단단하고 둥글며 부드러운 모서리를 갖는다. 전형적인 수막종은 조직학적으로 분리되지 않은 채 모여 있는 핵들의 융합 형태나, 종양 전반에 걸쳐 소용돌이 모양을 띠는 방추형 세포 집단들의 섬유모세포상형태가 특징적이다. 이 소용돌이는 석회화의 병변이 될 수 있다.

수막종은 매우 느리게 자라나며 증상을 일으키기까지 십년 이상 걸릴 수도 있다. 이러한 느린 성장의 특징 때문에 임상의사들은 노인에서 발견된 작은 수막종의 경우 단순히 경과를 관찰하기도 한다.

주요 임상양상

다른 뇌종양의 특징처럼 수막종은 경련, 두통, 국소적인 신경학적 결손 등을 나타낼 수 있다. 몇몇 수막종은 두개저에서 발생하여 뇌신경병증을 일으킬 수 있다. 대뇌낫(falx cerebri)에 발생한 수막종은 뇌피질의 하지 운동영역 양측에 압박을 가하여 하반신마비를 일으킬 수 있다.

주요 검사소견

컴퓨터단층촬영에서 수막종은 경질막에 이웃하여 균일한 조영 증강을 보이는 분엽성의 동일밀도 종양의 특징을 나타낸다. 간혹 작은 석회화가 다수 보일 수 있다. 자기공명영상은 특이도가 떨어진다. T1 강조영상에서 동일밀도 또는 저밀도의 특징을 보이고, T2 강조영상에서 동밀도 또는 고밀도의 특징을 보인다. 가돌리늄을 이용한 T1 강조영상에서 균일하고 짙은 증강을 나타낸다. 몇몇 수막종은 인접한 뇌에 부종을 일으킬 수 있지만, 뇌에 직접 침범하는 일은 드물다.

치료 원칙과 예후

수막종은 매우 느리게 증식하기 때문에, 정기적인 신경영상검사를 통해 무증상의 종양은 추적 관찰할 수 있다. 그러나 증상을 일으키는 경우에는 수술적 제거가 원칙이다. 위치와 관련하여 전체를 제거하거나 부분만 제거할 수 있다. 전체를 제거하는 경우 10년간 재발률은 대략 10% 정도이며, 부분 제거는 향후 10년간 약 40% 정도에서 주요 증상을 일으킨다. 방사선치료 및 항암치료는 모두 큰 효과를 주지 못한다.

표 14-3 일반적인 호르몬 분비 뇌하수체 샘종

	프로락틴종	말단비대증	쿠싱병
분비 호르몬	프로락틴	성장호르몬	부신피질호르몬
세포유형	젖분비자극세포, 유방자극세포	성장자극세포(somatotroph)	피질자극세포
정상 뇌하수체의 세포유형별 백분율	20%	50%	20%
모든 샘종에서 이 종양이 차지하는 비율	50~75%	10~15%	1~4%
성인에서 호르몬분비가 미치는 주요 징후	여자: 젖분비, 비정상적인 생리, 불임 남자: 성욕감소와 발기부전을 동반한 성기위축, 여성유방증	사지의 성장 관절통 과도한 땀 근육병 아래턱 교합부전 손목터널 증후군 고혈압	체중 증가 몸통중심성 비만 달모양 얼굴 피부줄(striae) 근육병 우울증과 종종 정신병
흔한 종양유형	거대샘종	미세샘종	미세샘종
호르몬 검사	혈중 프로락틴 증가	혈장 인슐린양 성장인자-1 증가 비정상 혈당내성검사 무작위로 실시한 성장호르몬 검사는 진단에 도움이 안됨	24시간 소변 증가 글루코콜티코이드 덱사메타손 억제 검사로 소변 글루코콜티코이드 억제 안됨 바위정맥동와 전체혈중 부신피질 호르몬 비율이 2:1보다 큼
주요 치료	브로모크립틴	나비뼈경유 제거	나비뼈경유제거
다른 원인	임신, 모유 수유, 약 복용	-	외부에서 투여한 피질 호르몬, 부신과성장, 신체 중 발생한 부신피질호르몬 분비 성 종양

뇌하수체 샘종

서론

뇌하수체는 터키안(sella trucica)에 위치하는데, 이는 나비뼈(sphenoid bone)에 둘러싸여 있고 터키안 가로막에 덮여있으며 시상하부와 시신경 교차부가 인접하여 위치한다. 뇌하수체는 대략 0.6 g 정도의 무게이고 생리적으로 임신이나 수유시에 크기가 커진다. 뇌하수체는 샘뇌하수체(80%)와 신경뇌하수체(20%)로 나뉜다. 혈액공급은 문맥순환을 통해 이루어지며 혈액뇌장벽은 없다.

뇌하수체종양(pituitary adenoma)은 미세샘종(직경〈10mm)과 거대샘종(직경〉10mm)으로 분류되거나 서로 다른 호르몬을 분비하는 세포 유형에 따라 분류되기도 한다. 거대샘종은 터키안 위쪽으로 증식하고 시신경 교차부에 영향을 끼치며, 해면굴 쪽으로 양측으로 커지게 되면 뇌신경을 포착할 수 있다. 미세샘종은 보통 환자에게 호르몬 변화가 있을 경우 의심할 수 있으며 우연히 시행한 자기공명영상에서 발견되기도 한다.

병태생리

뇌하수체 샘종은 모든 두개내 종양의 10%를 차지한다. 이 종양의 형성 원인은 밝혀지지 않았다. 전반적으로 이 종양은 드물게 악성화를 보이고 좀처럼 전이하지 않으며 매우 느리게 증식하고 수년간 크기 변화가 없을 수도 있다. 프로락틴을 분비하는 몇몇 샘종의 경우에는 호르몬이나 약물에 반응하여 크기의 변화를 보일 수 있다. 대부분의 뇌하수체 샘종은 호르몬을 분비하지 않는다.

주요 임상소견

상방으로 증식하는 거대샘종은 시신경과 시신경 교차부에 압력을 가하여 50%에서 시력 상실을 일으킨다. 시신경 교차부의 손상으로 인한 가장 특징적인 시력 상실의 유형은 양측두측 반맹이다(환자가 두 눈을 모두 떴을 때는 분명하지 않으나 한쪽 눈으로 응시할 경우 측두측 시야의 상실이 나타난다). 검안경 검사에서 시신경 원반의 위축이 보일수 있지만, 유두부종은 드물다. 두통은 흔하며(75%), 이는 터키안 가로막이나 주변 경질막 구조물에 미치는 장력 때문이다. 만일 거대샘종이 양측 해면굴 쪽으로 퍼져나가면 뇌신경 3번, 4번, 6번, 뇌신경 5번의 제1, 2분지가 포착되어 복시, 편측 상, 중반부 안면 저림증 또는 통증을 일으킬 수 있다. 드물게 샘종은 출혈이나 경색을 일으켜 두통, 눈근육마비, 양안 시력 소실, 졸림증, 그리고 최종적으로 혼수 상태로 이어지는 증상을 동반한 뇌하수체 졸중(pituitary apoplexy)을 발생시킨다. 이때 피질스테로이드 투여가 응급으로 필요하다.

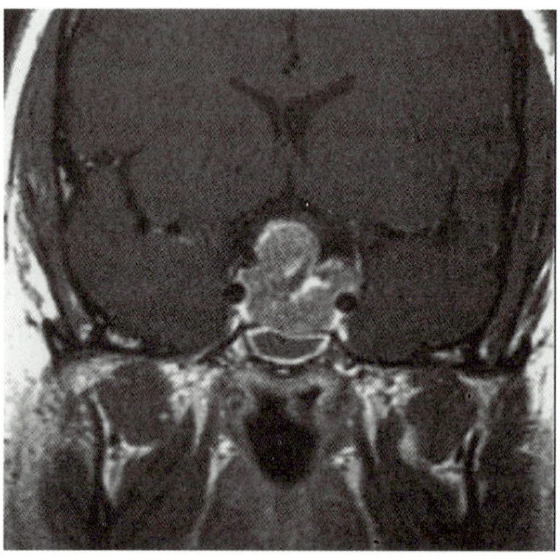

그림 14-4 뇌하수체 선종의 자기공명영상.

주요 검사소견

뇌하수체샘종은 자기공명영상과 가돌리늄 또는 조영 증강된 컴퓨터단층촬영에서 터키안의 고해상 영상에서 특징적인 비정상 소견을 나타낸다. 흔히 뇌하수체의 상방 돌출, 크기 증가, 줄기의 편향, 터키안 바닥의 침식, 비대칭성, 국소 저밀도 또는 저강도 소견을 보인다(그림 14-4). 정상 뇌하수체는 가돌리늄에 빠르게 증강되지만 샘종은 잘 알아채기 어렵다.

종종 특정 호르몬 수치가 상승한다. 종양의 유형에 따라 다르지만, 호르몬 수치의 변화는 정규 혈액검사에서 발견하기는 어렵다. 말단비대증에서 성장호르몬 수치의 증가는 도관 삽입을 통한 추체정맥동의 혈액 채취를 통해 알 수 있는데, 이는 말초혈액성장호르몬 수치의 2배 가량으로 측정된다.

혈청의 프로락틴(prolatin) 수치는 프로락틴종에서 증가하지만, 임신, 수유, 신부전, 간경화, 도파민 수용체 길항제(chlorpromazine, haloperidol), 에스트로겐, 아편제 등에 의해서도 증가한다. 그러므로 프로락틴종을 가진 환자는 혈청 프로락틴 수치의 증가와 신경영상 검사에서 샘종이 모두 나타나야 한다.

치료 원칙과 예후

치료의 목표는 과분비된 호르몬의 정상화, 종양의 크기 감소, 시력 문제와 같은 뇌신경 이상의 교정, 그리고 비정상 뇌하수체 기능을 복구하는 것이다. 프로락틴종을 제외하고, 거대샘종의 수술적 제거는 시력 회복을 위해 보통 필요하다. 수술을 시행한 환자의 75% 정도에서 완치가 가능하다(자기공명영상 검사에서 종양의 완전 제거가 관찰되고, 혈액 검사상 호르몬 수치가 정상으로 돌아온다).

프로락틴종은 도파민 작용제(bromocriptine)에 현저한 반응을 나타내어 혈청 프로락틴 수치의 즉각적인 감소와, 종양의 크기 감소, 관련 증상 및 징후의 소실을 보인다. 브로모크립틴(bromocriptine) 투여의 효과는 수년에서 수십 년간 지속된다. 그러므로 이를 통해 거대샘종이 시각에 영향을 끼칠 정도라도 수술적 치료를 배제하는데 도움을 준다. 그러나 만일 약물 복용을 중단한다면 프로락틴 수치는 다시 상승하고 종양은 다시 증식한다.

방사선 치료는 거대샘종의 증식을 줄일 수 있지만 보통 호르몬 분비를 막지는 못한다. 항암치료는 효과가 없다.

뇌전이 종양

서론

뇌전이(cerebral metastasis)는 다른 장기에서 발생하여 뇌에 이차적으로 퍼진 신생물이다. 암환자 중 25%에서 뇌전이가 발생한다. 그렇기에 뇌전이는 성인에서 발생하는 뇌종양 중 가장 흔한 유형이다. 미국에서 매년 100,000명 이상의 환자가 발생한다. 뇌전이 중에서 80%는 뇌천막 상부에, 15%는 소뇌에, 5%는 뇌교 또는 척수에 발생한다. 뇌전이 종양으로 진단받은 환자 중 25%는 원발성 종양의 진단 전에 알게 되고, 원발성 종양을 진단 받은 후에는 60%에서 1~6개월째, 10%에서 7~12개월째, 5%에서 1년 후에 뇌전이를 진단 받는다.

두 개 내 뇌전이의 가장 흔한 원발 장소는 폐, 유방, 소화기, 비뇨기, 피부(흑색종), 그리고 악성 백혈병이다. 아직 알려지지 않았지만, 전립선, 자궁, 난소에서 발생한 종양은 뇌에 잘 전이되지 않는다. 그러나 다른 장기로의 전이가 없이 단독적인 뇌 전이만 있는 경우는 1%에 불과하며, 다른 장기로 전이된 경우 뇌전이는 흔하게 나타난다.

병태생리

대부분의 전이는 혈류를 통해 퍼지고 흔히 백질-회백질 경계부, 특히 뇌반구의 변연부에 정착한다. 아주 적은 수에서 Batson 혈관총의 정맥을 통한 역혈류 또는 경질막이나 두개골로 직접 침투하여 척수에 전이가 일어난다. 종양 색전이 생겨나기 시작하면서 종양 기저로부터 혈액 공급을 받기 위해 새 혈관 생성을 자극하는 인자를 발생시킨다. 새 혈관은 혈액뇌장벽이 없다. 뇌전이 종양은 종양 주위에 그 크기를 초과하는 혈관성 부종을 일으킨다. 즉, 아주 작은 뇌전이라도 덩어리 효과(mass effect)를 고려해야 한다.

뇌전이는 여러 가지 기전을 통해 증상을 일으킨다. 가장 흔한 것은 빠른 증식과 인접한 뇌부종으로 뇌조직이 밀리는 것이다. 이는 혈관 압박, 허혈, 정상 해부학 구조의 변화, 세포외액 공간의 파열을 일으킨다. 만일 종양이 주요 기능을 담당하는 피질에 위치한다면 신경을 파괴하고 증상을 일으킬 것이다. 뇌전이는 갑자기 괴사되거나 출혈성 변화, 크기 증가 등을 일으킬 수 있고 갑자기 증상이 발현될 수 있다. 또한 인접 피질신경을 자극하여 초점성 경련을 유도할 수 있다. 결국 종양과 뇌부종의 덩어리 효과는 뇌탈출증을 촉발시키게 된다("개요" 참조).

뇌전이는 원발성 뇌종양, 뇌출혈, 뇌경색, 뇌농양과 같은 뇌 병변들과는 구분해야 한다. 부검 사례에서 단일 전이로 생각되는 병변 중 5~10%가 또 다른 원인이 있었다.

주요 임상양상

뇌전이는 보통 증상을 일으키지만 일부에서는 부검에서 발견되기도 한다. 환자의 2/3에서 다른 덩어리 병변과 비슷한 신경학적 증상 및 징후를 일으킨다. 경련은 대개 초점 운동성이고 일부는 이차성 대발작 형태이다. 전이 종양이 커짐에 따라 두개내압은 상승하여 의식 변화 및 뇌탈출증이 발생할 수 있다.

주요 검사소견

가돌리늄으로 증강된 자기공명영상은 가장 좋은 진단검사이다. 검사에서 음성 소견이면 뇌전이를 배제할 수 있다. T1 강조영상에서 출혈이 없는 작은 병변은 보이지 않을 수 있지만, 부종으로 인한 저강도 영역이 보일 수 있다. T2 강조영상에서 고강도 영역이 보이고 종양과 주변 부종이 모두 포함되어 보인다. 가돌리늄을 이용한 T1 강조영상에서 균일하지 않거나 반지 모양의 조영증강이 나타난다. 종양의 덩어리 효과에 의한 뇌구조물의 위치변동은 모든 영상에서 잘 보인다. 모든 병변은 같은 크기가 아니므로 또 다른 전이 종양을 찾아야 한다.

치료 원칙과 예후

수술적인 제거가 때로 생명 연장에 도움이 된다. 수술은 진단이 의심스럽거나 환자의 건강 상태가 양호할 경우, 원발 종양이 작아서 치료에 반응하는 경우, 다른 장기로의 전이가 없는 경우에 고려할 수 있다.

덱사메타손(dexamethasone)은 뇌부종을 감소시키며 1~2개월 동안은 환자의 증상을 현저히 경감시킨다. 전체 뇌 또는 국소적인 방사선 치료를 추가로 실시하면 생존율을 다소 증가시킬 수 있으나 환자는 방사선 조사의 부작용이 뒤따르게 된다. 항암치료는 생존율에 거의 영향을 미치지 못하지만, 원발성 종양의 치료에는 필요하다.

요약하면 특별한 치료없이 중간 생존율은 1~2개월에 불과하며, 피질스테로이드를 이용하여 2~4개월까지 연장시킬 수 있다. 스테로이드와 방사선 치료를 동반하는 경우 3~6개월 사이이며, 1년 생존율은 10%이다.

표 14-4 뇌전이의 징후

징후	백분율
인지장애	60%
편측 마비	60%
두통	50%
실어증	20%
편측 감각 상실	20%
경련	20%
유두부종	20%
시야 절단	10%
혼미 또는 혼수	5%

추천문헌

Arnold SM, Patchell RA. Diagnosis and management of brain metastases. *Hematol Oncol Clin N Amer* 2001;6:1985–1107. *(Good brief review of brain metastases and treatment options).*

Black PM. Benign brain tumors: meningiomas, pituitary tumors and acoustic neuromas. *Neurol Clin* 1995;13:927–952. *(Review of clinical, neuroimaging, and treatments of these tumors).*

Ciric I. Long-term management and outcome for pituitary tumors. *Neurosurg Clin N Am* 2003;14:167–171. *(Entire issue is devoted to clinical, pathologic, and medical/surgical management of pituitary tumors).*

DeAngelis LM. Brain tumors. *N Engl J Med* 2001;344:114–123. *(Excellent overall review).*

Fishman RA. Brain edema. *N Engl J Med* 1975;293:706–711. *(Classic review of types of cerebral edema and their treatments).*

Posner JB. *Neurologic Complications of Cancer.* Philadelphia: FA Davis; 1995. *(Excellent comprehensive review of all types of CNS cancer complications, including metastases to the brain and leptomeninges, CNS infections, paraneoplastic syndromes, and side effects of chemotherapy and radiation).*

15_발작과 간질 중첩증

개요

단발성 발작(single seizures)은 인구의 약 5%에서 발생한다. 미국의 경우 인구의 1% 정도인 약 2백 만 명이 간질(epilepsy)을 앓고 있으며 해마다 100,000 명의 새로운 간질이 진단된다. 간질성 발작은 비정상적인 뇌신경의 활동에 의해 나타나는 행동 증상이다. 간질은 뇌 질환이나 뇌 기능 저하에 따른 반복성 발작으로 정의되는데, 이는 반복적으로 발생하고, 대체적으로 일시적이며, 뇌 기능의 장애와 이와 동반되는 의식 소실, 정신 기능의 변화, 경련성 운동과 같은 갑작스러운 발생을 특징으로 한다.

발작의 병태생리

발작의 발생은 여전히 잘 이해되지 못하고 있다. 각성이나 수면과 같이 뇌가 정상적으로 활동할 경우 조직화된, 그러나 동시에 발생하지는 않는 뇌파검사 소견을 보인다. 그러나 발작의 경우 발작적인 고주파나 동시에 발생하는 저주파의 전기적 방전이 나타나는데, 이는 대뇌 피질의 대부분의 영역에서 발생할 수 있다 (소뇌, 뇌간이나 척수에서는 나타나지 않는다). 발작은 뇌파검사에서 극파 방전이 보이면서 시작되고 수천 개의 국소적인 피라밋세포의 동시적인 탈분극에 의해 발생한다. 간질의 경험적 모델에 비추어 볼 때, 이 사건으로 인해 GABA에 의해 매개되는 피질 기능의 억제와 아마도 글루타메이트(glutamate)에 의해 매개되는 것으로 보이는 확산되는 흥분이 동시에 일어나는 것이 관련이 있는 것으로 생각되고 있다. 초점성 발작(focal seizure)의 경우, 동시에 탈분극된 신경세포들이 국소적으로 유지되는 것에 비하여, 대발작(generalized seizure)의 경우, 동시성 탈분극이 양측 대뇌 반구에 걸쳐 존재하게 된다. 발작이 끝나는 원인은 역시 모르지만 이는 신경세포의 에너지를 만들어내는 기질의 소진에 의한 것 같지는 않다.

발작의 원인

발작이 하나의 증상이지 질환이 아니라는 것을 기억하는 것은 중요하다. 어느 누구라도, 심한 저

표 15-1 연령에 따른 발작의 흔한 원인들

연령대	주요 원인
유아동	출생 시 손상, 저산소증/경색, 선천적 기형, 선천성 감염
유년기	열성 발작, 중추 신경계 감염, 두부 손상, 출생 시 손상, 기질적 원인들
청장년기	두부 손상, 약물, 알콜이나 진정제의 금단 작용, 기질적 원인들
노년기	뇌졸중, 뇌암, 저산소증을 동반한 심정지, 대사적 원인들

산소증, 심각한 정도의 저혈당증, 매우 높은 고열이나 머리에 전기적 충격을 받는(전기경련 요법) 등의 특정 상황에서는 발작을 경험할 수 있다. 알려지지 않은 유전자가 특정 사람들의 발작 발생에 대한 감수성을 결정하는 것 같다. 여기에다 뇌에 영향을 미치는 많은 다른 질환들도 발작을 발생시킬 수 있다. 발작의 가장 흔한 원인들은 나이에 따라 다르고(표 15-1) 뇌암, 뇌졸중, 대사성 질환들, 약물 상호작용, 약물 금단이나 감염에 의해 나타날 수도 있다. 어떤 환자의 경우, 아무 원인도 발견되지 않기도 한다(특발성 간질).

뇌파검사

뇌파검사(electroencephalogram, EEG)는 일반적으로 개개인의 간질 종류를 분류하는 데 도움을 준다(3단원, "일반적인 신경학적 검사들" 참조). 환자들은 거의 정규적으로 시행하는 뇌파검사에서 발작을 나타내지 않는다. 그러나 뇌파검사는 비정상적인 전기적 활동도의 존재와 어떤 종류의 발작성 질환인지, 그리고 발작의 원인이 되는 발작 병터(seizure focus)의 위치에 대한 확신을 준다. 1회의 정규 각성-수면 시의 뇌파검사에서 간질 환자의 50%에서만 비정상적인 소견이 나타난다. 극파(spike)는 발작을 야기할 수 있는 신경세포들의 과동시성 활동(hypersynchronous activity)을 나타내는 뇌파검사 상의 신호이다. 불행하게도, 적어도 10%의 간질 환자들은 비정상적인 뇌파검사소견을 전혀 나타내지 않으며, 발작을 한 번도 경험하지 않은 정상 인구의 2%는 간질파와 같은 양상의 비정상 신호가 뇌파검사에서 나타난다. 그러므로, 정규 뇌파검사는 간질을 진단 내리거나 배제할 수 없으므로, 간질은 임상적 기능을 통해 진단하게 된다.

발작의 분류

간질(epilepsy)의 종류에 대한 여러 분류법이 존재하며, 이는 임상적인 발작의 양상과 뇌파검사 소견에 기초해 분류하고 있다. 발작(seizure)은 초점성 또는 대발작으로 분류된다. 대발작은 발작의 초기에 양측 대뇌 반구가 모두 이환된다. 가장 흔한 대발작의 종류는 일차적인 원인으로 전신 강직성-간대성 발작(대발작)과 실신발작(소발작)이다. 부분발작은 발작이 시작할 때 뇌의 한 부분만 이환된다. 부분발작의 가장 흔한 종류는 단순부분발작, 복합부분발작, 이차적으로 대발작으로 이어지는 부분발작을 들 수 있다. 표 15-2는 이러한 발작의 여러 종류의 임상적인 특성들을 정리한 것이다. 적절한 간질의 분류와 발작의 원인을 알아내면 더 나은 예후를 가질 수 있게 해주며, 가장 효과적인 항경련제를 선택할 수 있도록 해준다.

일차성 범발성 경직성-간대성 발작과 이차성 전신 부분발작 (대발작, Grand Mal Seizure)

서론

이 유형의 발작은 흔하고 남녀 모두 발생하며 신

표 15-2 주요 발작 종류와 임상적 특성

발작의 종류	임상적 특성
대발작	
일차성 대발작 (경직성–간대성 또는 대발작)	의식 소실이 예고 없이 나타난다. 20분에서 30분 간 모든 근육의 긴장도가 증가(경직성)하고, 이는 점차 느려지면서 20에서 60초 후 갑자기 멈추는 율동적 경련(rhythmic jerk)으로 이어진다. 환자는 발작을 하는 동안과 발작이 멈춘 직후에는 의식이 없으며, 수분에서 1시간 사이에 서서히 의식을 회복한다. 혀를 깨물거나 요실금이 흔히 나타난다. 환자는 실제 발작 사건을 기억해 내지 못한다.
실신발작(소발작)	평균적으로 10초간 유지되는 무반응이 빠르게 시작된다. 시작 시 자동증(눈의 깜박거림이나 입술의 움직임), 근육 긴장도의 증가나 감소, 약간의 경련이 자주 동반된다. 회복은 즉시 일어나나 발작을 기억하지는 못한다. 과호흡이 자주 발작을 촉진시키기도 한다. 3세에서 20세 사이에 발생한다.
부분발작	
단순 부분발작 (초점성 발작)	증상과 징후는 운동 증상(손, 팔, 얼굴, 다리, 몸통의 연축), 감각 증상, 자동증 또는 드물게 정신증상을 보일 수 있으며 발작을 일으키는 위치가 어디냐에 따라 다르다. 의식은 손상되지 않는다. 초점성 발작은 같은 위치에서 재발되고 다른 곳으로 옮겨가지 않는다. 발작은 수초에서 수 시간 동안 지속될 수 있다.
복합 부분발작 (측두엽이나 정신운동)	발작은 경고나 전조증상(aura)을 동반하거나 동반하지 않을 수 있으며, 상동적인 운동, 감각, 자동증이나 정신적 증상의 징후를 동반하면서 시작될 수 있다. 의식은 손상이 되고 환자는 실제 발작을 기억해 내지 못한다. 대체적으로 1분에서 3분 정도 유지되는 발작 동안, 환자는 앉고, 걷고, 중얼거리고 종종 입맛을 다시고 반복적인 손의 동작을 취하는 것과 같은 자동증 같은 행동을 보일 수 있다. 발작 후 대체적으로 5분에서 20분 정도의 혼돈이 나타난다.
이차성 전신 복합 부분발작(경직성–간대성 또는 대발작)	발작은 복합부분발작(상단 참조)처럼 시작되어 곧 대발작으로 이어진다. 그러므로 환자는 대체적으로 경직성–간대성 발작이 최고점에 이르는 것에 대한 경고(전조 증상)를 느낀다.

생아기를 지난 모든 연령에서 발생한다. 환자에게는 일차성 범발성 대발작(primarily generalized seizures)과 이차성 전신 부분발작(secondarily generalized partial seizures) 은 종종 같은 양상으로 경험한다(대발작). 그러나 경고나 전조 증상의 존재는 발작이 국한되어 시작되고 이차적으로 전신화된다는 것을 암시한다. 전조 증상은 최초로 기능장애를 일으키는 뇌의 일부분을 대변하며 사실 상 부분발작인 것이다. 대발작은 특발성(특히 일차성 대발작)이거나 많은 뇌질환(특히 이차성 전신 부분발작)(표 15-1)에 의해 발생하기도 한다. 일차성 대발작은 대체로 사춘기에 시작하나 이차성 대발작은 모든 나이에서 발생할 수 있으나 특히 어른에서 시작된다.

주요 임상소견

거의 50%의 환자들이 발작마다 다른 특성을 지닌 고유한 전조증상을 경험한다. 전조 증상은 수초간 지속이 되고 흔하게 쇠약감, 상승감, 매력감(gripping)이나 자연적이지 못한 감각들로 묘사되며 머리와 눈이 돌아가는 등의 행동을 동반하기도 한다. 때때로 환자들은 전신화되지 않는 전조 증상을 경험하기도 하는데, 특히 항경련제를 먹고 있을 때가 그렇다. 환자는 자주 발작이 끝난 후에 전조 증상을 기억한다.

대발작이 시작되면, 의식은 언제나 잃게 되고 발작 자체에 대해 기억을 못하게 된다. 경직기 동안은 몸통과 사지가 20~30초 동안 뻣뻣해진다. 만약 환자가 서 있었다면, 통나무처럼 쓰러질 것이고, 종종 이로 인하여 외상성 손상을 입게 된다. 만약에 공기가 닫힌 성문을 통해 빠져 나오려고 하면, 그르렁거리는 소리가 들릴 수 있다. 또한 환자는 혀, 입술, 뺨을 깨물고 요실금이 생기는 경우도 있다. 때때로 노인들은, 경직성 기간 동안 압박 골절이 발생할 수도 있는데 이때 주로 흉추에 발생한다. 발작의 경직성 기간 동안 숨을 쉬지 않기 때문에, 혈액은 환자가 일시적으로 청색화가 되기 충분할 정도의 산소 불포화도가 일어날 수도 있다.

간대성 기간 동안 사지의 율동적인 경련이 재빠르게 동시성으로 시작되어 20~40초 동안 그 강도와 빈도가 점차 느려지게 된다. 일반적으로 경련은 그 후 갑자기 멈추면서 발작도 끝나게 된다.

발작 후 기간은 몇 분에서 1시간 동안 유지되기도 하지만 오랫동안 지속된 발작이나 여러 차례 짧은 기간을 두고 일어난 발작 후에는 그 이상 길어지기도 한다. 환자는 처음에는 의식이 없고 각성 상태로 회복되지 않고 당분간 혼돈 상태가 된다. 환자는 발작 후에는 종종 잠이 드는데, 이로 인하여 목격자들은 발작이 1시간이나 그 이상 지속된다고 설명하게 만들게 된다.

의사들은 발작을 좀처럼 목격하기 어렵기 때문에, 진단은 목격자나 환자의 진술에 의해 이루어질 수밖에 없다. 발작과 감별 진단해야 하는 질환들로는 실신, 편두통, 일과성 허혈성 발작, 비간질성 발작(정신적 비간질성 발작), 분노 발작, 메니에르병, 심각한 운동성 질환을 들 수 있다. 아동들의 경우, 호흡중지 발작, 악몽, 창백영아실신을 고려해야 한다.

실신이 발생하는 것은 언제나 환자가 서 있을 경우에만 알아차리게 된다(발작은 어떤 자세에서도 발생한다). 기절하기 전에 환자는 종종 머리가 가벼워짐을 느끼거나 기절에 임박하여 눈이 보이지 않거나 앞이 깜깜해 지는 현상을 겪기도 한다. 실신은 단시간(10초에서 20초) 동안 일어나고 근육의 긴장감이 소실되므로 환자는 스스로를 다치게 하지 않을 정도로 쓰러지게 된다. 실신은 좀처럼 근육의 연축(twitching)을 일으키지 않는데 만약 연축이 존재한다면 언제나 아주 짧게 수초 정도 발생한다. 실신은 발작 후 혼돈을 일으키지 않는다.

비간질성 발작은 (1) 복잡하고 오래 지속되며 다양한 경고 증상이 나타날 경우 (2) 비대칭적인 사지의 움직임이 나타날 경우 (3) 비율동적이거나 반정도의 의도적인 사지의 움직임 (4) 진정되었다가 다시 증폭되는 지속되는 사지의 움직임 (5) 발작 후 혼돈이 없는 경우 (6) 사건에 대한 기억이 있을 경우에 고려될 수 있다.

첫 발작 후, 원인을 시사하는 다른 것들이 있는지에 대한 이학적 검진이 이루어져야만 한다. 두부 외상, 귀의 염증, 부비동염, 뇌나 뇌수막의 감염, 국소적이거나 광범위한 신경학적 이상 소견, 술이나 약물 남용, 암 등을 시사하는 소견이 없는 지 살펴보아야 한다.

주요 검사소견

일반적으로 다음 검사들은 신경학적 검사 상 정상이면서 발작을 일으킨 새 환자에게 자주 시행된다: 혈청 전해질과 간기능 검사, 혈액상, 신경영상과 뇌파검사가 적어도 발작 48시간 이내에 이루어진다. 자기공명영상은 전산화 단층촬영보다 선호되는데 그 이유는 자기공명영상이 작은 덩어리와 중앙 측두엽의 경화를 찾아낼 수 있기 때문이다. 혈액이나 뇌척수액의 주요한 이상 소견은 좀처럼 발견되지 않는다. 고령 환자들은 신경영상에서 발작의 원인으로 설명될 만한 비정상 소견을 더욱 많이 나타내는 경향이 있다.

치료 원칙과 예후

간질의 치료는 앞으로의 발작을 예방하고 발작 원인을 제거하거나 조절하는 것에 초점을 맞추어야 한다. 만약 첫 발작이었다면, 항경련제를 투여할 것인지에 대한 결정은 신경학적 검진과 뇌파검사를 기초로 이루어져야 한다. 여러 연구들이 추후 발작이 발생할 위험성을 20~50%로 보고하고 있다. 만약 뇌진탕이나 가족성 간질일 경우, 그리고 신경영상에서 뇌의 덩어리나 뇌파검사가 매우 비정상적일 경우 그 위험성은 더 높다.

항경련제는 모두 과도한 신경학적 활동도를 (1) 전압작동 나트륨 통로의 차단 (2) 억제성 GABA 신

표 15-3 주요 항경련제

항경련제	주요한 발작 적응증	추측되는 활성 기전	주요 부작용
페니토인 (Phenytoin)	대발작과 간질중첩증	전압과 사용 정도에 작동하는 방식으로 전압작동 나트륨 통로 차단	안구진탕, 실조(ataxia), 잇몸 비대화, 다모증
발프로에이트 (Valproate)	범발성, 복잡 부분발작, 실신 발작	전압과 사용 정도에 작동하는 방식과 차단 다른 기전을 통하여 전압작동 나트륨 통로	소화기계 이상, 실조, 체중 증가, 간기능 이상
카바마제핀 (Carbamazepine)과 옥스카바제핀(Oxcarbazepine)	복잡 부분발작	전압과 사용 정도에 작동하는 방식으로 전압작동 나트륨 통로 차단	실조, 어지러움증, 복시, 혈액질환
라모트리진 (Lamotrigine)	대발작	전압과 사용 정도에 작동하는 방식으로 전압작동 나트륨 통로 차단	비정상적 사고, 실조, 구역
에토석시미드 (Ethosuximide)	실신 발작	전압작동 칼슘 통로의 차단으로 T 전류에 영향을 미침	두통, 소화기계 이상, 실조, 혈액질환
로라제팜 (Lorazepam)과 다이아제팜 (Diazepam)	간질 중첩증	$GABA_A$ 수용체 복합체에 영향을 줌으로써 GABA에 의해 매개되는 억제의 증가와 GABA에 의해 활성화되는 클로라이드 통로의 수용시간 증가와 수용 빈도의 증가	저혈압, 호흡억제, 정맥 투여 시 2차성 심장 부정맥
비가바트린 (Vigabatrin)	영아 연축	GABA 아미노전이효소를 억제시켜 뇌 내 GABA 농도를 높임	두통, 과민성, 우울증, 혼돈

경전달의 간접 또는 직접적 항진 (3) 흥분성 글루타메이트 신경전달의 억제를 통해 억제한다. 표 15-3에서 주요 항경련제, 1차적으로 사용하는 적용제제(가장 적은 독성을 지닌 가장 효과적인 제제), 작용 기전, 흔한 독성에 대해 열거하였다. 대발작에 대한 1차 항경련제는 발프로에이트(valproate), 페니토인(phenytoin), 라모트리진(lamotrigine)이다. 환자의 약 3분의 2가 항경련제로 잘 조절이 될 수 있다. 만약 발작조절이 첫 제제로 이루어지지 않는다면, 2차 제제로 대체해야 된다. 만약 환자가 약물 복용을 제대로 했지만 3차 제제로도 실패한다면 항경련제의 지속적인 사용은 이루어지기 힘들다. 이런 환자들의 일부는 두 가지 약물의 병합요법이나 미주신경 자극기, 발작병소의 수술적 제거 등 대체적인 방법으로 도움을 얻을 수 있다.

모든 미국의 주에서는 운전면허증을 가진 개인이 발작이 있은 후 교통과에 알릴 것을 요구하고 있으며 대부분 최근의 발작이 있은 후 6개월에서 12개월까지 운전을 금지한다.

실신발작(소발작, Petit Mal Seizure)

서론

일차적인 전신성 실신발작(Absence seizures)이나 소발작(Petit Mal Seizures)은 3세에서 12세 사이에 시작된다. 이런 종류의 발작 질환은 "양성"으로 여겨졌는데 그 이유는 근육 긴장도의 소실을 일으키지 않으며 성인기에 종종 자발적으로 소실되는 짧은 발작이기 때문이다.

병태생리

실신 발작의 원인은 아직 밝혀져 있지 않다. 뇌파검사는 발작의 시작과 동시에 시행되었을 경우, 동시성 3-Hz 극파와 전위파동이 양측 반구에서 광범위하게 관찰되기 때문에 발작의 근원은 심부 중뇌 구조물라고 생각되고 이는 양측 반구를 통하여 발작의 초기에 퍼져 나간다.

주요 임상증상

특징적인 발작은 말의 멈춤과 의식의 갑작스런

소실이 시작되면서 발생하나 근육 긴장도의 소실과 쓰러짐을 초래하지는 않는다. 환자는 종종 노려보고 눈을 깜박이며 미미한 신체 경련을 10초에서 30초 정도 일으킨다. 그 후에는 명료해지는데 무슨 일이 있었는지 기억하지 못한다. 발작은 군집되어 발생할 수도 있고 종종 과호흡에 의해 촉발되기도 한다. 학교에서는 선생님이 발작하는 아동을 보고 낮잠을 자거나 고의적으로 집중을 하지 않는다고 여길 수 있다.

주요 검사소견

뇌파검사는 진단적인 의미가 있으며 대체적으로 과호흡으로 유발될 수 있는 3-Hz 극파와 전위파동을 보여준다. 비전형적인 실신 발작은 3-Hz보다 약간 더 빠르거나 느린 뇌파검사상 전위를 일으키기도 하고 이는 아마도 다른 발작 종류와 공존하기 때문일 것이다. 신경영상 소견은 정상이다.

치료 원칙과 예후

1차 치료제는 전형적인 실신 발작의 경우 발프로에이트와 에토석시미드이고 비전형적 실신 발작에는 발프로에이트이다. 젊은 성인기에 실신 발작은 3분의 2의 환자에서 멈춘다. 남은 환자들은 실신 발작이 일차성 대발작이나 비전형적 실신 발작으로 발전하기도 한다.

영아 연축

서론

영아 연축(Infantile Spasms; West's syndrome)의 세 가지 징후와 뇌파검사에서 점두경련(hypsarrhthmia), 그리고 정신지체는 West's 증후군의 특징이다. 영아 연축은 신생아의 3,000명당 1명의 비율로 발생한다. 발작은 1세에 시작되는데 2개월에서 8개월 사이에 최고점을 이룬다.

병태생리

영아 연축과 뇌파상 점두경련의 병태생리는 알려져 있지 않지만, 대부분의 경우 이는 출생 전후의 비진행성 1개 또는 여러 개의 피질 병변과 관련이 있는데 이러한 피질 병변으로는 대뇌 기형, 선천성 감염, 혈관성 기형, 대사질환, 질식, 백색연화증(백질의 비정상적 연화), 핵황달(신생아 황달 시 퇴행을 동반한 심부 뇌 핵의 담즙 색소 침착), 두부 외상, 뇌내 출혈을 들 수 있다.

주요 임상소견

영아 연축이나 살람발작(salaam seizure)은 짧은 목과 몸통, 사지 근육의 대칭적 수축을 특징으로 한다. 연축은 아마도 대체적으로 신근과 굴근 모두를 포함하는 근육집단이나 하나의 격리되어 있는 근육을 침범할 수 있다. 눈알의 치우침, 안구진탕과 호흡 곤란이 연축 동안 흔하게 일어난다. 연축 후에는 대체로 짧은 기간의 경직이 이어진다. 연축은 100회 정도까지 군집적으로 발생하고 잠을 자거나 깨어날 때 가장 많이 발생한다. 인지 질환으로는 정신 지체, 언어 지연, 시각운동조화불능, 자폐증을 들 수 있다.

주요 검사소견

뇌파검사는 전형적으로 점두경련(무작위적인 높은 전위의 느린 파동과 극파가 위치와 지속시간이 매 순간 다양하게 변화하며 발생)을 나타낸다. 잠을 자는 동안 뇌파검사는 돌발파(억제 양상)를 보일 수 있다. 뇌파검사 소견이 심할수록, 영아 연축의 발생 빈도과 심각도가 더 크다.

치료 원칙과 예후

경험적으로 부신피질자극 호르몬(ACTH)과 비

가바트린(Vigabatrin, 미국에서는 사용하지 않고 있음)은 영아 연축의 빈도를 감소시키는 것으로 알려졌다. 두 제제 모두 연아 연축이 시작되자마다 가능한 한 빨리 투여되는 것이 가장 효과적이나 어떤 제제도 이환된 아동의 장기적 결과를 호전시켰다는 증거는 없다.

영아 연축은 치료를 받거나 받지 않았거나 1-5세 사이에 사라진다. 그러나 West's 증후군을 가진 대부분의 아동들은 예후가 나쁘다. 약 1/3에서 3세가 되기 전에 사망하고, 3/4에서 중등도 내지 고도의 정신 지체 아동이 된다. 이런 아동들에서, 1/2은 진행하여 경직성-간대성, 무긴장성, 단순 부분 발작을 경험하게 되고 이런 환아들 중 많은 수가 치료하기 어려운 소아 간질의 한 형태인 Lennox-Gastaut 증후군을 시사하는 뇌파검사 양상을 보인다. 좋은 예후를 예측할 수 있는 인자로는 발작이 발생하기 전까지의 정상적인 발달과, 잠재성 원인, 경도의 점두경련 뇌파소견을 들 수 있다.

복합 부분발작(국소적으로 기인하는, 또는 측두엽이나 정신운동 발작)

서론

약 450,000명의 사람들이 복합 부분발작(complex partial seizure)을 지니고 있다. 특히 젊은 성인에서 흔하다. 약 80%에서 측두엽에서 시작되고, 약 20%는 전두엽에서 발작이 발생한다. 거의 30%의 환자에서 측두엽이나 전두엽에서 확인되는 종양, 동정맥 기형, 과오종 등이 있다. 그러나 가장 흔한 원인은 근심 측두엽 경화(mesial temporal sclerosis)이다.

근심 측두엽 경화는 대체적으로 나이 많은 아동이나 사춘기에 발생하고 한 쪽 해마의 신경세포와 신경아교증의 진행성 소실이 특징이다. T2-강조 자기공명영상에서 몇 년에 걸쳐 위축이 진행되는 해마의 과강도가 있을 경우 이를 식별해 낼 수 있다. 발병기전은 확실치 않지만 아마도 영아와 아동이나 초기 아동기에 발생한 두부 손상, 뇌수막염, 저산소증으로 인한 미약한 뇌손상 후에 발생하는 것으로 추정된다. 근심 측두엽 경화를 지닌 환자들은 종종 항경련제에 반응하지 않는 빈번한 복합 부분발작을 경험한다. 그러나 앞 측두엽 절제술은 근심 측두엽 경화증 환자의 75% 정도를 완치시킬 수 있는 것 같다.

병태생리

발작의 발생은 대발작의 그것과 비슷하게 느껴진다. 현저한 행동 이상이 일어나고 있음이 느껴지는데 왜냐하면 발작은 빠르게 측두엽에서 퍼져 변연계에 영향을 미치기 때문이다. 복합 부분발작이 종종 다른 종류의 발작보다 적절히 조절하는 것이 어렵다는 것이 알려져 있으나 그 이유는 알려져 있지 않다.

주요 임상소견

환자의 다수가 전조 증상을 경험하는데, 이는 종종 복부에서의 상승감이나 하강감, 역겨운 냄새, 발작 직전에 선행하는 사지의 경련 등으로 기억한다. 발작은 종종 움직임이 없는 응시와 함께 말이 멈춤으로써 시작된다. 환자는 정상적으로 언어 또는 시각 자극에 반응하지 못한다. 물건을 들거나, 반복적인 손을 씻는 몸짓이나 입맛을 다시는 등의 구강 자동증이 일어날 수 있고 환자가 목적 없이 헤매는 수도 있다. 이러한 움직임은 환자마다 상동적인 경향이 있고 대부분의 발작에서 발생한다. 목적이 있는 움직임이나 폭력은 흔치 않다. 총을 찾고, 장전하고 다른 사람을 쏘는 것과 같은 계획적인 활동은 복합 부분발작에 의해 절대로 일어나지 않는다. 발작은 1~3분 정도만 지속되고, 발작 후 혼돈이 대체적으로 5분에서 20분 정도 뒤따르게 된다. 환자는 발작

동안 일어난 사건들을 기억하지 못한다.

주요 검사소견

뇌파검사는 종종 진단에 도움을 주는데, 특히 발작기간 동안 극파가 측두엽이나 전두엽에서 시작하는 것으로 진단하는 것으로 밝혀진 경우 도움이 된다. 측두엽과 전두엽의 하단은 뇌파검사 전극에서 떨어져 있기 때문에, 어떤 환자들에게서는 극파를 찾기가 어렵다. 수면 박탈과 특별한 코인두, 나비뼈(sphenoidal) 전극을 사용할 경우 진단율을 향상시키는데 도움을 줄 수 있다.

자기공명영상은 종종 근심 측두엽 경화증을 확인하기 위해 해마에 특별히 관점을 두고 시행한다. 30% 정도에서 복합 부분발작의 원인이 발견된다.

치료 원칙과 예후

치료의 목적은 복합 부분발작을 조절하고 발작의 원인을 제거하는 것이다. 1차 선택약제는 카바마제핀, 옥스카바제핀과 페니토인이다. 항경련제로 50%의 환자는 적절하게 조절되는데 일차성 대발작보다는 낮은 비율이다.

근심 측두엽 경화증을 지니고 있으면서 항경련제에 대한 반응이 없는 환자가 만약 한 쪽 측두엽에서만 발작이 기인한다면 앞측두엽 절제술의 대상이 된다. 이환된 측두엽의 앞쪽 3분의 2를 수술적으로 제가한 환자의 80% 이상에서 현저한 발작 빈도의 감소가 나타나고 60%에서는 완치된다.

간질 중첩증

서론

널리 받아들여지고 있는 간질 중첩증(status epilepticus)은 30분 이상의 지속적인 발작 양상 또는 발작 사이에 완전한 의식의 회복이 없이 2회 이상의 연속적인 발작으로 정의된다. 미국의 유병률은 매년 약 125,000명이다. 매년 55,000건의 사망이 간질 중첩증과 연관되어 발생하는데, 이는 생후 1년 동안과 노인에서 가장 높으며, 노인에서 가장 높은 사망률을 보인다. 성인의 10% 이상에서 1차 발작으로 간질 중첩증이 존재하게 된다. 표 15-4에서 간질 중첩증의 원인을 나열하였다.

병태생리

아마도 간질 중첩증도 다른 모든 발작과 같은 기전으로 시작하는 것 같다. 그러나 간질 중첩증은 발작의 종료가 실패를 하는 것을 일컫는다. 경험적 연구에서 이러한 실패는 비정상적으로 지속되거나 과도하게 흥분되는, 또는 억제의 비효과적인 동원에서 기인할 수 있는 것으로 밝히고 있다. 간질 중첩증에 사용되는 기본적인 약제는 중첩이 시작되는 1시간 이내에 투여하는 것이 더 효과적이다.

간질 중첩증은 뇌, 특히 해마와 같은 변연계의 손상을 야기할 수 있다. 발작의 초기 30분 동안, 뇌는 혈류, 혈당, 산소 이용의 증가를 통해 항상성을 유지시킬 수 있다. 30분이 지나가면, 항상성은 깨지기 시작하고 뇌손상이 일어나게 된다. 고열, 횡문근융해증, 과칼륨증, 유산증이 지속적이고 광범위한 근육 발화로 인해 발생하게 된다. 30분 후, 대

표 15-4 간질 중첩증의 원인

원인	빈도
항경련제의 낮은 농도	34%
뇌혈관 사고	22%
저산소증/무산소증	18%
대사적 원인	15%
악물 과용	13%
음주 관련	13%
중추 신경계 감염	10%
뇌종양	7%
기타 다른 원인	5%

상부전)의 다른 징후들이 발생할 수 있는데, 이는 저산소증, 저혈당, 저혈압, 백혈구 증가증, 낮은 심박출을 포함한다. 그러나 발작 활동 그 자체도 뇌손상을 일으키기에 충분한 것처럼 보인다. 손상의 한 기전은 글루타메이트에 의해 매개되는 흥분독성인데 이는 특히 해마에서 두드러진다. 세포 외 정상 칼슘 농도는 신경세포 내부보다 적어도 1000배 이상 높다. 발작 동안 수용체-관문 칼슘 통로는 글루타메이트에 의해 N-메틸-D-아스파테이트(N-methyl-D-aspartate, NMDA) 수용체가 지극 되면서 열리게 된다. 이러한 과정은 세포 내의 칼슘 농도를 세포 독성이 일어날 만큼 높이게 된다.

주요 임상증상

시작 시 환자는 반응을 못 하고 경직성, 간대성 또는 경직성-간대성의 사지 움직임과 같은 임상적으로 확연한 발작을 보이게 된다. 시간이 지날수록 발작 움직임은 덜 확연해진다. 환자는 오직 얼굴과 손, 발에서 작은 진폭의 연축성 움직임과 안구진탕과 같은 눈의 경련만을 보일 수 있다. 발작에서 기인하는 움직임이 멈춘다면 환자는 반응을 못 하거나 아주 혼돈된 상태에서 다음 발작이 시작된다.

신경학적 검사에서 환자는 언어적 명령에 반응하지 않게 된다. 환자는 근육 긴장도가 증가하거나 감소하게 되고, 목적이 있는 사지 움직임이 없어지고, 빈번하게 바빈스키 징후가 나타나게 된다. 일반적으로, 신경학적 징후는 대칭적이다.

간혹 지속적인 혼돈과 의식의 손상, 사지의 움직임과 보행이 가능한 종류의 간질 중첩증을 보이는 환자들이 있는데 이는 비발작적 간질 중첩증(복합부분 간질 중첩증)으로 불린다. 이런 환자의 경우, 지속적이고 특이한 비정상적 뇌파검사 소견으로 진단한다.

주요 검사소견

간상(bands) 호중구의 증가를 동반하지 않는 현저한 백혈구증가증(백혈구 수: 〉20,000/mm 이 감염에서 보이는 것과 같이 골수에서 생성되기 보다는 백혈구 변연화(margination)의 소실로 인해 나타나게 된다. 계속되는 발작의 결과로, 환자는 혈청 칼륨의 증가와 대사성 산증(pH〈7.0), 다양한 정도의 저산소증이 발생하게 된다. 독성 물질의 선별검사나 항경련제의 농도에 대한 검사는 원인을 찾는데 도움을 줄 수도 있다.

뇌파검사는 언제나 심한 비정상 소견을 보이고 지속적이거나 거의 지속적인 극파와 파형 복합체를 나타낸다. 신경영상 소견은 간질 중첩증의 원인에 따라 다르고, 알 수 없는 원인에 의한 간질 중첩층의 경우 최초 신경영상은 정상일 수 있다.

치료 원칙과 예후

치료의 목표는 간질 중첩증에서 기인하는 발작을 멈추게 하고, 원인을 밝혀 치료하며, 합병증을 예방하는 것이다. 가장 우선시해야 할 것은 기도의 확보와 순환의 유지이다("ABCs"). 이는 마스크나 삽입관을 통해 산소를 공급하고, 심박수와 체온, 혈압을 감시하고, 맥박 산소측정기로 산소 포화도를 측정하고, 정맥 주입로를 통해 티아민과 함께 저혈당에 의한 발작을 종결시킬 수 있도록 50% 글루코오스를 주입한다.

최초로 사용하는 항경련 방법은 대체로 정맥을 통해 가능한 한 빨리 로라제팜을 주입하는 것이다. 상기 조치 후 곧 발작의 정지를 유지하기 위해 포스페니토인(Fosphenytoin)이나 페니토인을 최대 정맥부하 용량으로 주입한다. 포스페니토인은 페니토인의 수용성 유사체로 체내에서 페니토인으로 바뀌게 된다. 포스페니토인은 페니토인에 비해 더 빠른 속도로 주입할 수 있고 좀 더 안전하지만 페니토인보다 비싸다.

만약 포스페니토인과 로라제팜이 발작을 조절하는데 실패했다면, 환자는 기도삽관을 하여 인공호흡기를 사용해야 한다. 이후 의인성 마취를 통한 혼수를 펜토바비탈(phentobarbital)이나 때로 미다졸람(midazolam)을 이용해 유도함으로써 임상적으로 그리고 뇌파검사에서 발작 활동이 끝날 때까지 유지하게 된다. 발작이 재발되지 않는지에 대해서 뇌파검사 조절을 통해 확신이 들 때 약물을 천천히 끊도록 해야 한다.

반복되는 간질 중첩증작을 경험하는 간질 환자, 특히 아동들의 경우에는 집에서 특이 젤 형태로 되어 있는 다이아제팜(diazepam)을 조기에 곧창자(rectum)로 삽입하여 투여할 수 있다. 아동들의 경우 곧창자를 통한 투약으로 종종 15분 이내에 발작을 멈추게 된다.

추천문헌

Browne TR, Holmes GL. Epilepsy. *N Eng J Med* 2001;344:1145–1151. *(Excellent review aimed at the primary care physician.)*

Lowenstein DH, Alldredge BK. Status epilepticus. *N Engl J Med* 1998;338:970–976. *(Reviews current management options in detail.)*

Mikati MA, Lepejian GA, Holmes GL. Medical treatment of patients with infantile spasms. *Clin Neuropharmacol* 2002;25:61–70. *(Good review of syndrome and challenges to treatment.)*

16_혼수와 뇌사

혼수

개요

의식은 각성(자극에 반응함), 깨어 있음(잠을 자지 않고 눈을 뜨고 있음), 그리고 인식(자신과 환경을 구별함) 등 세 가지로 나눌 수 있다. 각성(arousal)은 잠을 자지 않고 깨어있을 수 있는 능력이다. 정상 상태에서는 특징적인 뇌파형태, 말이나 육체적 자극에 따라 잠에서 깨어날 수 있는 능력을 갖고 있어야 한다. 깨어있음(wakefulness) 혹은 인식(awareness)이란 항상 눈을 뜨고 있으며 감각, 감정, 결단, 그리고 사고할 수 있는 능력이 있으며 이런 것들에 대해 적절하게 반응할 수 있어야 한다. 깨어있음 혹은 인식은 대뇌와 중뇌에서 시상하부, 시상과 연결되는 망상활성계와의 정상적인 상호작용의 결과이다.

의식 소실에는 여러 단계가 있다. 혼돈(confusion)과 섬망(delirium)은 분명하게 생각하고 적절하게 반응하는 능력의 손실로 특징지어 진다. 또한 섬망을 가진 환자는 쉽게 화를 내고, 쉽게 마음이 산란해진다. 이런 상태는 대개 전반적인 대뇌기능의 이상과 종종 비정상적인 뇌파를 보인다. 둔감(obtundation)은 자극에 대한 반응이 늦어지는 것과 관련되는 각성에 문제가 생기는 상태이다. 이런 사람들은 대개 소리자극에 대해서는 각성하지만 질문에 대해서는 늦게 반응을 보이며, 특히 언어나 운동반응이 늦다. 혼미 혹은 반혼수인 사람은 지속적이고 강한 말이나 육체적 자극에 대해서만 각성이 유지된다. 그들은 반응은 단순하고 종종 틀린 반응을 보인다. 자극이 멈추면 그들의 각성 상태 역시 무의식 상태로 돌아간다.

혼수(coma)는 자극에 대해 적절한 반응을 보일 수 있는 각성 상태를 유지할 수 없는 병적인 상태이다. 대부분의 환자들은 망상계의 손상을 가지고 있다. 종종 혼수는 양측 대뇌 피질의 광범위한 손상된 경우에 보이며, 또한 반측 대뇌피질의 손상에서도 경천막탈출로 인해 망상계는 눌려 혼수가 발생하기도 한다.

병태생리

혼수를 일으키는 원인에는 세 가지 부류, 즉 - 천막위 병변(supratentorial lesions), 천막아래 병변

(infratentorial lesions), 대사장애(metabolic causes) - 가 있다. 각 부류의 세부적인 내용은 표 16-1에 있다. 응급실에서도 혼수 환자를 역시 세 부류로 나누는데, 그것은 약물중독, 천막위 혹은 천막아래 병변, 그리고 기타 대사장애에 의한 원인이다.

주요 임상소견과 검사소견

혼수 환자를 진단하기 위해서는 세 가지 질문이 필요하다. 손상 부위가 어디에 있는가, 원인은 무엇인가, 그리고 안정적인 혼수인가 혹은 진행형의 혼수인가 하는 질문이다. 일반적으로 의사들은 제일 먼저 어떤 부류의 혼수인가를 감별한다. 그 다음에 혼수의 원인을 찾는다. 친구나 친척으로부터 약물 복용여부를 들을 수 있다면 이는 혼수의 분류하는데 많은 도움이 된다.

표 16-2는 이들 세 가지 부류 혼수의 주된 임상적인 특징을 기술하고 있다. 체온이 높고 백혈구가 증가되어 있으면 감염(패혈증, 폐렴, 혹은 뇌막염)이 의심되는 반면, 체온이 낮다면 이는 환자가 일정기간동안 추운 환경에서 생긴 혼수에 빠져있었다는 것을 의미한다. 혼수 환자가 숨이 가쁘다는 것은 대사원인에 의한 대사산증을 의심할 수 있다. 이학적 검사를 하는 동안 외상의 흔적이 있는지 유심히 살펴보아야하며(특히 머리나 목의 외상), 내적 혹은 외적 출혈 유무, 기관의 기능저하(특히 폐, 심장, 콩팥, 갑상선), 그리고 패혈증을 살

표 16-1 혼수의 주요 원인들

천장위 (전체의 18%)	천장밑 (전체의 14%)	대사성 (전체의 68%)
두부외상 **뇌부종과 좌상** **경막위/경막하 혈종** 뇌실질내 출혈	**뇌간 / 소뇌 허혈 혹은 출혈성 뇌졸중**	약물 **진정제** **마약** 신경안정제 살리실산염
뇌종양	**뇌간 / 소뇌 종양**	저산소증 심장 혹은 호흡 마비 심한 빈혈 독소 (일산화탄소)
중증의 뇌졸중 허혈성 뇌졸중 **대뇌 출혈**		비정상적인 혈당 **과도한 인슐린으로 인한 저혈당성 혼수** **당뇨병으로 인한 고혈당성 혼수**
뇌염		비정상적인 이온성 중추신경계 이상 혈중 Na, K, Ca, Mg 과다/과소
뇌농양		장기 질환 **간 (간성 혼수)** 콩팥 (요독성 혼수) 허파(이산화탄소 중독, 호흡부전) 갑상선(점액부종성 혼수) 뇌 보조물질 부전 비타민 B_1, B_{12}, B_6 저하 뇌관류저하 고혈압성 뇌병증 폐쇄성 수두증 출혈에 의한 저혈압 심장 박출 저하 (심근경색, 심장부정맥) 독소 **에탄올** 메탄올, 에틸렌 글리콜

*굵은 글씨: 가장 흔한 원인들

펴야 한다. 왜냐하면 정신상태, 미세한 감각기능, 조절기능은 혼수 환자에서는 검사할 수 없기 때문에 신경학적 검사는 자발적인 혹은 자극에 의해 유발되는 사지의 움직임, 호흡패턴, 안구운동 및 뇌신경계 기능 검사에 초점을 맞춘다(표 16-2, 16-3).

혼수의 원인으로 천막위 부분이 의심되는 중요한 증거로는 편마비 증세들이 점차 악화되고 있다거나 혹은 한쪽 안구가 고정적으로 팽창되어 있는 등의 증세가 초기에 나타나는 경우이다. 후기 증세로는 뇌간의 기능저하와 천막아래 병변에 의한 혼수와 비슷한 증세가 종종 나타날 수 있다. 천막밑 구조적 병변 에 의한 혼수는 보통 여러 개의 뇌신경손상에 의한 증세가 빠르게 나타나며, 혼수증상 이전 혹은 동시에 뇌간의 기능이상이 나타난다. 표 16-3에는 혼수 환자를 평가하는데 이용할 수 있는 뇌간 반사들을 기술하였으며, 각각의 검사들은 뇌간의 손상 부위를 예측할 수 있는 정보를 줄 것이다. 뇌간 손상이 한쪽에만 있다면 위약증도 한쪽으로만 나타나며, 양측 뇌간에 손상이 있으며 양측 상하지에 위약증이 나타난다. 대사성 혼수는 빠르게 발병하며, 운동증상이 나타나기 전에 의식소실이 먼저 생기며, 동공반사는 유지되지만 운동마비나 감각이상, 반사이상이 일측성으로 나타나는 경우는 거의 없다. 또한 비정상적인 혈액소견이나 다른 장기의 이상 현상이 가끔 동반되는 경우도 있다. 때때로 심인성 혼수가 있는데 이때는 정상적인 근육긴장도와 정상적인 반사, 얼음물 칼로리 검사에서는 일부는 정상이지만 예상할 수 없는 전정안구 반사(vestibuloocular reflex, VOR)와 비특이적인 불규칙적인 호흡을 보이며, 뇌신경 검사상 비정상적은 반응을 보인다.

치료 원칙과 예후

혼수 환자의 응급처치는 첫째 단계는 기도유지

표 16-2 뇌외상에 의해 발생하는 혼수를 감별하기 위한 방법들

특징	천장위 구조	천장아래 구조	대사성
초기 병력	대뇌반구의 기능이상을 나타내는 증후들 1. 편측운동마비 2. 편측 감각손실 3. 실어증 4. 시야장애 5. 두통	뇌신경이상을 나타내는 증후들 1. 두통 2. 강직성 목	급성(산소저하) 혹은 아급성(약물, 뇨독증) 환자는 잠을 자지 않으나 두통은 별로 없고 패혈증이나 폐렴이 있으면 열이 날 수 있음
호흡	정상 혹은 체인-스토크스호흡 (빠른 호흡과 이어지는 무호흡의 반복)	지속적 흡입호흡(긴 흡인, 긴 무호흡, 긴 호기 - 1초에 5번 정도) 혹은 실조(불규칙, 얕은 호흡으로 비효율적인 호흡	정상 혹은 대사성 산증으로 인한 빠른 호흡
초기 눈 소견 (그림 16-2)	대광반사가 있으나 동공이 작고 혹은 한 쪽은 커짐. 시신경유두부종이 있을 수 있음. 전정안구반사가 있거나 손상됨.	동공크기가 양쪽이 다르며, 빛에 반응이 없음. 눈의 위치가 양쪽에서 같지 않으며 전정안구	정상 크기이며 빛 반사, 전정안구반사가 정상임. 시신경유두부종 없음
운동 (그림 16-3)	자동 혹은 통증 자극에 대해 비대칭적인 사지움직임. 통증 자극에 대해 일측의 피질제거자세(상지굴전, 하지 신전) 보임	양측 상자지의 위약증. 중뇌 손상이 통증에 대해 대뇌제거 자세(일측 혹은 양측의 상하지 신전) 보임.	대칭적인 자동 혹은 통증 자극에 대한 움직임
반사	종종 반대쪽에 바빈스키반사의 항진	종종 바빈스키반사가 정상 혹은 항진	정상 혹은 저하 바빈스키반사는 나타나지 않음
신경영상검사	일측 덩어리(종양, 혈종, 농양, 뇌졸중), 중앙 구조물의 치우침, 뇌의 탈출. 종종 폐쇄성 수두증	뇌간 혹은 소뇌의 덩어리. 가끔 소뇌 편도가 대공으로 탈출	정상

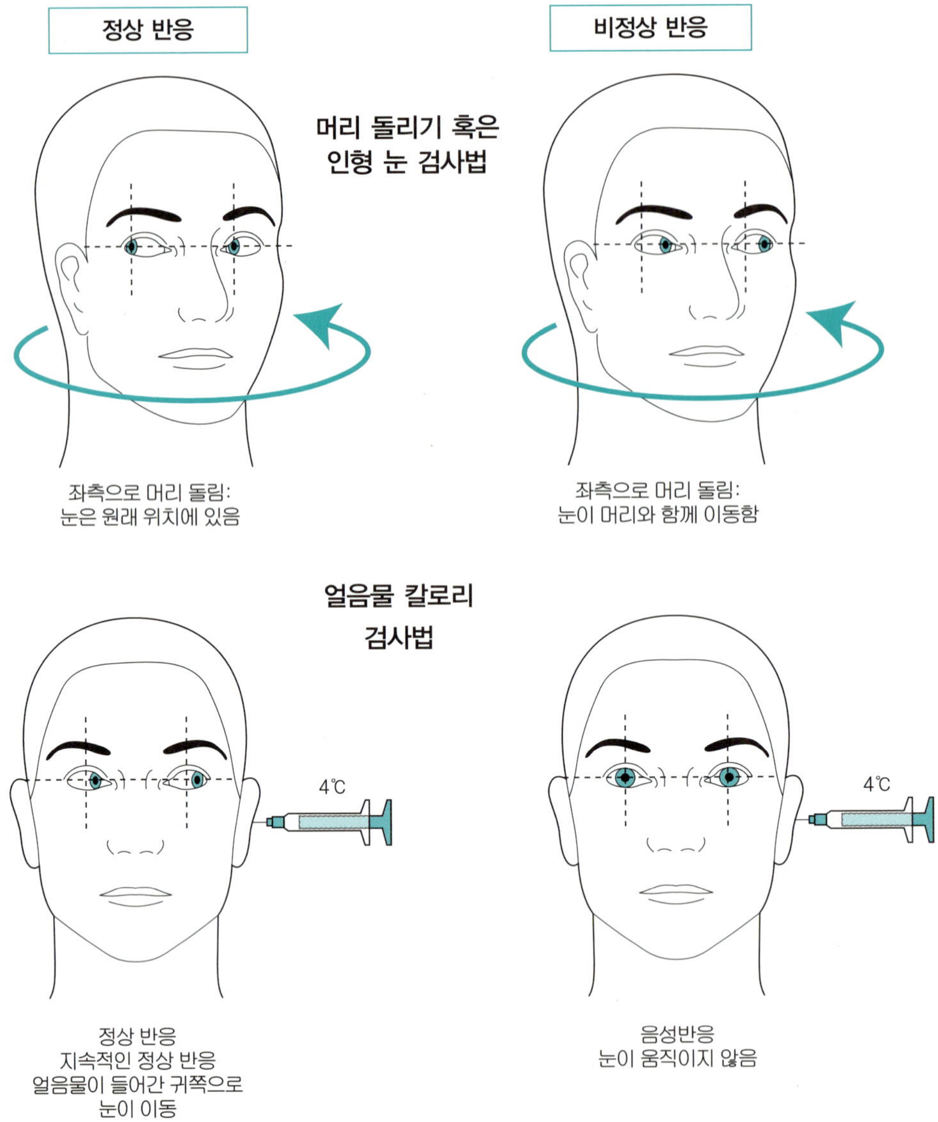

그림 16-1 혼수에서 전정안구반사의 평가.

(Airway), 호흡(Breath), 그리고 혈류유지 (Circulation) (ABC)이다(그림 16-3). 즉, 기도 확보를 통해 코나 필요한 경우에는 기관삽관으로 산소를 공급하면서 정맥으로 수액을 공급한다. 일반적인 검사로는 다음과 같다. 독소판별검사, 혈액상, 전해질, 간 기능검사, 크레아틴, 혈당, 칼슘과 추가 검사를 위해 채취 혈액을 보관한다. 병력과 초기 평가 소견에 따라서 다음과 같은 약물을 정맥 투여한다. 티아민(thiamine), 마약해독제 그리고 50% 포도당을 빠르게 주사한다. 천장위 병변이 의심되면 응급상황이며 빨리 컴퓨터단층촬영이 필요하다. 뇌탈출(brain herniation)이 있다면, 뇌압을 낮추면서 기관삽관, 과호흡(뇌혈관 수축 유도), 뇌수액부피를 줄이기 위한 정맥으로 마니톨(이뇨제)

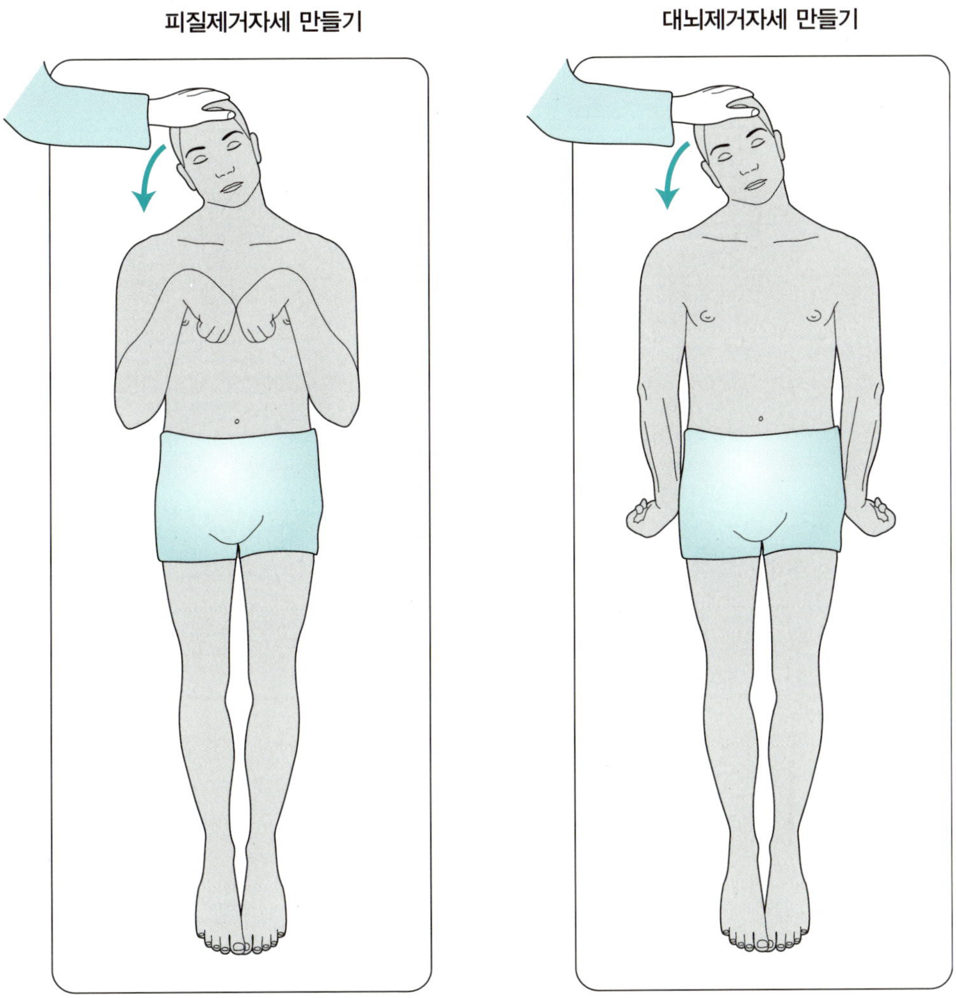

그림 16-2 피질제거자세(decorticate)반사와 대뇌제거자세(decerebrate) 반사.
상안와의 자극이 자세를 유발시킨다.

투여, 대뇌피질의 부피를 줄이거나 혹은 폐쇄성 뇌수종이 있다면 뇌척수액을 제거하기 위한 수술이 필요하다.

천장아래 병변에 의한 혼수라면, 활력징후가 갑자기 나빠지므로 기계적인 호흡과 기관삽관, 혈압조절을 위한 투약이 긴급히 필요할 수도 있다. 원인을 규명하기 위해 신경영상검사가 필요할 수 있으나 수술이 필요한 경우는 거의 없다. 대사성 혼수의 원인이 뇌로 가는 혈액, 산소 혹은 혈당공급의 불충분이라면 그 원인을 빨리 제거해 주는 것이 우선이다. 장기 고장, 과다 약물투여 등 다른 요인이 혼수의 원인이라면, 환자를 안정시키고 원인을 찾기 위한 적절한 혈액검사와 이에 따른 처치가 필요하다.

혼수 환자의 예후는 그 원인에 따라 매우 다르지만, 그 원인이 구조적인 뇌 손상이라면 사망률은 매우 높으며, 생존하더라도 심각한 후유증이 남을 수 있다. 다음은 비 외상성 혼수 환자의 예후를 예측하는데 도움을 줄 수 있다. 외상성 뇌손상이 더

표 16-3 혼수 환자의 검사를 위해 병실에서 간단하는 뇌신경 검사들

검사	뇌신경검사	검사방법	뇌간위치
대광반사	II, III	정상: 밝은 불빛을 한쪽 눈에 비치면 즉시 양측 동공이 작아짐. 한쪽 및 양쪽 불빛에 고정되어 큰 동공을 보이면 제 3 뇌신경 손상	중뇌
각막반사	V, VII	정상: 면봉으로 각막을 자극하면 즉시 양쪽 눈을 감으며 깜박함. 한쪽 각막을 자극시 양쪽 눈에서 깜박임이 나타나지 않으면 동측 제 5 뇌신경이상. 한쪽 혹은 반대쪽 각막 자극에 한쪽 눈깜박임이 없으면 동측 제 5 뇌신경이상.	교뇌
통증에 대한 얼굴대칭반사	VII	정상: 약한 혼수에서, 얼굴이나 신체에 대한 한쪽 혹은 양쪽에 통증을 주었을 때 얼굴 하부를 찡그린다. 자극에 대해 한쪽만 찡그리면 제 7 뇌신경이상.	교뇌
전정안구반사	III, VI, VIII	정상: 얼굴을 한쪽으로 돌렸을 때, 눈이 원래의 물체에 고정되어 있음. 머리를 돌렸을 때 눈동자가 움직이면 비정상.	교뇌하부 및 연수
얼음물칼로릭 반사	III, VI, VIII	정상: 한쪽 귀속에 25~30cc의 얼음물로 자극하면 양쪽 눈이 자극한 쪽으로 움직여 고정됨. 동측은 나타나지 않고 반대쪽 눈만 나타나면 동측 제 8 뇌신경이상. 양측 모두 비정상이라면 뇌간의 전정신경핵에서 제 8뇌신경과 제 6뇌신경으로 가는 과정에 이상.	교뇌하부 및 연수
구역반사	IX, X	정상: 입으로 빨거나 뒤쪽 인두부 자극시 구역반사가 있으면 정상. 구역반사가 없다면 연수 구역중추의 이상.	연수
기침반사	IX, X	정상: 자연적인 기침이나 기도 자극시 기침을 하면 정상. 기침을 못하면 기침 중추의 이상.	연수
하품반사	V, IX, X	이런 긴 과정의 반사가 나타나면 뇌간기능이 정상의미.	연수 및 상부 뇌
심부건반사	척수	정상: 관절 건을 두드리면 사지가 움직임. 반사가 나타나면 척수 쇼크(spinal shock)가 없고 정상적인 척수기능을 의미하지만 정상적인 뇌간나 대뇌피질 기능을 대변하지는 않는다.	척수

좋은 예후를 보인다(제18장, 외상성 뇌손상과 경막하 출혈 참조).

- 거의 대부분 혼수는 2주일 이상 지속되지 않는다. 환자는 죽거나 영구적인 식물인간 혹은 회복하여 눈을 뜨고 의식을 회복한다.
- 만약 환자가 혼수 발병 1일 이후까지 비정상적인 동공반사, 혹은 전정안구 반사를 보인다면, 1% 이하에서만 독립적인 생활이 가능할 정도로 회복한다.
- 6시간 이상 지속되는 혼수 환자의 15%, 3일 이상 지속되는 혼수 환자의 7%만이 독립적인 생활이 가능할 정도로 회복한다.
- 대사성 혼수인 경우, 그 원인이 약물이나 내분비계 병변인 경우는 그 예후가 매우 좋으나 무호흡 혹은 부적절한 혈액 공급이 원인이라면 예후는 매우 나쁘다.

뇌사

의학이 발달했음에도 불구하고 많은 혼수환자들은 결국 사망한다. 이런 환자들은 종종 기계적인, 화학적인 도움을 받기 때문에, 그들의 뇌가 언제 사망하는 가를 아는 것은 매우 중요하다. 여러 가지 원칙들이 뇌사(brain death)를 진단하기 위해 개발되어 왔다. 비록 뇌사에 대한 정의가 주마다, 나라마다 다르지만, 대부분 유사한 원칙이 사용되고 있다. 만약 혼수의 원인이 확실하고 치료가 불가능하다면, 결론은 명확하다. 원인이 확실하지 않다면 뇌간기능 저하나 혹은 사망으로 잘못 판단하지 않도록 환자의 체온을 저체온(내장 온도가 섭시 30도 이하)로 떨어지게 하거나 안정제를 과량 투여하지 말아야 한다. 체온이 섭씨 30도 이하이거나 과량의 바르비투르염(barbiturate)(안정제)을 투여하면 뇌간 반사가 없어질 수 있다. 뇌사에서

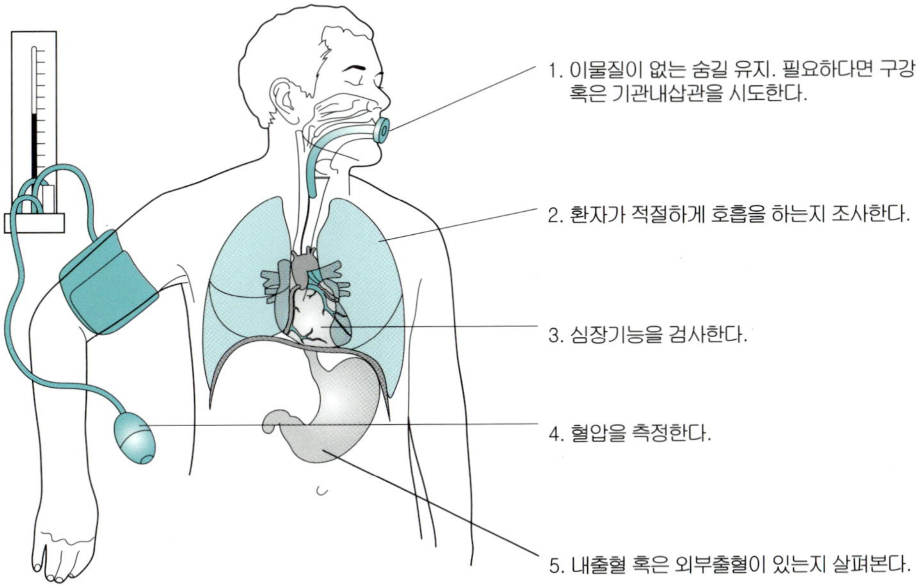

그림 16-3 혼수 환자에서 기도(A), 호흡(B)과 순환(C)의 평가.

는 혼수가 6~12시간 이상 지속되어야 한다. 어린이의 경우는 처음 검사 후 24시간 후에 다시 확인하여야 한다. 어른의 경우는 종종 다른 조건이 있을 수 있다. 표 16-4에 뇌사 판정을 위해 나타나야 하는 신경학적인 내용들이 기술되어 있다. 심부건반사는 척수분절의 기능을 대변하며, 그것은 곧 없어지며, 뇌사판정에 사용되지 않는다.

뇌사판정에 사용되는 여러 가지 확진 검사들이 있다. 이러한 검사들은 성인의 경우에는 선택항목

표 16-4. 뇌사의 일반적인 기준

- 혼수가 6시간 이상 지속될 것
- 과도한 체온저하(섭시 30도 이하) 혹은 과량의 진정제 투여가 없는 경우
- 운동 반응이 없을 것
- 뇌간 반사들이 없을 것
- 혈중이산화탄소분압(PaCO_2) 60 mmHg 혹은 기저치의 20 mmHg 이상에서 측정

이며, 뇌사의 원인이 명확한 경우에는 시행하지 않는다. 그러나 아동의 경우에는 이런 확진 검사의 사용을 권장하고 있다. 가장 흔히 사용하는 검사는 뇌파검사이며, 뇌사에서는 뇌기능을 보이는 뇌파가 전혀 나타나지 않는다. 신경과 그 지지세포가 죽으며, 세포에 부종이 생기고(세포독성 부종), 뇌압이 증가하며, 뇌동맥혈류가 방해를 받는다. 뇌동맥촬영, 뇌 도플러 초음파 검사, 단광자방출검퓨터단층검사와 같은 검사들이 뇌혈류의 흐름 유무를 판단하기 위해 사용될 수 있다.

뇌사를 위한 법적인 요건이 갖추어지면, 생명을 위지하기 위한 조치를 중단할 수 있으며, 다른 조건들이 충족한다면, 장기를 다른 사람에게 이식하기 위해 장기 적출이 가능하다.

추천문헌

Browne TR, Holmes GL. Epilepsy. *N Eng J Med* 2001;344:1145–1151. *(Excellent review aimed at the primary care physician.)*

Cascino GD. Complex partial seizures: clinical features and differential diagnosis. *Psych Clin N Amer* 1992;15:373–382. *(Reviews clinical features, EEG findings, and anticonvulsants.)*

Mikati MA, Lepejian GA, Holmes GL. Medical treatment of patients with infantile spasms. *Clin Neuropharmacol* 2002;25:61–70. *(Good review of syndrome and challenges to treatment.)*

17_ 발달기 신경 이상

개요

성장(growth)과 발달(development)이라는 엄청난 일들은 한 개의 세포가 한 아동으로 발달하듯이 출생이전에 발생한다. 헤아릴 수 없이 복잡하지만, 대부분의 영아는 정상적인 500~1,000억 개의 살아 활동하는 신경세포로 구성된 신경계를 가지고 태어난다. 그러나 불행하게도 영아의 1~2%는 신경계에 선천적인 병변을 가지고 출생한다. 출생 후 1년 이내에 사망하는 영아의 약 40%는 중추신경계의 기형과 관계가 있으며, 임신 중에 자연 사산되는 영아들 또한 중추신경계 기형과 관계가 있다. 비록 신경발달이상의 60%는 원인미상이지만, 이런 선천성 신경계 이상은 유전자 변형들, 독소들이나 기형유발물질들의 노출, 중추신경계 감염, 대사이상, 그리고 외상과 관계가 있다. 표 17-1은 흔하게 알려져 있는 원인들을 나열하고 있다.

중추신경계 손상의 원인으로 또 다른 매우 중요한 요소는 손상이 발생한 시점이다. 임신 3주경에 원시신경관(primitive neural tube)이 발생하기 시작하며, 그 후 중추신경계 성장과 성숙은 배아기(embryonic: 임신 0~8주), 태아기(fetal period: 임신 9~38주), 영아기(infancy), 그리고 후기 아동기(late childhood)까지 진행된다. 비록 유전자 돌연변이 등 일부 질환은 좀 더 긴 기간 동안 발달에 영향을 미치지만, 선천성 기형의 특징은 중추신경계에 손상이 발생한 시점에 따라 달라진다. 또한 다발성 기형 역시 형태발생 초기에는 하나의 손상이었던 것이 그 이후의 제2차, 제3차 형태발생기로 이어지면서 여러 가지 기형으로 연결, 변형되어 나타나는 현상일 수도 있다. 태아기 3~6주 사이에 발생한 중추신경계 손상은 보다 심각한 형태학적인 선천성 기형을 만들지만, 그 이후에 발병하는 중추신경계 손상은 비교적 국소적인 기형을 만든다. 표 17-2는 일부 임신기간 중 신경발달이정표에 대한 내용이다.

해부학자들에 의한 제한된 숫자의 태아에 대한 연구, 그리고 척추, 무척추동물에 대한 기초 연구를 통해서, 인간의 정상적인 뇌의 발달을 위해 한정된 시간동안 일어나는 믿을 수 없을 만큼 복잡한 사건과 순서에 대한 조금의 지식을 얻을 수 있게 되었다. 발달의 기본 과정은 신경관형성, 신경세포 및 지지세포 증식, 이동, 신경세포에서 축삭, 가지

표 17-1 신경계의 신경발달 장애를 일으키는 주요 원인들

유전자 돌연변이
• 일차적으로 회색질(신경)에 영향을 미치는 돌연변이 타이-삭스병
• 일차적으로 백색질(신경막)에 영향을 미치는 돌연변이 부신백색질형성장애증 크레베병
• 염색체 이상 다운증후군 유약 X 증후군
독소
• 알코올
• 수은
• 납
기형유발 물질
• 항경련제
• 탈리도마이드
선천성 감염
• 풍진
• 거대세포바이러스
• 독소포자충증
• 매독
대사질환
• 페닐케톤뇨증
이온화 방사선
• 방사선 노출이 심하지 않는 경우에는 기형이 흔하지 않음

돌기, 그리고 시냅스의 발생, 예정된 세포 사멸, 그리고 수초화 과정이다.

신경관형성에서는, 신경세포로 성장할 원시세포들이 신경관 신경표피 근처에서 발생한다. 이러한 세포들은 태아 첫 4주까지 빠르게 복제되고, 두 개의 핵을 가진 신경원세포로 분화한다. 일부 방사아교세포는 초기에 만들어져서 신경이 가장자리층으로 이동할 수 있도록 골격을 만들어 주며, 이 가장자리층은 후에 대뇌피질의 회색질이 된다. 궁극적으로 방사 아교세포는 분화하여 별아교세포가 된다. 이렇게 분화된 신경들의 이동은 매우 정교하게 정해진 방법에 따라 이루어지며 대개 태아 첫 5개월 내에 완성되지만 출생 때까지도 계속해서 서서히 진행된다. 이러한 과정은 과도한 숫자의 신경을 만드는 경향이 있으며, 이들은 예정된 세포자멸사를 거치면서 가지치기(prune) 과정을 거친다. 아무튼 임신말기까지 적절한 신경끼리 연결되지 못한 신경들은 결국은 죽게 된다. 세포자멸사는 염증이나 신경아교증 등을 남기지 않기 때문에 그들이 미성숙기에 죽었다는 조직학적인 증거가 남아 있지 않다.

이러한 복잡한 과정을 조절하는 약간의 태생기 유전자가 있다. 호메오박스 유전자(Homeobox gene)는 유전자발현을 조절하는 DNA 조절 단백질과 형태발생, 세포분화를 조절하는 DNA 조절 단백질을 코드화하는 유전자의 일종이다. 호메오박스 유전자 돌연변이는 종종 뇌나 다른 장기의 기형을 일으킨다.

여러 가지 단어들이 비정상적인 뇌조직을 설명하는데 사용된다. 형성이상은 비정상적인 세포 형성을 가리키는 용어로 결과적으로 구조적, 기능적인 결과를 초래한다. 형성이상은 국소적(예를 들면 혈관종), 혹은 광범위한 조직결핍으로 인해 여러 장기에서 전신적으로 나타나기도 한다. 이소증(heterotopia)은 발생학적으로 같은 장기 내에 비정상적인 위치에 장기가 위치하는 것을 말한다. 예를 들면 깊은 회색질 안에 백색질 덩이가 놓이는 것 등이며 이는 불완전한 신경 이동 때문이다. 과오종은 적절한 위치에 조직이 놓여 있으나 구조적으로 정리가 잘못된 상태를 말하며, 예를 들면 비정상적인 피질 층상배열이며 이는 피라미드 신경세포의 잘못된 구성 때문이다. 기형은 형태발생과정에서 국소적인 잘못에 의해 발생한 형태학적인 이상을 말하며, 변형은 정상적으로 형성된 조직이 이차적으로 손상을 입은 것을 말한다.

무뇌증

서론

무뇌증(anencephaly)은 신경관의 앞쪽 끝이 닫히

표 17-2 출생 전 및 출생 후 발달이정표

시간 임신기간	주된 발달 지표
3주	• 신경관의 오목시냅스
5주	• 신경관의 앞쪽과 뒤쪽 끝이 닫힘 • 뇌와 머리가 전체 신체길이의 50% 차지 • 분당 250,000번 정도의 빠른 신경분화가 일어나 두극신경모세포 생성 • 방사 아교세포(radial glia)가 나타나고 이동(migration)이 시작
6~8주	• 눈의 수정체기원판 발생 • 전뇌, 중뇌, 그리고 후뇌가 발생하기 시작 • 신경의 이동이 거의 완성 • 척수의 등쪽과 배쪽 돌기 출현 • 말초신경 출현
9~12주	• 거시적인 뇌표면 완성 • 신경지지세포의 출현과 이동 시작 • 축삭과 시냅스의 빠른 성장 • 근육 수축 시작
13~20주	• 뇌의 빠른 성장 • 중추신경계의 수초화 시작 • 태아의 신경관 막힘이 완성되지 않으면 양수와 엄마 혈액 내에 알파페토단백질 증가
21~40주	• 이차 대뇌고랑(sulci)에 의해 일차 대뇌간극(fissure)형성 • 수초화 지속 • 신경시냅스 발달 지속 • 정해진 세포자멸사(programmed apoptosis)에 의해 과도한 신경의 가지치기
출생	• 머리가 전체 신체길이의 25% 차지 • 말초신경의 수초화는 거의 완성단계이나 중추신경계의 수초화는 거의 2세까지 지속 • 크게 울고 액체를 빨고 삼키고 하품을 함 • 빨기, 물기, 잡기반사와 모로반사가 나타남 • 시각 및 청각 반응이 나타남
2~5개월	• 뇌성장이 빨라 출생 후 첫 3 개월 동안은 머리둘레가 매월 2cm로 자라고, 그 뒤 4~6개월에는 매월 1 cm 자람 • 신경이 더욱 복잡한 수상돌기와 시냅스를 만듬 • 생후 6개월까지 희소돌기아교세포(oligodendrocyte)와 별아교세포(astrocyte)가 지속적으로 분할, 이동함. • 의식적 혹은 사회적인 미소 시작 • 머리 가누기 시작 • 눈 맞춤 증가 • 소리 방향으로 머리 돌리기 시작
6~11개월	• 뒤집기, 배밀이, 앉기 시작 • 옹알이, 부모 알아보기, "마 마" 소리 내기 시작 • 머리 둘레가 매월 0.5 cm로 자람 • 모로반사와 잡기 반사가 소실
12개월	• 신경 수상돌기가 계속 자라지만 머리 둘레는 매월 0.25 cm 자람 • 손을 잡고 걷기 시작 • 엄지와 다른 손가락을 이용하여 잡기 시작 • 단순 단어의 말 시작 • 바빈스키 반사 소실
15개월	• 독립적인 보행 • 단순한 명령을 수행
18개월	• 어둔하게 달리기 가능 • 10개의 단어 사용, 물체를 식별함 • 스스로 먹음
24개월	• 잘 달리며 한 번에 한 계단씩 오르며 문을 열수 있음 • 3단어를 사용함(명사, 동사, 목적어) • 즉각적인 경험을 말함

지 않아서 생기는 신경관형성기 기형이다. 이런 기형이 출현하는 시기는 태생 첫 4주경에 발생한다.

병태생리

원인은 미상이다. 미국에서 무뇌증의 발생빈도는 생존 아동 1,000명당 1명이다. 앞쪽 신경공이 닫히지 않으면 결과적으로 전뇌와 두개골의 발달에 문제가 발생한다.

주요 임상소견

가장 흔한 형태는 대뇌피질의 결손과 기저핵, 중뇌 위쪽의 부분 결손과 그 부위에 퇴행과정에 있는 신경지지세포와 신경세포들과 작은 출혈이 남는다. 전두부, 두정부, 후두부 두개골이 없으며, 양쪽 눈 위쪽의 두개골이 없어 노출되어 있다.

주요 검사소견

양수과다증 소견을 흔히 볼 수 있다. 초음파 검사에서 이상소견과 태아의 변형된 머리를 관찰할 수 있다. 알파 페토단백질이 혈중 내 그리고 양수 내에 급격히 증가된 소견을 보인다. 알파 페토단백질은 태아의 간에서 생성되어 태아의 혈액 속으로 순환한 후 태아 소변을 통해 결국 양수로 배출된다. 태아는 양수를 흡입하여 위장관을 거치면서 소화시킨다. 그래서 정상적으로 엄마의 혈액이나 양수는 알파 페토단백질을 거의 포함하고 있지 않다. 이 단백질은 신경관 개관 기형, 상부 위장관 기형, 여러 태아 임신, 태아사망 등과 같은 경우에 증가한다. 알파 페토단백질을 측정하는 양수검사의 최적 시기는 임신 14~16주, 엄마의 혈액검사는 16~18주가 좋으며, 무뇌증의 경우는 거의 100%에서 증가된 소견을 보인다.

치료 원칙과 예후

무뇌증 태아는 출생시 약 75%에서 사망해있으며, 나머지도 유아와 아동에서 사망한다. 그러나 생존한 영아는 종종 빨고 씹는 동작이나 단순한 사지 운동 등을 보여 하부 뇌간, 척수 그리고 운동신경이 활동하고 있음을 보여준다.

키아리 제I, 제II형 기형

서론

키아리 제1, 2형 기형(chiari type I and II malformation)은 뇌간, 소뇌, 그리고 척수의 형성 이상증이다. 원인은 알 수 없지만, 호메오박스 유전자 이상으로 의심하고 있다. 키아리 제1형 기형은 종종 소뇌 벌레층이 아래쪽으로 내려가며, 이는 신경영상검사에서 우연히 발견되기도 한다. 일부는 청소년이 되어서야 알게되며, 이때는 진행성 수두증으로 인한 두통, 사지 경직, 소뇌성 실조, 그리고 하부 뇌신경이상증 등의 증상 때문이다.

병태생리

키아리 제2형기형은 (1) 소뇌 벌레층이 아래쪽으로 커지면서 대공(Foramen magnum) 및 경추 탈출 (2) 배측 연수와 하부 제4뇌실이 경추강 안으로 탈출하는 것이 특징이다(그림 17-1a). 덧붙여서 (1) 연수와 교뇌가 길어지고 (2) 중뇌수도관(aqueduct of Sylvius)의 협착 (3) 소뇌 척수에서 제4뇌실 연결로의 협착 (4) 2, 3)의 원인에 의한 2차적인 수두증 (5) 요천추부의 수막척수탈출증, 하부 척추강의 형성부전으로 인한 뇌막, 지주막, 말총(cauda equina)의 팽창으로 인해 하부 척추부위 피부의 물혹융기(cystic swelling) 등이 있을 수 있다.

주요 임상소견

키아리 제2형 기형은 진행성 수두증, 소뇌성 실조, 하부 뇌신경 제6번 - 제12번 기능이상, 수평 복

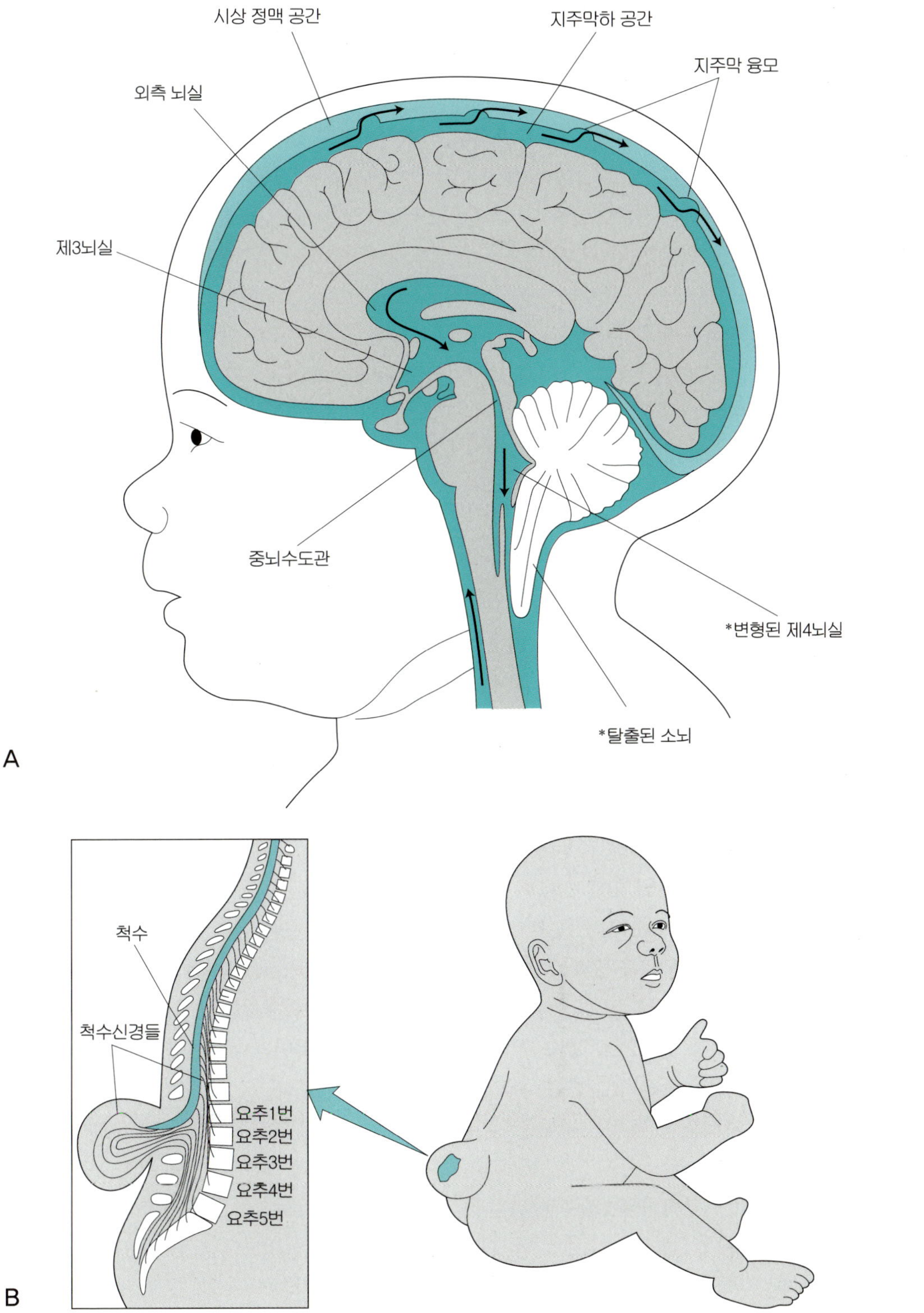

그림 17-1 키아리 제II기형
(A) 소뇌와 연수의 밑으로의 탈출, (B) 수막척수탈출증

시, 안면위약증, 청각장애, 흉쇄유돌근위약증, 기운목, 후두 협착, 혀위축 등이 있다. 이차적인 경추부 협착과 경추신경근병증으로 인한 다양한 정도의 양측 하지마비도 올수 있다. 수막척수탈출증은 하지와 둔부에 다양한 중증도의 마비와 근육위축, 대, 소변 조절장애, 요추부 만곡증 등이 있을 수 있다. 경추에 생기는 물혹은 척수구멍증(syringomyelia)을 일으키며, 이는 여러 중증도의 감각손실(통증 및 체온)과 상지의 근위축을 유발할 수 있다.

주요 검사소견

키아리 제2형의 진단은 영아에서 자기공명영상에 의해 수막척수탈출증, 대공으로의 소뇌벌레 부위의 탈출 등으로 확진된다.

치료 원칙과 예후

키아리 제2형 기형의 치료는 보통 뇌실복막단락수술(ventriculoperitoneal shunt)로 폐쇄성 수두증으로 인한 뇌척수액 압력을 낮추어주고, 뇌실척수액의 흐름을 위한 새로운 탈출로는 만들어 주는 것이다. 요천추부 신경의 손상 정도에 따라서, 환자가 성장하면 보행을 위해 보조기를 처방하거나 이차적인 척추 만곡을 방지하기 위해 척추뼈에 지지대를 붙여주는 수술을 하기도 한다. 요로감염이 흔하며, 이차적으로 콩팥 병증이 발생할 수도 있다. 많은 키아리 제2형 기형 아동은 정신지체를 동반하기도 하며, 대부분은 정상적인 삶을 살아갈 수 있는 성인으로 자라지 못하기도 한다. 키아리 제1형 기형 아동은 대부분 정상적인 지능을 갖고 있다.

무뇌증이나 키아리 기형과 같은 신경관 기형은 임신 전에 보조적으로 엽산을 복용함으로써 유병률을 상당히 낮출 수 있다.

페닐케톤뇨증(페닐알라닌 하이드롤라제[PAH] 결핍)

서론

대사장애 질환에는 아미노산 혹은 유기산 등이 있다. 여기에는 축적질환(storage disease), 미토콘드리아 효소 결핍증, 백색질형성장애(leukodystrophy) 등이 있다. 이들 영아들은 출생 시에는 정상이나 성장하면서 대뇌에 이상이 발생한다. 페닐케톤뇨증(Phynylketonuria: PKU)은 가장 흔한 아미노산 대사장애이며, 미국 아동에서 출생 아동 14,000명 당 1명의 유병률을 보인다. 페닐알라닌수산화효소결핍(PAH)은 보통 염색체 열성 유전이며, 필수 아미노산인 페닐알라닌 섭취 장애가 있으면, 이로 인해 적절한 치료를 해주지 않으면, 아동은 회복이 불가능한 중증의 정신 지체 아동으로 발전한다. 페닐케톤뇨증은 염색체 서열 12q23.2에 위치한 페닐알라닌수산화효소(PAH) 유전자의 돌연변이에 의해 발생한다. 일부 돌연변이에서는 페닐알라닌수산화효소(PAH) 효소기능을 일부 가지고 있어 비교적 경증 병증을 보이기도 한다.

병태생리

페닐알라닌은 간에서 수산화되면서 페닐알라닌수산화효소(PAH)에서 티로신으로 대사된다. 페닐알라닌수산화효소(PAH) 유전자의 돌연변이는 혈중 페닐알라닌의 비정상적인 증가와 티로신의 저하를 유발한다. 정상적인 혈중 페닐알라닌 농도는 120 μmol/L 이하이다; 환아도 출생 시에는 엄마가 페닐케톤뇨증 환자이면서 음식 조절을 하지 않은 경우를 제외하고는 정상이다. 출산 후 페닐알라닌이 많이 함유된 모유나 우유를 먹고 이것을 티로신으로 대사시키지 못할 때 비로소 발병한다. 혈중 페닐알라닌 농도가 1,000 μmol/L 이상으로 증가하면 발달기 아동의 중추신경계가 손상된다. 여분의 페닐알라닌과 페닐피루빅산은 하루 1 g까지 소변으로 배설된다.

기존의 연구에 의하면, 뇌 속에 페닐알라닌이 증가하고 천연 단백질(티로신, 페티오닌)이 감소하면 단백질 합성이 감소되고 수초의 파괴가 증가하며, 또한 도파민이나 노르에피네피린 신경전달물질계에 이상이 생긴다고 한다. 출생 당시 조직학적으로 정상적이었던 신생아의 대뇌피질은 출생 후 정상적인 성장과정을 거치지 못하고 수초화, 가지돌기, 그리고 시냅스에 비정상적인 발달을 겪게 된다. 아동이 치료를 받지 못하면, 아동의 건강한 뇌백질 세포에 퇴행성 변화가 일어난다.

주요 임상소견

임상적으로 아동은 출산 시엔 정상이다. 출생 후 1년이 지나면서, 아동의 피부에 습진이 생기고, 정신지체로 진행되며 소두증, 경련, 그리고 행동장애를 보인다. 티로신 효소억제와 멜라닌 생성부전으로 인해 머리카락, 피부, 홍체 탈색이 나타난다. 소변에 과도한 페닐알라닌과 그 대사물질 때문에 곰팡이 냄새가 난다. 만약 페닐케톤뇨증을 조기에 치료하지 않는다면, 불치의 정신지체가 발생한다. 치료받지 못한 아동은 후에 경직, 과도한 반사, 하지마비가 발생할 수 있다. 페닐케톤병증 아동에게 페닐알라닌이 없는 음식으로 조심스럽게 치료하면 정상범위의 지능을 가진 성인으로 성장할 수 있다는 보고가 있다. 그러나 약간의 인지장애는 가지는 경우가 많다. 이런 아동은 언어학습이 뒤처지고, 여러 가지 행동문제, 그리고 신경심리검사에서 실행기능에 약간의 장애를 보인다. 이 병변을 가진 아동은 다른 정상 아동에 비해 지능이 낮다. 다시 일반적인 식사를 하는 성인에게는 경미한 경직이나 인지장애가 나타날 수도 있다.

주요 검사소견

진단은 출생 후 구강 섭식을 시작한 몇 일내에 영아의 발꿈치에서 채취한 혈액을 거트리(Guthrie) 선별검사법을 통해 과도한 페닐알라닌(1,000 μmol/L)을 검출함으로서 이론적으로는 100% 선별진단이 가능하다. 거트리(Guthrie) 선별검사에서 이상이 발견되면 직열질량분석 등의 정밀검사를 통하여 확진한다. 분자유전학 검사로 PAH 유전자를 검색할 수 있으나, 검사방법이 어렵고 여러 가지 돌연변이를 검사해야 하기 때문에 비싼 단점이 있다.

출생 당시의 신경영상 검사는 정상이지만, 성장에 따라 주로 백색질뇌세포에서 돌이킬 수 없는 이상소견이 발견된다. 치료받지 못한 아동의 뇌세포의 조직학적 이상소견으로는 뇌백질의 저조한 수초화(hypomyelination), 혹은 탈수초화(demyelination), 신경아교증(microcephaly), 그리고 광범위한 신경세포의 손상과 소두증(microcephaly)이 있다.

치료 원칙과 예후

치료 원칙은 페닐알라닌과 티로신의 혈중 농도를 정상적으로 유지시키고, 인지기능을 정상적으로 유지시키는 것이다. 가능하면 조기에 페닐알라닌 제한 식단을 제공해야 하며 이런 식단은 청소년기까지 혹은 성인이 될 때까지 지속되어야 한다. 단백질 제한만으로는 영양분을 충분히 공급하고 혈중 페닐알라닌 농도를 300 μmol/L (5 mg/dL) 이하로 유지시키기가 어려우므로 단백질 제한 뿐 아니라 페닐알라닌을 함유하지 않은 약물 처방과 함께 부가적으로 tetrahydrobiopterine을 추가해야 한다. 성인에서 어떻게 인지기능 저하가 발견되기 전에 혈중 페닐알라닌 농도가 증가하는지는 분명치 않다. 그러나 식사 제한을 하지 않고 혈중 페닐알라닌 농도가 증가하면 인지기능이 떨어지고 뇌자기공명영상에서 백색질 이상이 발견된다. 임신

표 17-3 원발성 백색질과 회색질을 침범하는 질병의 주요 임상소견

회색질 (뇌신경과 망막)	백색질 (수초와 신경)
과거에 익힌 지적 기술의 상실	경직, 감각 이상
경련	실조 및 조절장애
실어증	시야장애
시력상실	기억 상실
척수전각세포의 소실에 의한 근육 위축	

기간 중 페닐알라닌 농도가 높으면 태아에 이상이 생길 수 있으므로 반드시 정기적으로 추적 검사하고, 혈중 페닐알라닌 농도를 300 umol/L 이하로 유지해야한다.

타이-삭스 병

서론

타이-삭스병(Tay-Sachs Disease)은 전형적인 지방축적병이며 주로 회색질(뇌와 망막의 신경)을 침범하는 유전질환이다. 임상가들은 종종 영아나 유아의 퇴행성질환을 주로 백색질 혹은 회색질 질환으로 나눈다(표 17-3).

타이-삭스병은 중증의 베타 핵사미나제A 효소결핍(Hexosaminidase A Deficiency)에 의해 신경에 비정상적으로 글라이코핑고 지방 GM2 강글리오사이드가 축적되고 이것이 궁극적으로 신경을 괴사시키는 병으로 유아동에 나타나는 심각한 상 열성 유전질환이다. 증례들은 비교적 많은 인종에서 보고되고 있지만, 중앙유럽과 동유럽의 유태인 국가(특히 아시케나지 종족)들에서 높은 유병률을 보이고 있다. 일반적인 유전자 검사 이전에, 이들에게서 타이-삭스병은 3,600명 당 1명 꼴이었다. 다른 모집단서는 적어도 이것의 10% 이하에서 발병한다.

병태생리

핵소사미니다제A, B 효소는 강글리오시드를 B-N-아세틸가락토세민으로 가수분해하는 두 개의 이화효소(catabolic enzyme)이다. 타이-삭스병에서는 헥소사미니다제 alpha 소단위에 돌연변이가 있으며, 이것은 B 헥소사미니다제의 효소작용은 정상이나 A 헥소사미니다제는 결핍되어 있다. 결과적으로 GM2는 분해될 수 없으며, 신경세포내에 축적되어 결국 신경세포를 죽게 만든다. 망막에 있는 오목(fovea)에 강글리오시드 세포체(ganglioside cell body)가 없어진다. 오목 주변부의 강글리온 신경에 흰색의 GM2 강글리오시드가 축적되면 이것이 안저검사에서 "앵두반점(cherry red spot)"으로 보인다.

병리학적으로, 과도하게 많은 양(뇌 마른 체중의 12%이상이 GM 강글리오시드이다)의 신경 당지질를 포함하는 큰 뇌이다. 변형에 의한 신경악증과 광범위한 신경 손상이 있다. 나마지 모든 신경들은 당지질로 커져 있다.

주요 임상소견

이 질병을 가진 영아는 출생 때는 정상이다. 출생 후 3개월 경에 영아는 경증의 위약증, 근긴장성 경련과 갑작스런 소리에 놀람 반응을 보인다. 출생 후 9개월 경에는 정상 발달을 따라가지 못하고, 이미 배웠던 행동들을 수행하지 못하며. 위약증은 더욱 심해진다. 시력이 약해져서 시각적 집중력이 떨어지고 안저검사상 망막에 "앵두반점"이 보인다. 출생 후 12개월 경에는 자의적인 사지의 움직임이 줄어들고, 시력을 상실하며, 부분 발작 혹은 소발작을 보인다. 2세 경에는 영아는 무뇌성 경직, 중증의 경련발작, 삼킴장애, 그리고 식물인간 상태가 된다. 2-4세 경에 기관지 폐렴으로 사망한다.

주요 검사소견

진단은 증상이 있는 아동의 혈청 또는 백혈구에서 헥소사미니데이즈 B 동종효소는 정상이면서 A

동종효소의 활성이 결핍되어 있음을 검출함으로써 이루어진다. 최근 시행되는 염색체 15q23-q24상의 HAXA 유전자 돌연변이 분석은 현재까지 알려진 90개의 돌연변이를 모두 검출할 수 없으므로 효소검사보다 민감도가 떨어진다.

신경영상검사상 신경아교증(gliosis)으로 대두증을 보이지만 수두증은 없다. 뇌파검사상 초기에 비정상적인 소견을 보이며 발작적인 서파와 극파를 보인다.

치료 원칙과 예후

아직까지 결핍된 헥소사미니데이스 A 효소를 대체할 수 있는 치료법은 없으며, 질병은 진행하여 결국 사망한다. 치료의 목표는 지지적인 요양치료, 영양공급, 수분 조절, 그리고 호흡기 감염 예방, 항경련제를 사용하여 경련을 막는 것이다.

증상이 없는 이형접합체 보균자는 간단하고 값싸고 민감한 혈청 헥소사미니데이스 A 효소 검사, 또는 유전자 판별검사, 그리고 출생 전 유전자 검사 등에 의해 알아낼 수 있다. 요즈음은 아시케나지 유태인들은 성인이 되면 검사를 받는다. 양쪽 부모가 모두 혹은 엄마가 이형접합성 보균자이거나 아빠가 건강한지 알 수 없는 경우에 출생 전에 유전자를 실시한다. 헥소사미니데이스 A 효소 검사는 임신 10~12주 경에 융모에서 추출하거나 임신 16~18주 경에 양수천자에 의해 쉽게 검사 할 수 있다.

다운증후군

서론

염색체 이상은 정상적인 유전자가 너무 많거나 너무 적게 복제되거나 혹은 비정상적인 배열을 하는 경우에 발생한다. 최소한 전체 생존 출생 아동의 0.5%와 임신 초기 3개월 내에 자연 유산된 태아의 50%는 염색체 이상의 결과이다. 인간의 유전체는 거의 6×10^9개의 DNA 염기쌍으로 이루어져 있으며, 이를 한 줄로 펼쳐 놓으면 길이가 2미터 정도된다. 각각의 체세포에는 형태학적으로 22쌍의 상염색체(homologous chromosome)와 한 쌍의 성염색체(sex chromosome)가 있다. 이런 유전자 배열에 심각한 이상이 있으면 대부분 기형이 발생한다.

상염색체와 관련된 대부분의 염색체 질환에서는 복합적인 선천성 기형이 관찰된다. 이들 영아의 대부분에서 공통적으로 출생 전, 출생 후 소두증, 정신지체, 경련, 그리고 안구, 소화기, 및 피부 기형을 보인다. 상염색체의 삼염색체 기형(13, 18, 그리고 21)만이 출산 때까지 생존하며 이 중 삼염색체 21과 다운증후군(Down syndrome)만이 생후 1년 이상 생존한다. 여러 가지 유전자 결손을 가지고 있는 일부 아동들은 경미한 징후만 보이기도 한다.

다운 증후군은 전 세계적으로 발생되며, 유병률은 생존 신생아 출산 100,000명 당 90명이고, 산모 나이가 35세 이상일 때 급격히 증가한다.

병태생리

다운증후군 아동의 약 95%에서 21번 염색체가 세 개 관찰되는데 이는 엄마의 생식세포생성기에 21번 염색체에 비분리현상이 발생하기 때문이다. 엄마에서 이런 비정상적인 발병 비율은 엄마의 나이가 늘면서 증가한다. 나머지 5%에서는 21번 염색체의 전부 혹은 일부가 다른 염색체, 특히 14번 염색체에 붙게 되는 염색체 전좌가 관찰된다. 어떻게 해서 추가로 존재하는 21번 염색체가 이와 같은 복합체를 형성하고 다운증후군의 원인이 되는지는 알려진 바 없다. 21번 염색체는 가장 짧은 염색체이며, 인간 염색체 지도를 보면 단지 225개의 유전자를 가지고 있다고 추정하고 있다. 삼염색체 또는 염색체 전좌를 보이는 아동의 임상적 특징은

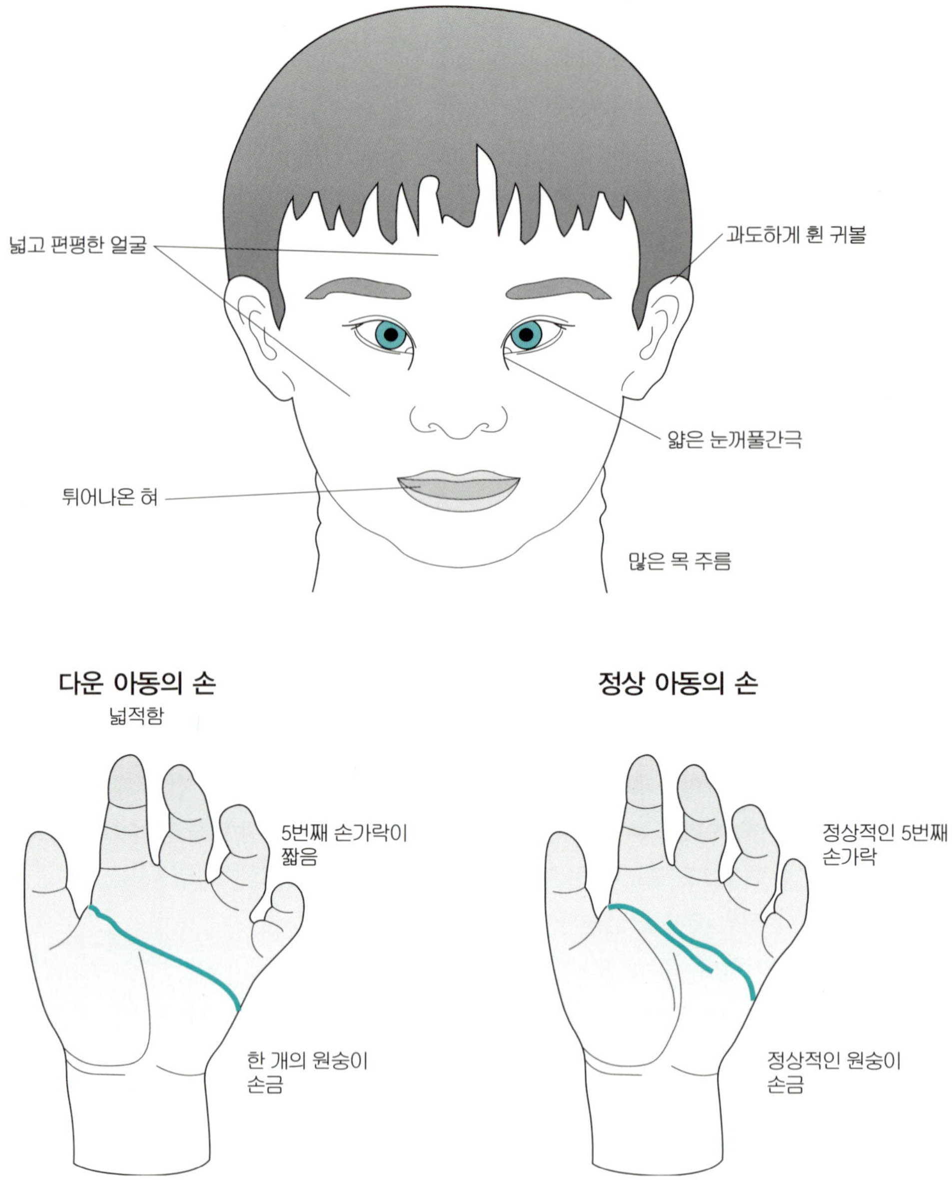

그림 17-2 다운증후군 (21번 보통 염색체 이상) 특징.

거의 동일하다.

출생시 뇌의 크기나 무게는 정상이지만, 전후 직경이 단축되어 있고, 후두부가 편평하며, 위쪽 측두부 이랑이 좁다. 일차 이랑이 정상아동에 비해 넓고 이차 이랑은 정상 아동에 비해 더 좁다. 피질의 신경세포 수가 적고 수초화가 덜 되어있으며, 이런 상태가 지속된다. 아동이 나이를 먹으면서 선형발달과 뇌 성장이 상당히 뒤떨어진다. 대부분의 다운증후군 아동이 성인으로 성장하여도 키가 작고 약간 소두증을 보인다.

성인 다운증후군에서는 기저핵 석회화가 보이며, 30세 이후에는 알츠하이머병에서 보이는 것과 유사한 노인성 반점들(senile plaques)과 신경섬유 농축체들(tangles)을 보인다. 50세 쯤에는 피질세포의 상당한 소실과 뇌위축을 보인다.

주요 임상소견

아동의 신경영상검사에서는 나이에 비해 수초화가 덜 된 것을 볼 수 있다. 어른의 경우는 다운증후군의 50%에서 기저핵 석회화가 있으며, 노인에서는 뇌 위축을 볼 수 있다.

말초혈액 림프구나 피부 섬유아세포를 이용한 핵형분석을 통하여 다운증후군을 진단하고 그 원인이 21번 삼염색체인지 염색체 전좌인지 알 수 있다. 염색체 전좌가 있다면 이는 산모의 다음 아이들 또는 염색체 이상을 보이는 환자의 다운증후군 발병위험이 50%라는 것을 의미한다.

치료 원칙과 예후

치료의 원칙은 동반된 심장, 갑상선, 소화기계 이상을 최소화 하여 주는 것이며 각 아동의 역량을 최대한 개발하여 주는 것이다. 심장기능, 청력기능, 그리고 갑상선 기능을 주의 깊게 검사하여 주어야 한다. 호흡기 및 귀 염증은 철저히 치료하여야 한다. 학령기 아동에게는 특수 교육이 필요할 수도 있으나 가능하면 초등학교나 고등학교는 일반아동과 통합교육을 하는 것이 좋다. 갑상선 기능, 시력, 청력, 그리고 심장 기능은 어른이 될 때까지 여러 번 추적 검사를 하는 것이 좋다. 출생 후 여명기간은 약 50세이다.

추천문헌

Fenichel GM. *Clinical Pediatric Neurology: A Sign and Symptom Approach.* 4th ed. Philadelphia: W.B. Saunders Company; 2001. *(This and other pediatric neurology textbooks cover the many disorders of the developing nervous system in detail.)*

Hoffman HJ, Hendrick EB, Humphreys RP. Manifestations and management of Arnold-Chiari malformations in patients with myelomeningocele. *Childs Brain* 1975;1:255–259. *(Old but good review.)*

Medical Research Council Working Party on Phenylketonuria. Phenylketonuria due to phenylalanine hydroxylase deficiency: an unfolding story. *BMJ* 1993;306:115–119. *(Excellent review of subtle cognitive and neurologic changes that develop in children treated with strict phenylalanine diets.)*

Ryan S, Scriver CR. Phenylalanine hydroxylase deficiency. Available at: http://www.geneclinics.org. Accessed August 26, 2002. *(This Web site has outstanding, constantly updated reviews on many genetic diseases.)*

18_외상성 뇌손상과 경막하 혈종

외상성 뇌손상

개요

외상성 뇌손상(traumatic brain injury: TBI)은 젊은 성인의 사망과 장애의 가장 흔한 원인이다. 미국에서 매년 거의 2백만명이 외상성 뇌손상을 당하고, 백만명이 응급실이나 외래에 내원하고, 270,000명이 입원을 요한다. 발생수는 1,000,000명당 200명이다. 매년 50,000명 가까이 사망하고 80,000명이 심한 신경학적인 장애를 가지게 된다.

젊은 성인남자가 가장 높은 위험도를 보이지만 흔들린 아이 증후군(shaken baby syndrome)*을 포함한 모든 연령에서 발생한다. 젊은 성인에서는 자동차 사고가 주원인이지만 그 보다 늙은 경우 낙상에 의한 경우가 더 많다.

외상성 뇌손상은 소생술 후 글라스고우혼수척도를 기준으로 경미, 중등도, 중증으로 단계화된다(표 18-1). 글라스고우혼수척도는 쉽게 적용할 수 있고 급성기 치료와 예후측정에 도움이 된다. 이 척도는 눈뜨기, 팔다리 동작, 말하기 반응을 기준으로 한다(15점 만점). 글라스고우혼수척도 점수는 손상의 정도를 경미(13~15점), 중등도(9~12점), 중증(3~8)으로 순서화한다.

표 18-1 글라스고우혼수척도

눈뜨기		운동반응		말하기 반응	
반응	점수	반응	점수	반응	점수
자발적	4	지시에 따름	6	지남력 있음	5
언어자극	3	국소적	5	혼돈	4
통증자극	2	회피성	4	부적합	3
무반응	1	비정상 굽힘(피질제거경직)	3	이해력 없음	2
		신전반응(대뇌제거경축)	2	무반응	1
		무반응	1		

*아동을 심하게 흔든 경우에 발생하는 뇌손상

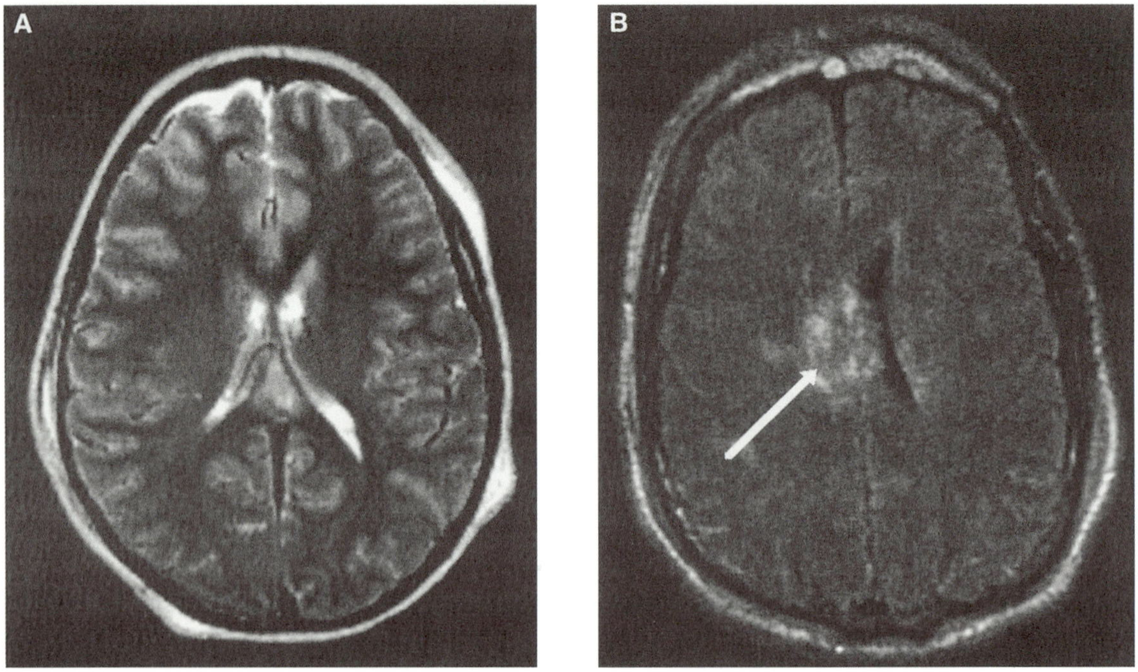

그림 18-1

(A) 고속 자전거 사고 후 5일 경과된 미만성 뇌손상의 자기공명영상 소견. 화살표는 피질하출혈의 여러 작은 영역을 가리키고 있다(우측 대뇌반구에서는 어두운 영역). (B) 같은 환자의 액체감약반전회복(FLAIR) 자기공명영상에서 뇌량 뒤쪽 몸통의 부종과 혈액이 관찰된다.

병태생리

폐쇄성 두부외상에 의한 외상성 뇌손상은 일차성과 이차성 뇌손상에 의한 기전으로 구분된다. 일차적 손상은 두부외상과 동시에 발생하며 뇌손상에 관여하는 여러 요인들이 포함된다. 머리 골절이 있으면 상당한 뇌손상을 예측할 수 있는데, 그 빈도는 응급실에 내원한 두부외상 환자들의 경우 3%이지만 입원환자들의 경우 50%를 넘으며 사망한 환자들의 경우 80%에 이른다. 머리골절 환자들의 1/2 이상에서 두개관의 선상골절이 있으며 이 중 4%에서는 함몰골절이 발견된다.

연질뇌척수막은 좌상의 경우 잘 보존되지만 뇌열상의 경우에는 찢어져 출혈을 유발한다. 좌상과 열상은 특징적으로 전두엽과 측두엽의 끝부분에 발생하는데, 이 부위가 머리뼈 바닥의 융기된 부분과 접촉되기 때문이다. 이랑의 능선이 가장 많이 손상되지만 손상 깊이는 다양하다. 좌상은 외상을 받은 부위(coup)나 뇌의 정반대 부위(countercoup)에서 발생할 수 있다.

미만성 축삭손상은 무의식이 5분 정도 지속된 외상성 뇌손상 환자들의 1/2 이상에서 관찰 가능하다. 대부분의 축삭손상은 충격의 모멘트가 가해지는 부위에서 백색질의 축삭이 찢어지면서 발생한다. 그러나 어떤 경우에는 과도한 칼슘 유입과 종창(swelling)에 의해 축삭분절이 손상된 후에 축삭파괴가 초래된다(그림 18-1). 축삭손상은 대뇌회색질과 백색질, 뇌량, 소뇌, 뇌간에서 호발한다. 처음에는 축삭팽대(뒤당김 팽대)가 발생하고 몇 주 후가 지나면 미세아교세포가 손상부위에 축적된다. 몇 개월 후에는 축삭관(axon tract)의 왈러변성이 발생한다.

미만성 혈관손상은 심한 외상성 뇌손상에서 흔

히 관찰된다. 작은 혈관의 전단손상으로 인해 점출혈이 대뇌반구, 기저핵, 뇌간의 도처에서 관찰된다. 뇌내혈종이 환자들의 10~15%에서 단독 또는 다발성으로 흔히 전두엽과 측두엽에서 발생한다.

이차적 손상은 손상의 모멘트 부위에서 시작되는 다인성 과정이지만 임상적으로는 나중에 나타난다. 이차적 손상의 가장 중요한 원인인 뇌 종창은 외상성 뇌손상 직후에 시작된다. 국소적인 부종이 좌상, 뇌내혈종, 또는 지주막하 혈액 주머니로 인한 뇌 괴사 부위에서 발견될 수 있다. 미만성 뇌 종창은 뇌 저산소증과 허혈에 의해 혈액뇌장벽이 개방되어 혈장이 뇌로 유입(뇌부종)되기 때문에 발생한다. 두개내압이 상승함에 따라 대뇌 혈류량이 위험한 수준까지 떨어지고 더 이상 뇌 조직을 관류하지 못하면 뇌 허혈은 가중된다. 경막하 또는 경막외 혈종이 두개내압을 더욱 상승시킬 수 있다. 두개내압이 위험한 수준(20~25 mmHg 이상)에 도달하면 허혈성 뇌손상이 발생한다. 한 연구에서는 허혈성 뇌손상이 외상성 뇌손상 환자들의 90%(27%: 중증, 43%: 중등도, 30%: 경증)에서 확인되었다. 허혈성 손상은 해마, 기저핵, 뇌분수계 영역(앞대뇌동맥과 중간대뇌동맥, 중간대뇌동맥과 뒤대뇌동맥 간의 경계구역)의 대뇌반구에서 가장 흔히 발생한다. 신경세포사는 글루탐산염의 방출에 의해 진행된다(특히 해마). 이 물질은 칼슘 통로의 인접한 NMDA 수용체를 활성화시켜 칼슘이 유입되면 세포사를 초래한다.

주요 임상소견

많은 외상성 뇌손상 환자들은 다른 신체부위에도 심한 외상을 받으므로 이를 확인하고 치료해야 한다. 여기서는 외상성 뇌손상에서 관찰되는 뇌 징후와 증상만을 기술하고자 한다.

두부외상의 원인, 두부충격부위, 무의식의 기간에 대한 정보를 목격자를 통하여 알아내야 한다. 둔기외상에 의한 국소적 타박은 머리뼈 골절을 초래할 가능성이 높고 대개 미만성 축삭손상으로 진행될 수 있다. 관통상 징후가 있는지 머리를 조사해야 한다. 두개저부골절을 의심할 수 있는 징후로는 눈 주위의 반상출혈이나 "너구리 눈", 코로 뇌척수액 배출(뇌척수액 콧물), 외이도 출혈, 꼭지돌기뼈 주위의 반상출혈(Battle 징후)이 포함된다. 동공의 크기와 기능도 대칭적인지 검사해야 한다. 눈에 직접적인 외상이 없었는데도 한쪽의 동공이 확장되고 고정되었다면 구상뇌탈출을 의심할 수 있다.

경미한 외상성 뇌손상(글라스고우혼수척도 점수: 13~15)이 가장 흔하다. 이러한 환자들의 경우 대개 의식은 잃지 않지만 멍하거나(별을 바라보는 듯) 가벼운 뇌진탕(영구적 뇌손상 없이 의식을 잠깐 상실)을 경험한다. 사건을 기억하지 못할 수도 있는데 단기기억과 집중력장애가 며칠에서 몇 개월간 지속된다. 두통, 어지러움, 피로, 불면증, 신경질과 같은 외상 후 증상들이 두부외상 후 며칠 내에 나타난다. 경미한 두부외상 환자들은 통상적으로 완전히 회복되지만 미만성 축상손상이 발생하면 회복기간이 몇 개월이 될 수도 있다.

중등도의 외상성 뇌손상(글라스고우혼수척도 점수: 9~12)에서는 혼미하고 말을 잘 못하며 통증자극을 해야 눈을 뜬다. 외상의 다른 징후(피부열창, 골절 등)도 흔하다. 이러한 환자들의 경우 목외상의 가능성을 특히 염두에 두면서 즉각적인 진료가 필요하며 지속적인 관찰과 신경영상 검사를 위해 응급실로 이송해야 한다. 회복 중에 있는 환자들은 두통, 최근기억장애, 집중불능, 불안정성, 어지러움을 다양한 기간 동안 흔히 호소한다.

중증 외상성 뇌손상(글라스고우혼수척도 점수: 3~8)의 경우 혼수상태이고, 눈을 못 뜨고, 언어적 명령을 따르지 못한다. 신체 다른 부위의 외상도 흔하다. 이러한 환자들의 경우 심한 출혈, 저혈압, 저산소증으로 응급치료를 요할 수 있다. 또한 몇 시간 경과하는 동안 이차적 손상이 진행되어 악화되는 경우가 많다. 혼수상태에 빠지면 몇 시간, 며칠, 또는 몇 주간 무반응상태가 지속될 수도 있다. 일부 환자들은 의식을 되찾지 못하고 지속식물상태에 빠진다(자발적인 호흡과 다른 뇌간반사는 돌아오지만 영구적인 혼수상태).

일부 환자들의 경우 초기에 의식상실이 있다가 명료기간(lucid interval)을 거쳐 의식의 황폐로 이어진다. 초기의 의식상실은 뇌외상의 충격 때문이고 명료기간은 경막외 혈종 때문에 발생된다. 이러한 시나리오는 경막외 혈종 환자들의 1/2 정도에서 관찰된다. 나머지 경우에서는 의식 황폐 전 의식을 완전히 되찾지 못한다. 경막외 혈종은 중간뇌막동맥 분지의 열상을 초래하는 선상 머리골절에 의해 가장 흔하게 발생된다(그림 18-2).

주요 검사소견

응급실에서 신경영상은 대개 목골절, 머리골절, 뇌내혈종을 평가하기 위해 시행된다. 가장 흔한 검사로, 경추 엑스선촬영을 하고 비조영 머리 컴퓨터단층촬영검사를 시행한다. 함몰머리골절(뼈가 완전히 두개관 아래에 위치하고 흔히 뇌를 관통)이 발견되면 수술이 필요하다. 뇌와 피부표면이 연결되는 개방골절의 경우 두개내감염(경막하 감염[고름집], 수막염, 뇌농양)의 위험도가 증가한다. 경막하 또는 경막외 혈종의 위험도는 골절이 없으면 낮지만(1/1,000) 골절이 있는 경우 1/30으로 증가한다. 이차적인 뇌손상이 지연될 수 있기 때문

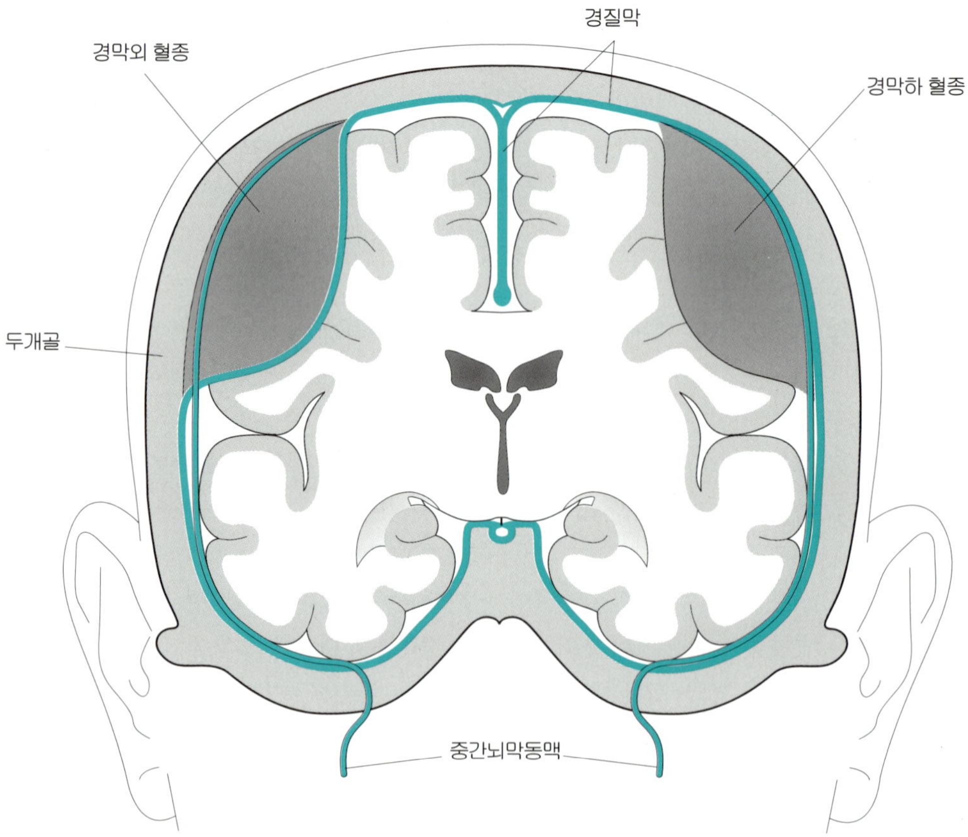

그림 18-2 경막외 혈종과 경막하 혈종.

에 새로운 징후가 발생하면 반복적인 컴퓨터단층촬영이 대개 필요하다.

외상 직후의 뇌파검사에서는 손상된 뇌에서의 전기적 활성도가 억제되고 이후에는 전체적으로 큰 진폭의 느린 파형(델타)으로 바뀐다. 외상성 뇌손상의 중증도에 따라 뇌파검사소견은 정상으로 돌아올 수도 있다.

치료 원칙과 예후

외상성 뇌손상의 적절한 치료는 아직 확립되지 않았다. 일차적인 뇌손상의 정도는 외상 당시에 결정된다. 그러나 그 결과는 이차적인 뇌손상을 최소화함으로써 호전될 수 있다. 그 중 중요한 것은 상승된 두개내압을 조절하고 대뇌허혈을 예방하는 것이다. 미만성 대뇌허혈은 대뇌 관류압이 부적절할 때 발생한다. 이러한 사실은 특히 중요한데, 외상성 뇌손상에서는 대뇌의 혈압 자동조절기능이 흔히 상실되어 뇌의 관류는 뇌관류압에 의존하기 때문이다. 뇌관류압은 평균동맥압과 두개내압의 차이로 정의된다. 그러므로 수축기혈압이 떨어지거나 두개내압이 상승하면 뇌관류압을 떨어뜨리게 된다. 뇌 허혈은 뇌관류압이 70 mmHg 미만일 때 발생하는데, 이 정도의 뇌관류압은 뇌혈류량이 분당 40ml/100g 미만인 경우에 해당된다. 여러 연구에 의하면, 저혈압(수축기혈압이 90 mmHg 미만), 두개내압상승(20~25 mmHg 이상), 저산소증(동맥압 65 mmHg 미만, 손가락맥박산소측정 산소포화도 90% 미만)이 미만성 뇌 허혈의 주요 원인으로 생각되고 있다. 두개내압상승은 뇌내출혈, 뇌외혈종, 대뇌부종에 의해 초래된다. 두개내압은 0~10 mmHg이 정상이고 20 mmHg를 초과하면 치료해야 할 정도로 확실히 비정상이라 할 수 있다.

이차적 손상의 예방은 사고 당시부터 시작되어야 한다. 여러 연구에 의하면 심한 외상성 뇌손상 환자들의 1/3은 병원에 도착하기 전에 저혈압이나 저산소증을 경험하는데, 저혈압은 이환율과 사망률을 두 배로 증가시킨다고 한다. 그러므로 ABC (기도유지, 호흡, 혈액순환) 치료는 필수적이다(제16장 “혼수와 뇌사” 참조). 중등도에서 중증의 모든 외상성 뇌손상 환자들은 코로 산소를 공급받아야 하며 수축기혈압은 90 mmHg 이상으로 유지되어야 한다. 경추골절이 있으면 목을 신전시키지 말고 삽관해야 한다. 절박탈출(impending herniation)의 징후(확장되고 고정된 동공 또는 제뇌동작[decerebrate posturing])가 나타나면 응급 과다호흡을 시행해야 한다.

응급실에서 환자가 안정되면, 비조영 컴퓨터단층촬영검사를 시행한다. 수술이 필요한 병변(경막하 또는 경막외 출혈, 큰 뇌내혈종)이 확인되면 대개 수술방으로 옮긴다. 심한 외상성 뇌손상의 치료에서 두개내압 측정이 중요하므로 많은 신경외과의사들은 두개내압 모니터를 설치하여 변화를 관찰한다.

두개내압은 20 mmHg 미만으로 유지해야 하지만 대부분의 의학적 치료방법으로는 일시적으로만 감소된다. 머리를 30도 높이면 도움이 된다. 만니톨(mannitol)을 정맥내 일시주사하면 두개내압을 떨어뜨리며 이 주사는 혈청 삼투질농도가 320 mmol/L에 이를 때까지 계속할 수 있다. 320 mmol/L를 초과하면 만니톨은 그 효과를 잃어버리고 혈청 전해질장애가 초래된다. 과다호흡은 두개내압을 감소시키지만 동맥압도 떨어뜨리고 대뇌혈관을 수축시키기 때문에 그 효과에 대해서는 논쟁의 여지가 있다. 과다호흡을 오랫동안 시행하면 미만성 대뇌허혈을 악화시켜 예후도 좋지 않을 것으로 생각되고 있다. 뇌실압을 모니터하는 카테터를 통한 뇌척수액 배액도 두개내압을 감소시킨다. 두개내압이 표준 의학적 치료나 혈종제거술로 조절되지 않는다면 바르비튜레이트(barbiturate)에 의한 의원성(iatrogenic) 마취혼수를 고려해 볼 수 있다. 이는 바르비튜레이트 혼수가 신경원을 허혈로부터 어느 정도 보호할 수 있기 때문이다. 코르티코스테로이드와 저온요법은 도움이 되지 못한다.

동맥압은 90 mmHg을 초과해야 하며 저혈압이 발생하면 적극적으로 치료해야 한다. 혼수가 길어지면 영양을 유지하기 위해 코경유위영양(nasogastric feeding)이 필요하다. 경막하 혈종과 경막외 혈종이 나중에 발생할 수 있어 두개내압이 상승하거나 환자가 황폐해지면 반복적 컴퓨터단층촬영검사가 필요할 수도 있다.

외상성 뇌손상 환자들의 5% 정도가 입원 중 대발작을 경험하지만 항경련제의 예방적 사용은 그 효과에 한계가 있다. 입원 이후에는 환자들의 5%가 항경련제를 요하는 외상 후 간질을 일으킨다(초점성 발작 혹은 일차적 대발작).

외상성 뇌손상의 예후는 외상성 뇌손상의 중증도에 달려있다. 중증(글라스고우혼수척도 점수 3~8)의 경우 입원 당시의 글라스고우혼수척도는 불량한 예후(사망, 식물상태, 신경학적 장애)와 선형적 상관관계를 보인다. 그밖에 불량한 조기 예후지표에는 60세 이상의 연령, 입원 당시 저혈압, 고정되고 확장된 동공이 포함된다. 혼수의 기간, 두개내압의 중증도, 저혈압 발생은 불량한 치료결과와 상관관계를 보인다. 심한 외상성 뇌손상이 있는 입원환자들 중 20%는 사망하고 나머지 환자들에서도 신경학적 결손이 잔존하는 경우가 많다. 이러한 환자들의 재활은 느리고 어렵다. 환자들은 두통, 집중불량, 인지결손, 충동성을 호소할 수 있다. 심한 외상성 뇌손상이 있는 성인의 경우 5년 후 실업률은 약 70%로 외상 이전의 실업률인 14%와 비교된다. 심한 외상성 뇌손상 아동의 경우 행동과 학습의 문제는 인지기술의 상실과 집중불량 때문에 발생한다. 그러나 연방특별교육법에 의해 외상성 뇌손상 아동은 무료로 적절한 공립학교교육과 관련 서비스를 받을 권리가 있다.

만성 경막하 혈종

서론

경막하 혈종은 급성, 아급성(징후가 두부외상 후 1~3주 이내에 나타남), 또는 만성(징후가 외상 후 3주 지나서 나타남)일 수 있다. 급성 경막하 혈종은 중등도에서 중증 외상성 뇌손상 이후 1주 이내에 발생하거나 출혈경향이 있는 환자에서 발생하는데, 이 장의 초반부에 기술되어 있다. 여기서는 경미하거나 불현성 두부외상 이후 발생하는 만성 경막하 혈종에 대해 기술하고자 한다.

경막하 혈종의 발생률은 작은 아이들에게는 거의 없고, 젊은 성인의 경우 낮고(1/100,000명, 대개 중등도에서 중증 외상성 뇌손상 이후에 발생), 노인의 경우 가장 높다(7/100,000명). 남녀성비는 젊은 성인의 경우 3:1이지만, 노인의 경우에는 1:1이다. 만성 경막하 혈종은 주로 두부외상(자동차사고, 실신, 실조, 위약증, 간질에 의한 낙상)에 의해 발생하지만 출혈문제(항응고, 저혈소판증, 간부전, 알코올중독), 경질막 병변(육종, 동정맥기형, 전이암), 뇌척수액양이 적은(뇌척수액 단락, 콩팥투석, 과도한 이뇨제) 환자들에게도 발생한다.

병태생리

경막하 혈종은 경질막과 지주막 사이의 경막하 공간에서 시작한다. 경막은 두개골의 안쪽 테이블에 직접 부착되고 섬유모세포와 세포외 콜라겐의 두꺼운 층으로 구성된다. 세포의 안쪽 경계는 지주막의 바깥층과 직접 연결된다. 지주막은 더욱 혈관성이고 속목동맥과 척추동맥 체계에서 수막혈관으로부터 기시된 치밀이음부를 가진 혈관을 함유하고 있다. 거미 세정맥이 찢어져 피가 누출되면 혈종이 생성되기 시작한다.

뇌가 자라고 있는 영아와 작은 아이들의 경우 대뇌피질은 경질막에 단단히 접촉하여 뇌가 두개골에서 떨어져 움직이는 것을 방지한다. 그러므로 이러한 혈관이 당겨지지 않기 때문에 경막하 혈종은 드물다.

성인의 경우 연령에 따른 뇌 위축이 천천히 진행한다. 50세에서 80세까지 정상 뇌는 200 g 줄어들고 뇌와 두개골 사이의 공간은 전체 두개내공간의 10% 정도 증가한다. 또한, 많은 퇴행성 뇌질환이 뇌 위축을 가속화한다. 두개골이 안으로 말려들지 않기 때문에 줄어든 뇌는 두부외상이 가해지는 동안 따로 움직이게 되어 지주막의 작은 세정맥이 비틀리고 찢어진다. 항응고제를 복용하고 있다면 경막하 공간으로 지속적인 삼출출혈이 가속화된다.

일단 생기면, 신체 다른 부위에 멍이 들듯이 경막하 혈액은 줄어들기보다는 확장된다. 며칠 내에 인접한 혈관으로부터 섬유모세포들이 혈종 주위에 피막을 형성하기 시작한다. 새로운 혈관들이 피막에 혈액을 공급하고 혈액뇌장벽이 없는 혈종 속으로 들어간다. 이러한 신생혈관증식에서는 새는 구멍이 있어 적혈구와 단백질이 혈종 속으로 들어가게 된다. 조직플라스미노겐활성제(tissue plasminogen activator)가 증가하고 플라스미노겐활성억제제가 감소하기 때문에 야기되는 이차적인 응고변화도 혈종확장에 기여할 것으로 추정된다. 그러므로 혈종확장은 혈종으로의 작은 출혈이 반복되거나(20%) 혈종의 누출 구멍이 있는 신생혈관증식(80%) 때문인 것으로 보인다.

수주에서 수개월이 경과하면 많은 혈종들이 계속 확장하고 결국은 뇌조직을 충분히 밀어내어 징후와 증상을 유발한다. 치료하지 않으면, 뇌경막하혈종은 두개내구조물을 계속 이동시켜 혼수와 뇌탈출을 초래한다. 이와는 다른 경우도 생각해볼 수 있는데, 나중에 두부외상으로 새로운 출혈이 생겨 경막하 혈종으로 진행되는 일이 없다면 혈병(clot)이 느리게 용해되고 안정화된다.

대부분의 경막하 혈종은 대뇌의 볼록한 부분의 측면에 발생한지만 드물게는 후두와(posterior fossa)에서도 발생할 수 있다.

주요 임상소견

만성 경막하 혈종의 경우 징후와 증상이 몇 주 동안 천천히 발생한다. 환자들의 90% 이상에서 발생하는 두통은 편향되고, 일정하고, 비교적 경미한 경우가 많다. 두개내압이 증가함에 따라 혼돈, 기면, 기억장애를 동반한 정신상태의 황폐화가 흔히 나타나는데, 이러한 양상은 노인에게서 특히 흔하다. 환자들의 1/2에서 진행성 편부전마비가 발생하고 20%에서 실어증이 나타난다. 초점성 발작이나 대발작은 10%에서 발생한다. 만성 경막하 혈종의 징후와 증상은 특징적이지 않다. 40%는 처음에 알츠하이머병, 혈관성 치매, 뇌졸중, 우울증, 뇌종양과 같은 다른 질환으로 오진된다. 일반적으로, 정신상태가 점진적으로 황폐해지고 편부전마비, 새로 나타난 두통이 있는 노인의 경우 경막하 혈종을 반드시 고려해야 한다.

주요 검사소견

신경영상이 진단에 결정적이다. 컴퓨터단층촬영검사에서는 경질막과 뇌 사이에 타원형의 혈종이 관찰되고 혈종의 발생 시기에 따라 다른 밀도로 나타난다(그림 18-3). 급성 경막하 혈종은 뇌조직에 비해 고밀도로 보인다. 아급성의 경우 등밀도(인접한 뇌와 같은 밀도)로 보이는데, 가쪽뇌실의 압박과 전위, 회색질-백색질 경계의 안쪽이동, 두개골판과 인접해서 보여야할 고랑(sulcus) 공간의 소실을 특징으로 한다. 만성인 경우 저밀도(75%)이거나 혼합밀도(25%)로 보여 혈종으로의 반복적인 출혈을 암시한다. T1 강조영상 자기공명영상에서는 신호강도가 세다. T2 강조영상에서는 급성일 경우 신호강도가 약하고 2주 후에 강해진다.

뇌파검사에서는 전형적으로 비진단적 소견인

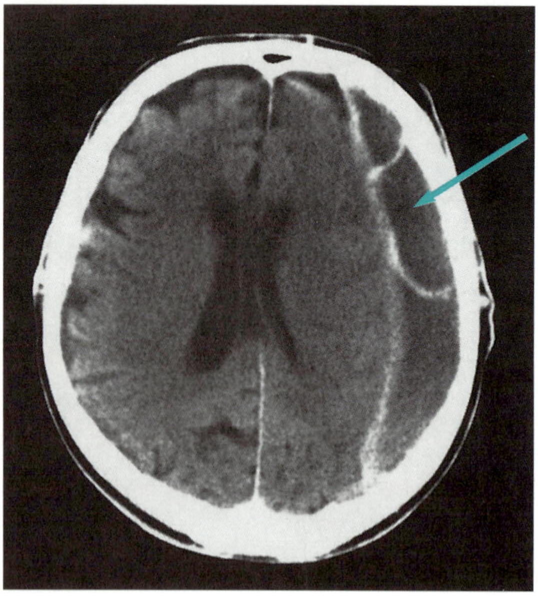

그림 18-3 혼합 밀도를 보이는 만성 경막하 혈종의 컴퓨터단층촬영검사 소견.

활성도억제와 서파(slow wave)가 혈종이 있는 부위에서 관찰된다.

치료 원칙과 예후

경막하 혈종의 증상이 있는 경우 전형적인 치료는 개두술로 혈종을 배출하는 것이다. 개두술은 고체 혈병이 있는 혈종, 반복적 출혈, 종양, 감염 가능성이 있는 경우에 시행된다. 수술 합병증으로는 혈종재발, 감염, 배출관의 부정확한 설치로 인한 수막이나 뇌실에 공기가 들어간 경우(긴장 기두증)가 포함된다. 재발성 혈종은 심한 뇌 위축으로 뇌가 두개골 내판으로 재팽창하지 못할 때 흔히 발생한다. 응급상황에서는 소천공기(twist drill)로 천두공(burr hole)을 만들어 두개내압을 완화시킨다. 한 연구에서 증상을 유발하는 경막하 혈종을 수술한 결과, 양호한 경우가 86%이었고 중등도의 장애가 남은 경우가 10%, 심한 장애가 남은 경우 2%, 사망한 경우가 2%이었다. 최대 회복까지의 시간은 젊은 환자들의 경우 며칠 이내였으나 노인의 경우 수개월이었다.

매우 늙었거나 질병에 의한 뇌 위축이 있는 환자들의 빈번한 혈종 재발의 결과로, 모든 경막하 혈종을 수술해서 제거해야 할지 결정을 내려야 한다. 중간 구조물이 크게 밀리지 않고, 새로운 신경학적인 징후가 현저하지 않고, 신경영상으로 우연히 발견된 경우에는 수술하지 않고 관찰한다.

추천문헌

Chen JC, Levy ML. Causes, epidemiology, and risk factors of chronic subdural hematoma. *Neurosurg Clin N Am* 2000;11:399–406. *(Entire issue devoted to chronic subdural hematoma.)*

Ghajar J. Traumatic brain injury. *Lancet* 2000;356: 923–929. *(Good review of current management of TBI.)*

19_알코올 중독의 신경학적 합병증

개요

알코올 중독은 알코올의 갈망과 중독 효과에 대한 내성으로 특징지어진다. 전세계적으로 알코올 중독은 사회에 거대한 영향을 끼치며 세계 제일의 중독성 약물이다. 미국에서 대략 8백만명이 알코올 중독으로 추산된다. 병원 입원의 20% 가량이 과도한 알코올 섭취와 관련된 의학적 합병증으로 보인다. 알코올 중독의 원인은 잘 이해되지 않고 있으나 유전적 요인이 중요한 역할을 하는 것으로 보인다. 알코올 중독은 일반인에 비해 알코올 중독자의 부모형제간(first-degree relatives)에서 7배나 더 흔히 나타난다. 스웨덴의 한 입양 연구에서 생물학적 부모의 알코올 중독이 입양 부모가 알코올 중독인 환경에서 성장한 경우보다 더 중요하다는 것을 발표하였다. 일란성 쌍생아는 이란성 쌍생아보다 더 높은 알코올 중독의 일치를 보여준다.

에탄올은 섭취 수분 내에 순환계로 들어가 몸속으로 빨리 분배된다. 간은 알코올을 아세트알데히드로 전환시키는 알코올 탈수소효소에 의해 알코올의 75% 이상을 대사한다. 이는 알데히드 탈수소효소에 의해 아세트산염으로 대사된다. 평균 성인에서 알코올은 8 g/hr의 속도(맥주 8 oz/hr)로 대사된다. 더 빠른 속도로 알코올을 섭취하면 혈액과 뇌 안에 증가된 알코올 수치를 이끌어낸다.

신경계에 대한 알코올의 영향은 무수하고 복잡하다. 뇌의 어떠한 상호작용이 특정 에탄올 증후군에 책임이 있는지에 대해 명확하게 밝혀져 있지 않다. 에탄올은 세포막으로 들어가 막 유동성을 증가시키고 신호 전달을 방해한다. 만성 알코올 중독 후 금단 증후군의 유의한 요소는 억제성 A형 감마아미노부티르산(GABA) 경로에서 신경 전달의 감소와 글루탐산(NMDA) 경로에서 증강된 신경 전달을 반영한다. 알코올 금단은 감마아미노부티르산 수용체 결합에서 복합적인 감소를 유발하여, 시냅스전 억제성 조절의 상실을 결과한다. 알코올 금단 동안, 증가된 도파민 전달이 환각과 증가된 자율신경계 활동을 유발한다. 저마그네슘혈증과 저칼슘증이 알코올 금단동안 빈번하게 일어나며 신경원 활동 전위의 변화에 의해 중추신경계 과흥분에 기여한다.

알코올 중독의 합병증은 많은 기관들을 침범하

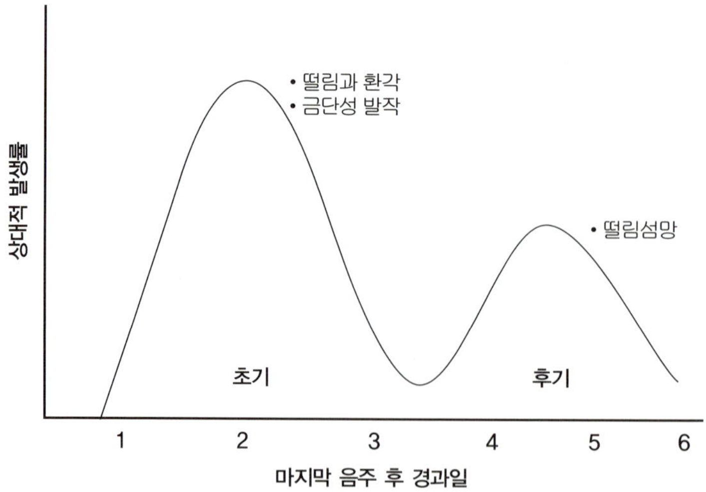

그림 19-1 알코올 금단의 시간 경과.

지만, 특히 중추신경계와 말초신경계의 손상이 흔하다. 이 장에서는 알코올 중독과 금단으로부터의 주요한 합병증을 리뷰할 것이다(그림 19-1).

취한 상태와 알코올 혼수

에탄올은 혈액뇌장벽을 쉽게 통과하기 때문에, 술을 마신 후 곧바로 뇌의 변화가 시작되는 것을 가능케 한다. 알코올 중독이 아닌 사람에서 중독의 징후는 대략 60 mg/dL의 혈중 농도에서 시작된다. 뚜렷한 중독 증상은 120~150 mg/dL의 혈중 농도에서 일어난다. 알코올 중독자에서 중독은 150 mg/dL의 혈중 농도가 될 때까지 일어나지 않는다. 중독의 징후는 다양한 정도의 다행감(euphoria), 유쾌, 흥분, 억제의 상실, 불규칙적 행동, 불명료 언어, 움직임의 부조화, 보행 실조, 과민, 투쟁 등을 포함한다. 생화학적 효과가 불완전하게 이해되고 있지만, 최종 결과는 뇌 활동의 흥분이다. 많은 양의 맥주 섭취(맥주는 저장성이며, 에탄올은 항이뇨 호르몬을 억제)는 충분한 정도의 저나트륨혈증을 유발하여 전반적 발작을 일으킬 수 있다.

더 높은 혈중 수치에서, 뇌 기능이 악화되어 졸음, 혼미, 혼수 등이 나타나고 에탄올은 이제 뇌 활동을 억제하게 된다. 알코올 혼수(alcoholic coma)는 혈중 농도가 300 mg/dL에서 보이며, 호흡 마비가 400 mg/dL 의 혈중 농도에서 나타난다. 혼수 환자는 알코올 농도가 낮아질 때까지 흔히 삽관과 기계적 환기가 요구된다.

알코올 떨림과 환각증

알코올이 갑자기 감소되었을 때 과다흥분성 금단 증후군이 나타난다. 알코올 금단의 증상은 자율신경계 과활성(떨림, 땀분비, 구역, 구토, 불안)과 신경원성 흥분(혼돈, 초조, 망상, 환각, 발작)으로 나뉜다.

떨림("떨기"와 "흔들림")은 금단 환자의 50% 이상에서 일어난다. 떨림(tremor)은 마지막 음주 후 6시간 때 시작되어 다음 2주에서 3주가 지나면서 악화된다(그림 19-1). 떨림은 휴식시에나 활동시 모두 일어나며 거칠고 불규칙적이고 스트레스에 따라 증가된다. 또한 환자는 증가된 놀람반응을 보인다. 정신 상태는 상대적으로 명료하지만, 환자는 불편감을 느낀다. 떨림은 더 많은 에탄올의 섭취나 벤조디아제핀의 사용과 함께 감소된다.

알코올 환각증(alcoholic hallucinosis)은 알코올 금단 환자의 10%에서 일어나며, 특징적으로 음주 중단 후 24시간에서 36시간에 시작된다. 시지각이나 청지각의 이상이 환자를 놀라게 하거나 즐겁게 만든다. 경우에 따라, 확실한 환각이 일어난다. 환자는 내적으로 "떨림"을 느끼고 빈맥이 나타나고 일반적 위약증과 불면증을 호소하게 되나 초조해지지는 않는다. 이 임상 증상들은 몇 일에서 몇 주간 지속되며, 다시 벤조디아제핀을 사용하면 대부분의 증상이 경감된다.

알코올 금단 발작

알코올 금단 발작(alcohol-withdrawal seizures)은 몇 년 동안 지속적으로 음주를 해오다가 갑자기 금주를 한 사람의 거의 5%에서 일어난다. 예를 들어, 병원에 입원한 무진단 알코올 중독자가 입원 수일 후 갑자기 발작을 경험할 수 있다. 주로 전신성 발작이 금주 후 12시간에서 48시간에 일어난다. 환자는 몇시간 동안 한번에서 네 번 정도의 발작을 일으킨다. 중첩성 간질은 드물다.

알코올 금단 발작은 부분적으로 배제의 진단이다. 금단 발작의 기전은 잘 알려져 있지 않으나, 과활성화된 뇌(알코올 금단 때문), 낮은 혈청 마그네슘, 호흡 알칼리증에 의한 증가된 동맥내 수소이온 농도지수 등으로부터 결과하는 것으로 생각된다. 이와 함께 환자의 과반수에서 에탄올 금단이 비정상적인 뇌파 소견을 가져와 섬광에 대해 간대성근 경련 또는 경련반응을 일으킨다.

알코올 금단 발작으로 응급실에 실려간 환자 중에서, 50%는 또 다른 규명 가능한 원인을 갖는다. 이 환자들은 흔히 발작 조짐(간질발작의 국소적 발단을 암시), 중독되어있는 동안 중대한 머리 외상의 병력, 비전형적 발작, 비정상적 신경학적 검사, 전신감염의 징후 등을 보여준다. 신경 영상 검사에서 경막하 혈종, 대뇌반구의 좌상이나 경색, 뇌내 종괴(뇌 농양, 신경낭미충증, 종양, 혈관 기형), 또는 뇌막염 등을 규명할 수 있다. 이미 알려진 발작 환자들에서 몇몇 발작이 실제 알코올 섭취, 항경련제 중단 등에 의해 유발된다. 신경학적 검사는 만성 알코올 섭취 때문이라고 할 수 없는 급성 징후를 보여주지 않아야 한다. 혈중 알코올 수치가 0이거나 매우 낮아야 하고 뇌척수액 검사가 시행된 경우 정상이어야 한다.

알코올 금단 동안 환자에게 벤조디아제핀(로라제팜, 디아제팜)의 사용은 흔히 위험한 금단 시기에 추가적인 발작을 막는다. 페니토인 투약은 발작을 막지 못한다. 영구적으로 금주한 환자는 더 이상 발작이 일어나지 않는다. 항경련제의 투약이 더 이상의 알코올 금단 발작을 막을지 여부에 대하여 논란이 있다. 환자들이 흔히 음주 발작 동안 항경련제의 사용을 중단하기 때문에 알코올과 항경련제 금단의 조합이 실제 추가적인 발작의 위험성을 증가시킬 수 있다.

떨림섬망

떨림섬망(delirium tremors, DTs)은 매우 심하지만 잘 일어나지 않는 알코올 금단 증상(알코올 중독으로 입원한 환자의 5% 미만)으로서 심한 섬망과 자율신경계 과활성을 나타낸다. 환자들은 뚜렷한 혼돈, 초조, 환각, 떨림, 불면증 등을 보인다. 증가된 자율신경계 활성의 징후로는 발열, 빈맥, 동공 팽창, 과다 땀분비 등을 들 수 있다. 임상적 징후는 알코올 금단 후 2일에서 5일에 시작되며 금단 발작이 선행될 수 있다(그림 19-1). 생명의 위험을 초래하는 것으로는 고열, 탈수, 저혈압, 심장 부정맥, 외상의 이차적 합병증(초조에 따른)이나 알코올과 관련된 내과적 문제(간부전, 위장관 출혈, 전신 감염, 췌장염) 등이 있다.

치료는 초조를 감소시키고 수분과 전해질 균형을 잘 유지하는데 목표를 두어야 한다. 로라제팜을 정맥내 또는 근육내로 반복 주입하는 것이 진정을 위해 요구된다. 환자는 탈수와 순환 허탈을 막기 위하여 하루 4~10리터의 수분 보충이 필요하다. 혈청 칼륨이나 마그네슘 수치가 보통 낮기 때문에 교정이 필요하다.

떨림섬망의 기간은 이틀에서 1주일 정도 지속되며 대부분 3일째까지 종료된다. 환자가 회복되면 각성을 되찾고 협조가 가능해지지만 급성 병 상태에서의 어떤 기억도 하지 못한다. 치사율은 10%이다.

베르니케 뇌병증과 코르사코프 정신병

서론

베르니케 뇌병증(Wernicke's encephalopathy)과 코르사코프 정신병(Korsakaff's psychosis)은 중추신경계에서 비정상적으로 낮은 수치의 티아민(비타민 B1)과 연계되어 있다. 만성 알코올 중독 환자들은 영양실조의 경향이 높다. 알코올 중독자는 그들의 하루 칼로리 섭취량의 반을 에탄올로부터 얻게 되므로, 티아민, 니아신, 엽산, 단백질 등을 포함한 중대한 영양 결핍을 초래하게 된다. 그리하여 이 두 질환은 알코올의 직접적인 독성이나 알코올 금단에 연계되어 있지 않다. 티아민은 모든 조직에서 요구되며, 뇌, 심장, 골격근, 간, 콩팥 등에서 고 농도로 발견된다. 티아민은 소장에서 흡수되고 에너지 의존 전달계에 의해 뇌로 전달된다. 일련의 인산화 반응이 이인산 티아민을 생성하는데 이는 탄수화물과 아미노산 대사에 요구되는 보조인자이다. 티아민 의존 효소가 신경전달물질의 생합성에 관여하고 산화성 스트레스 방어에 사용되는 환원 당량을 생성하는데 이용된다.

티아민 결핍의 증상은 뇌(베르니케-코르사코프 증후군), 말초신경(건성 각기병), 또는 심혈관계(습성 각기병) 등을 포함할 수 있다.

병태생리

베르니케 뇌병증의 신경병리학적 소견은 탈수초화, 아교세포와 혈관 증식, 출혈, 괴사 등을 포함한다. 이들은 주로 내측 시상, 시상 하부, 교뇌와 연수의 뒤판, 소뇌(특히 전상부의 벌레의 심장전도 근육세포와 과립세포) 등을 침범한다. 코르사코프 정신병은 시상의 배내측 핵 및 유두체의 출혈과 괴사 등을 포함하는 병리학적 뇌변화를 보여준다.

주요 임상소견

베르니케 뇌병증은 급성 또는 아급성의 발병을 갖는 병으로서 안구진탕, 가돌림신경과 동향주시 마비, 보행 실조, 혼돈 상태에 의해 특징되어진다. 안구 징후는 수평과 수직 모두의 안구진탕, 외직근 마비, 동향주시 마비 등으로 구성된다. 안구진탕과 외직근의 마비가 가장 흔하다. 전체 눈근육마비는 드물다. 입각기와 보행시 실조증은 특징적으로 넓은 발폭, 불안정, 짧은 보폭, 갈지자걸음 등을 가져온다. 팔다리의 실조는 덜 심하고, 많은 환자들은 손가락과 코, 발뒤꿈치와 정강이 검사에서 정상을 보인다.

대부분의 환자들은 조용한 혼돈상태를 경험하는데, 무감동, 주의력장애, 주변에 대한 무관심 등이 이에 속한다. 말수는 적어지고 졸음이 흔하고 치료받지 않으면 혼미해진다. 약 20%에서 경한 정도의 지각장애나 환각을 경험하게 된다.

코르사코프 신경증은 각성상태를 유지하며 말이 유창하고, 자극에 잘 반응하는 환자에서 다른 인지 기능들과 달리 보유기억력이 유일하게 손상되는 특이한 정신 상태이다. 기억력의 선택적 질환인 코르사코프 정신병은 특징적으로 베르니케 뇌병증에서의 한 개 이상의 에피소드를 뒤따른다. 전에 명료했던 최근에 일어난 일에 대한 기억의 감퇴(역행기억상실)와 새로운 기억을 편입시킬 능력이 없는 것(전향기억상실)이 나타난다. 그러나 즉각기억력은 보존된다. 장소와 시간에 대한 지남력이 없고 그들의 기억결손을 알아채지 못하는 환자들은 얘기를 만들어 내거나 기억의 틈을 메우기 위해 소재를 만들어낸다.

주요 검사소견

자기공명영상에서의 이상 소견은 급성기 환자에서 다양하게 나타나며, T2 강조영상에서의 비정상 소견이 사라지고, 위축 변화가 뇌수도관주위(periaqueductal), 안쪽 시상, 유두체와 소뇌벌레에서 나타나며, 제2뇌실의 확장을 보여준다.

치료 원칙과 예후

베르니케 뇌병증의 조기 진단은 정맥내 티아민 주입이 급성 신경학적 문제를 교정할 수 있기 때문에 매우 중요하다. 사실, 응급실에 방문하거나 입원한 모든 알코올 중독 환자에게 비경구 티아민을 주입하는 것은 매우 현명한 일이라 할 수 있다. 반면 포도당 주입은 베르니케 뇌병증의 발병을 촉진시킬 수 있다. 티아민이 코르사코프 정신병에서 보이는 기억력 결손을 돌려놓을 수 있는지는 명확하지 않다. 예후 불량 인자로는, 심한 임상 증상, 지연된 티아민 투여, 자기공명영상에서 T2 강조영상에서의 이상, 소뇌나 유두체의 위축 등을 들 수 있다. 티아민이 듬뿍 든 밀로 만든 빵을 사용하는 나라의 경우, 베르니케-코르사코프 증후군의 발생률이 감소를 보였으나 사라지지는 않는다.

알코올 소뇌 변성

만성 알코올 중독은 흔히 느리게 진행하는 보행실조증을 보이게 되며, 이는 베르니케 뇌병증에서 보이는 것과 유사하다. 이것은 넓은 발폭, 불안정, 짧은 보폭, 갈지자걸음 들을 말한다. 환자들은 흔히 보행을 향상시키기 위해 건물의 옆면이나 벽에 대해 손을 짚는다. 팔다리 실조증은 흔히 경하다. 자기공명영상은 상부 소뇌벌레의 위축을 보여주며, 병리 소견은 상부 벌레(superior vermis)와 전정핵(안뜰핵, vestibular nuclei)에서 심장전도근육세포와 다른 신경원들(Purkinje cell)의 최대 소실을 보여준다(그림 19-2).

한번 보행 실조가 나타나면 그것을 회복시킬 치료 방법이 없다.

알코올 다발신경병증

원위부 대칭성 감각운동 다발신경병증은 만성 알코올 중독 환자에서 흔하다. 신경병증의 원인은 잘 밝혀져 있지 않으나 말초신경에 대한 알코올의 직접적인 영향과 영양/비타민 결핍이 원인으로 제시되고 있다.

대다수의 환자들은 발과 다리 쪽에서 천천히 진행하는 감각이상, 화끈거리는 이상감각, 저린감 등의 증상을 호소하며, 근경련이 나타나기도 한다. 이학적 검사에서, 족관절 반사가 나타나지 않고 발에 진동감각이 소실되며, 다양한 정도의 발 저린감

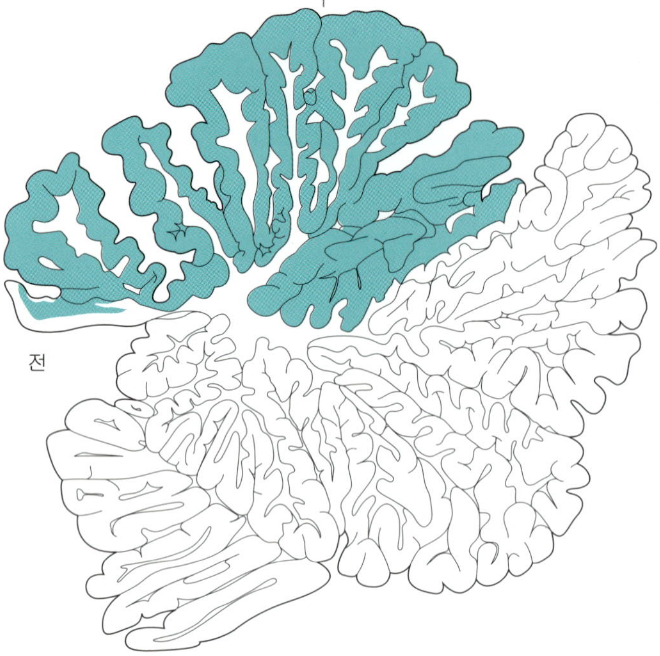

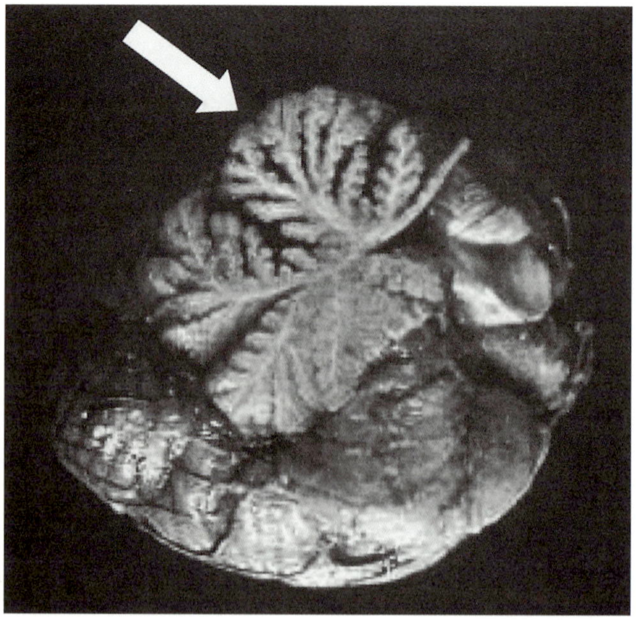

그림 19-2 알코올 소뇌 변성.

과 위약증을 볼 수 있다. 통증 감각에 대한 상실은 덜 흔하다. 병이 진행할수록, 다리 위약증과 보행 실행증이 발의 위치감각 상실과 수반되는 알코올 소뇌변성에 의해 나타나게 된다. 분절탈수초화가 일어날 수 있지만, 축삭 변성이 주요한 병리학적 과정으로 일어난다. 만약 알코올 섭취를 중단하게 되면, 신경병증은 좋아질 수 있다. 간단한 진통제나 삼환계 항우울제의 투약이 화끈거리는 이상 감각을 경감시킬 수 있다.

태아 알코올 증후군

서론

알코올은 가장 흔한 인간 기형유발물질이다. 60%의 여성이 알코올을 마시며, 그 중 16%는 임신 중에도 마신다고 하며 4%는 1주 동안 7회 이상 음주하는 것으로 보고되고 있다. 모든 생아 출생의 0.5% (500/100,000명)가 어느 정도의 산전 알코올 손상을 받는 것으로 추정되고 있다.

병태생리

태아 알코올 증후군(fetal alcohol syndrome)의 병태생리는 불완전하게 이해되고 있으나 몇몇 일반화된 가설들이 제시되고 있다. 인간과 동물 실험 연구에서 (1) 하루 1회 이상 알코올을 마시는 경우 태아 알코올 증후군의 발생과 매우 연관되며 (2) 임신 첫 석달 동안 알코올 섭취는 얼굴과 가운데 뇌 부분에 특징적인 선천성 기형을 유발하게 되고 (3) 마지막 석달에 알코올을 마시면 뇌 무게가 줄어들고 신경원의 수 역시 줄어들게 되며 (4) 최고치의 혈중 알코올 농도가 최고치보다 더 낮은 혈중농도에서 같은 양의 알코올을 마시는 것보다 훨씬 더 위험하다는 점이다. 태아 독성을 일으키는데 필요한 알코올 섭취의 역치 량이 정확히 알려져 있지는 않다. 알코올을 완전히 끊는 것만이 임신 중이거나 임신을 계획하는 여성에게 강력하게 권장된다.

알코올이 어떤 기전으로 발달중인 태아의 뇌에 손상을 초래하는지는 명확히 알려져 있지 않지만 성장 신경원을 죽일 수 있다는 것은 분명하다. 초기 발달동안, 발달 중인 배아의 중심선에서 일어나는 과도한 세포사가 중심선 뇌 결손(뇌들보-corpus callosum의 무발생)과 두개안면기형을 초래하게 된다. 후기 태아 발달에서 신경원의 소실이 더 넓게 일어나 뇌 무게의 저하를 일으킨다. 에탄올이 신경원을 죽이는 기전에 대한 가설로는, 에탄올의 알코올 탈수소효소 대사에 의해 독성 아세트알데히드가 만들어지고, 발달하는 뇌의 세포 손상을 초래하는 자유기의 형성, 성장기 뇌에서 중요한 역할을 하는 L1 세포부착분자(cell adhesion molecule)의 파괴 등이 제시된다.

표 19-1 태아 알코올 증후군의 특징적 소견

안면 기형
짧은 눈꺼풀간극
눈꺼풀꺼짐증(축 늘어진 눈꺼풀)
납작한 가운데 얼굴
부드러운 인중
얇은 윗입술
성장 지연
상대적으로 낮은 출생시 체중
적절한 영양 공급에도 불구하고 성장 지연
키에 비해 적은 체중
중추신경계 신경발달이상
작은머리증
뇌들보의 무발생
소뇌 형성저하증
섬세운동 협동의 저하, 청각장애, 서툰 걸음 등을 포함하는 신경학적 징후
행동장애
학습장애(추상적 사고의 부족, 수학풀이능력 저하, 집중력과 기억력 장애)
학교 수행력 저하
감정 조절의 어려움
과행동
사회 상호작용의 부족
출생 결함
선천성 심장병
골격 및 팔다리 기형
안과적 기형
감각신경난청
구순열 및 구개열

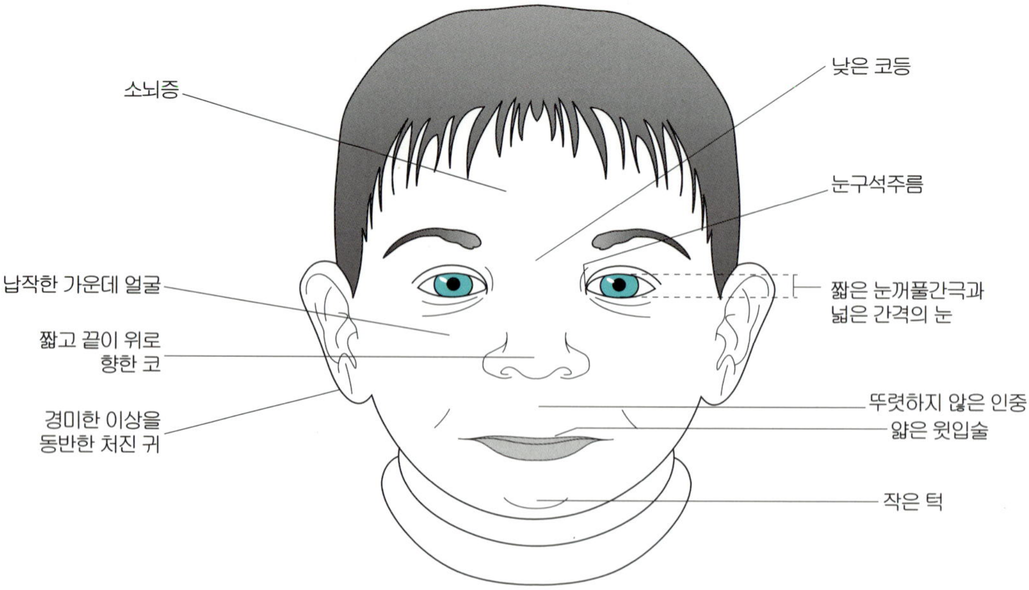

그림 19-3 태아 알코올 증후군.

주요 임상소견

태아 알코올 증후군 환아는 몇가지 특징적인 이상을 보여주는데, 이에는 성장 지연, 두개안면 기형, 신경발달 이상, 행동장애 등과, 간헐적인 출생 결함들이 포함된다(표 19-1, 그림 19-3). 태아 알코올 증후군에서 평균 IQ는 66점으로, 16부터 106점까지의 분포를 보인다. 이 IQ 점수는 다운증후군(25~65)과 유약엑스증후군(fragile-X syndrome, 30~55)에서 보이는 IQ 보다 조금 더 높다. 태아 알코올 증후군 아동의 거의 60%에서 심한 행동장애가 나타나 다운증후군 아동에서의 25%에 비해 매우 높다. 인지, 행동, 정신사회발달문제가 성인기까지 지속된다.

주요 검사소견

임상 의사들은 태아 알코올 증후군의 기준에 부합되지는 않지만 에탄올에 의해 손상 받은 유아에서 알코올과 관련된 출생 결함이나 태아 알코올 유해효과, 알코올 관련 신경발달질환들에 대한 분류를 만들었다. 그러나 현재 진단을 확진할 수 있는 검사실 검사는 없다.

치료 원칙과 예후

환자의 치료는 의학적 처치, 심리적 도움, 교육적 평가가 가능하도록 하기 위한 조기 진단으로 시작된다. 또한 말 언어 프로그램이나 지역사회 지원 프로그램과 같은 특수교육 관련 서비스로의 접근도 이에 해당된다. 어머니와 다른 가족 구성원들을 도와주는 것이 가족을 보호하고 다음 임신동안 음주를 막는데 도움을 주게 된다.

추천문헌

Earnest MP. Seizures. *Neurol Clin* 1993;11:563–575. *(Good review of alcohol-withdrawal seizures.)*

Erwin WE, Williams DB, Speir WA. Delirium tremens. *South Med J* 1998;91:425–432. *(Reviews pathophysiology and current therapeutic approaches.)*

Foy A, Kay J, Taylor A. The course of alcohol withdrawal in a general hospital. *Q J Med* 1997;90:253–261. *(Observational study of 539 hospitalizations for alcohol withdrawal in an Australian general hospital.)*

Hall W, Zador D. The alcohol withdrawal syndrome. *Lancet* 1997;349:1897–1900. *(Reviews the clinical features, proposed pathogenesis, and management of patients in alcohol withdrawal.)*

Kosten TR, O'Connor PG. Management of drug and alcohol withdrawal. *N Engl J Med* 2003; 348:1786–1795. *(Nice review of the many problems and treatment approaches for patients during alcohol withdrawal.)*

Thackray HM, Tifft C. Fetal alcohol syndrome. *Pediatr Rev* 2001;22:47–55. *(Excellent review of clinical and laboratory features of FAS.)*

Victor M. Persistent altered mentation due to ethanol. *Neurol Clin* 1993;3:639–661. *(Reviews Wernicke–Korsakoff syndrome, acquired hepatocerebral degeneration, and alcoholic dementia.)*

Zubaran C, Fernandes JG, Rodnight R. Wernicke-Korsakoff syndrome. *Postgrad Med J* 1997;73: 27–31. *(Overall review of subject.)*

20_ 통증장애와 두통

통증

통증(pain)과 두통(headache)은 증상이지 병이 아니다. 위약과 어지러움과 같이 통증의 많은 원인들은 자세한 병력청취와 진찰로 가려내야 한다.

개요

통증은 매우 복잡한 지각으로 위험을 경고하는 감각경험 이상이라고 할 수 있다. 통증의 감지는 완전히 밝혀지지 않은 복잡한 여러 가지 조절통제 기능의 경로뿐만 아니라 환경과 감정에 의해 영향을 받는다. 매우 복잡한 통증 체계를 다음과 같이 단순화하여 생각하는 것은 환자들이 경험할 수 있는 통증의 유형을 이해하는 데에 유용하다.

여러 통증경로들은 각각 다른 목적으로 다른 시기에 활성화된다. 가장 원시적인 체계에서는 다형통각수용기가 여러 가지 고강도의 기계적, 화학적, 열 자극에 의해 활성화된다. 이러한 신경섬유들은 전도속도가 0.5~2.0 ㎧이고 직경이 작은 무수(unmyelinated) C 섬유로, 유해자극이 지속되면 계속 발화한다. C 섬유의 활성화는 부위가 불명확하고 불쾌한 작열통으로 나타난다. C 섬유는 후근절(dorsal root ganglion)을 경유하여 척수의 여러 인접한 분절의 후각(dorsal horn) 바깥판에서 끝난다. 이 섬유는 흥분성 신경전달물질인 글루탐산염과 P물질(substance P)을 분비한다. 말초에서도 통증섬유들이 국소염증을 유발하는 P물질, 브라디키닌, 세로토닌, 프로스타글란딘을 포함한 여러 가지의 펩티드를 분비한다. 이러한 물질이 주변의 통증 통각수용기를 자극하여 통증신호의 강도를 증폭하고 해당되는 피부영역을 넓힌다.

후각에서 사이신경세포(interneuron)는 위쪽으로 전파되는 통증신호를 조정한다. 통증신호는 엔도르핀 사이신경세포(내재아편)과의 상호작용이나 말초 Aδ통증섬유에서 동시에 발생하는 신호에 의해 감소되거나 억제된다. 통증신호는 중추 민감화(sensitization)라는 완전히 밝혀지지 않은 기전에 의해 증폭될 수도 있다. 아편유사제, 삼환계 항우울제, 캡사이신(capsaicin)과 같은 많은 통증약들은 부분적으로 후각에 작용한다.

통증신호의 중추 전달과 관련된 두 가지 주요 경로가 있다. 하나는 척수중뇌로(spinomesencephalic tract)인데, 통증섬유가 후각에서부터 중뇌그물체(mesencephalic reticular formation)와 수도관주위회색영역(periaqueductal gray region)까지 뻗어나간다. 신호는 또한 후각에서 시작하여 반대쪽과 같은 쪽의 이차 척수그물로(spinoreticular tract)를 경유하여 연수와 교뇌의 그물체에 도달할 수도 있다. 이 중 어떤 자극은 결국 시상과 체성감각피질(somatosensory cortex)에 도달한다. 이러한 두 가지 통증경로는 사이신경세포와 상호작용을 하여 통증조절이 이루어진다. 수도관주위회색영역에는 통증신호를 억제할 수 있는 엔도르핀을 함유한 사이신경세포들이 많다. 통증 약물치료는 이러한 뇌 영역에 초점을 맞춘다. 모르핀은 아편유사제 수용체를 활성화시키고 통각 입력을 조절하는 하행경로에 영향을 준다. 이 두 가지 중추경로는 더 느리고 더 광범위한 작열통과 연관되는 것으로 생각되고 있다. 이러한 복합 통증경로의 기능장애는 흔히 만성적이고 불쾌한 통증을 초래하여 많은 환자들의 생활을 방해한다.

가장 최근에 발달된 통증경로는 기계적 자극, 화학적 자극, 열 자극과 같은 유해자극에 의해 생성된 침해성 통증신호를 대뇌피질로 전달하여 의식할 수 있게 한다. 이러한 경로 체계는 원시적인 경로보다 빠르고 통증이 있는 부위를 더 정확히 구분하게 한다. 자극은 예리하고, 따끔거리고, 위치를 알 수 있는 통증으로 느껴지는 통증 신호를 만들어낸다. 말초 통증섬유는 직경이 작고 얇은 유수(myelinated) Aδ섬유로 전도속도는 5~30㎧이다. 이러한 축삭들의 경우 자극이 유지되더라도 시간경과에 따라 감소하는 동적발화속도를 특징으로 한다(조정). 이러한 섬유들은 후근절을 경유하여 척수의 인접한 분절의 후각 바깥판에서 끝나고, 흥분성 신경전달물질인 글루탐산염을 분비한다. 그 다음에는 복잡한 사이신경세포들이 통증신호의 전달을 조정한다. 척수시상(spinothalamic) 통증경로의 2차 축삭들은 척수 중간선을 교차하여 반대쪽 척수시상로를 경유하여 시상에서 끝난다(뒤가쪽배쪽[ventral posterolateral]과 중심가쪽[centrolateral] 핵). 그 다음의 3차 축삭들은 몸감각피질과 몸감각연합피질로 주행한다. 통증신호가 의식수준으로 인지되면 무슨 일이 발생할지 아직 밝혀지지 않았다. 이 체계에 문제가 생기면 삼차신경통과 대상포진 신경염에서 나타나는 짧고 예리하고 격렬한 난자통(lancinating pain)이 발생할 수 있다.

역행사망성(dying-back) 신경병증이라고도 불리는 원위 감각신경의 퇴행으로 인해 발화할 감각신경이 자발적으로 발화할 수도 있다. 이러한 딴곳(ectopic) 발화는 신경종말이나 그 근위부에서 손상된 조직에 인접한 신경에 의해서도 발생될 수 있다. 근위부 신경손상은 탈수초화(demyelination)나 국소적 압력손상에 의해 발생할 수 있는 반면, 원위부 손상은 감염 등 다른 원인에 의해 초래된다. Aδ섬유만 딴곳발화 한다면 팔꿈치에 척골신경을 치는 것과 같은 무통성 이상감각이 발생한다. C 섬유 또는 C와 Aδ섬유가 딴곳발화 할 경우, 자발적으로 생기는 불쾌한 감각인 감각장애(dysesthesia)나 가볍게 피부를 비벼도 불쾌감을 유발하는 무해자극통증(allodynia)이 발생할 수 있다. 통각과민(hyperalgesia)은 통각수용기를 통한 입력이 말초적 또는 중추적으로 증폭되기 때문에 발생하며, 예상보다 더 아프게 느껴지는 증상이 나타난다.

두통

개요

머리 통증의 가장 흔한 유형으로, 삼차신경의 첫 번째와 두 번째 분지가 유해신호를 뇌로 전달하여 인식시킨다. 통증 섬유는 중추신경계의 일부분만을 지배하는데, 여기에는 모든 혈관(동맥, 정맥, 굴

표 20-1 두통 평가에서 중요한 고려사항

• 두통 경보(조짐)
• 선행사건(두부외상이나 치아/얼굴 감염)
• 두통 부위
• 두통 강도(경미, 중등도, 중증, 또는 0에서 10점의 Likert 척도 점수)
• 두통 빈도
• 통증의 특성(지속적 압통 또는 박동성; 예리하거나 둔함)
• 두통 지속시간(몇 분, 몇 시간, 며칠 또는 지속적)
• 두통 유발인자(기침, 재채기, 식사, 차가운 음식, 술 섭취, 기타)
• 두통이 시작된 연령
• 유사한 두통의 가족력 유무
• 구역, 구토, 위약증, 얼굴감각소실, 청각변화, 어지럼증 등을 포함한 다른 신경학적 증상 유무

[sinus]), 수막, 뼈, 여러 뇌신경(V, VII, IX, X)이 포함된다. 또한, 두피, 두개골 근육, 굴점막(sinus mucosa), 치아는 통증신호를 전달한다. 그러나 뇌실질은 통증에 둔감하다. 몸 통증은 대개 손상의 정확한 부위의 위치를 가려낸다(예: 두피 찢김). 그러나 두통에 의한 통증은 더 광범위하고 머리의 큰 부위의 위치만 구분한다.

두통의 원인은 250가지가 넘는다. 일반적으로, 일차두통과 이차두통으로 단순하게 분류된다. 일차두통(긴장형 두통, 편두통, 떼두통[cluster headache])은 뇌의 구조적 손상 없이 통증이 주증상인 두통이다. 이차두통은(암, 감염, 경막하 혈종에 의함) 두개골의 구조적 손상이나 중추신경계 덩어리가 두개내압을 상승시키기 때문에 발생한다. 이차두통은 심각한 상태로 인해 발생할 수 있고 흔히 다른 신경학적인 징후와 증상을 동반한다. 두통환자를 평가하기 위해 대개 두통의 특징에 초점을 맞추는 자세한 병력청취가 필요하다(표 20-1). 이학적 검사에서는 시각신경유두부종(papilledema), 경부경직, 뇌신경징후(특히 삼차신경), 굴(sinus)이나 치아 징후, 구강감염 여부에 대해 관심을 가져야 한다. 두통이 주요 증상일 경우에는 신경학적 검사는 정상이다. 신경학적 검사가 비정상적일 경우 두통은 얼굴, 두개골, 수막, 또는 뇌의 구조적 손상에 의한 이차적인 결과일 가능성이 높다. 구조적 손상이 의심되고 특히 신경학적 비정상 소견이 최근에 발생한 것이라면 신경영상을 고려해야 한다.

긴장형 두통

서론

긴장형 두통(tension-type headache)은 두통의 가장 흔한 종류로 78%는 일생동안 한번은 경험하며 연간 유병률은 38%이다. 긴장형 두통 환자들의 1/3은 매년 14회 이상의 두통을 경험한다. 대부분은 의료진을 찾지 않고 약국에서 의사처방 없이 구입한 진통제로 두통을 치료한다. 그러나 3%는 매주 여러 번 발생하는 심한 통증이나 두통으로 무기력해진다(만성일상두통). 유전적 경향은 거의 없고 젊은 성인에서 가장 많이 발생한다. 단순한 긴장형 두통은 남녀 유사한 빈도로 나타나지만 만성일상두통은 여성의 경우 남성보다 2배 높다.

병태생리

특이하게도 긴장형 두통에 대해 밝혀진 것은 거의 없다. 두통의 원인, 통증을 유발하는 정확한 구조물(근막조직이나 중추 뇌 기전), 긴장성 두통이 편두통 범주에 속하는지 등에 대해 현재까지 밝혀지지 않았다. 일반적으로 인정되고 있는 것은, 긴장형 두통이 있는 동안 두피와 목의 근육(이마근[frontalis], 관자근[temporalis], 날개근[pterygoids], 깨물근[masseter], 등세모근[trapezius])의 압통이 심해지고 두꺼워질 수 있다는 것이다. 그러나 이완된 상태에서 시행한 이러한 근육들의 근전도 검사에서는 두통이 없는 대조군에 비해 근육 발화속도가 증가된 소견은 없었다. 또한, 두통이 없는 대조군

표 20-2 긴장형 두통과 편두통의 임상적 차이

증상	긴장형	편두통
시작	몇 시간동안 서서히	더 빠름
시각조짐	없음	20%
통증의 특성	지속적 압통	박동성
부위	양측성, 목과 전두근과 측두근에 흔함	편측성
구역과 구토	흔하지 않음	흔함
눈부심	흔하지 않음	흔함
지속시간	몇 시간에서 몇 년	몇 시간에서 2~3일
신경학적 징후	없음	합병증이 있는 편두통에서만 있음
수면으로 완화	드물다	빈번하다

* 모든 두통이 모든 특성을 보이지는 않는다. 어떤 편두통은 양측성이고 비박동성이고, 어떤 긴장형 두통에서는 두통이 강하거나 지속되면 편두통과 같은 증상이 발생한다. 편두통 환자에서도 긴장형 두통이 흔히 발생한다.

에서도 긴장형 두통이 있는 사람들과 유사하게 이러한 근육에 압통점이 있었다. 스트레스가 있거나 수면이 불량한 경우 두통을 유발할 수 있으나 그 기전은 아직 밝혀지지 않았다. 경추 관절염이 있는 노인의 경우에는 긴장형 두통을 경험할 수 있다.

주요 임상소견

긴장형 두통 환자들의 전형적인 증상은 지속적이고, 비박동성(75%)이고, 양측성 통증(90%)으로 이마, 관자, 목뒤 근육에 나타난다(표 20-2). 대개 두통은 신체활동, 빛, 소리에 의해 악화되지 않는다. 구역과 구토는 드물다. 두통은 둔통으로 흔히 목에서 시작하여 점점 강도가 증가하고 몇 시간 지나면서 머리 쪽으로 진행한다. 두통이 강해지면 편측성으로 되고 박동성으로 바뀐다. 두통의 지속시간은 몇 시간에서 하루 종일일 수도 있다. 두피와 목 근육에 압통점이 발견될 수도 있다. 스트레스, 수면부족이나 식사를 생략하는 것을 제외하면 두통을 유발하는 특별한 요인이 발견되는 예는 드물다. 두통이 있는 기간이나 그 사이에 시행된 신경학적 검사는 정상이다.

주요 검사소견

긴장형 두통 환자들의 신경영상검사, 통상적인 혈액검사, 뇌파검사는 정상이다.

치료 원칙과 예후

긴장형 두통의 치료는 급성기 치료와 예방으로 나뉜다. 대부분의 환자들은 의사처방 없이 약국에서 구입 가능한 아스피린, 아세트아미노펜, 비스테로이드 진통제와 같은 간단한 진통제로 경미하거나 중등도의 긴장형 두통을 치료한다. 여러 연구를 통하여 이러한 진통제들은 모두 비슷하게 효과적이며 특히 두통 초기에 효과적인 것으로 확인되었다. 벤조다이아제핀과 같은 근육이완제와 편두통에 효과적인 약물은 거의 효과가 없다. 마약은 일시적으로 통증을 완화할 수는 있지만 대개 두통을 완전히 없애지는 못한다.

비약리학적 치료가 흔히 효과적인데, 그 종류로는 머리나 목에 뜨겁거나 차가운 찜질, 뜨거운 목욕이나 샤워가 포함된다. 침술과 척추도수교정술의 효과는 아직 검증되지 않았다.

두통이 심하면 간단한 진통제의 효과는 거의 없기 때문에 치료는 대개 어렵다. 강한 진통제와 수면을 유도하는 약물이 흔히 필요하다.

두통이 자주(한 달에 15일 이상) 있게 되면 예방적인 치료가 필요하다. 그 종류에는 규칙적인 유산소운동(걷기, 조깅, 수영: 20~30씩 일주일에 5

회), 목 스트레칭운동, 예방적 약물치료가 있다. 삼환계 항우울제(아미트립틸린, 노르트리프틸린)를 매일 소량 복용하는 치료가 널리 사용되며 두통의 빈도와 강도를 감소하는 데에 대개 효과적이다. 두통의 빈도가 감소하면(대개 수주에서 수개월 이상) 약물복용을 서서히 중단한다. 일부 환자들은 통증을 조절하기 위해 고용량의 진통제를 하루에 여러 번 복용한다. 이러한 경우 진통제를 복용하지 않을 때 반동두통(rebound headache)의 가능성이 높다. 그러므로 만성적인 진통제 복용을 줄이는 것이 필요하다. 카페인을 피하는 것도 카페인 금단두통이 발생할 수 있지만 두통의 빈도를 줄일 수 있다.

환자가 자신의 긴장형 두통의 본질을 이해하는 것이 중요하다. 두통이 재발해서 몇 년간 지속된다는 것과 자신만의 대처방법이 필요하다는 것을 알아야 한다.

편두통

서론

편두통(migraine)은 흔하고 대개 쇠약하게 하지만 치료가 가능하다. 강도, 지속시간, 빈도가 다양한 두통이 반복적 발작으로 발생하는 것을 특징으로 한다. 다양한 정도의 구역, 구토, 눈부심이 동반된다. 2천 8백만 명 정도의 미국인이 편두통으로 고생하며 유병률은 여자 성인의 경우 18%이고 남자 성인에서는 6%이다. 편두통은 대개 청소년기나 젊은 성인 연령 때부터 시작한다. 50세 이후부터 편두통은 저절로 줄어들기 시작한다. 가끔 5~10세 아이들이 편두통을 경험할 수 있다. 유전적 경향이 두드러지지만 특별한 유전자는 확인되지 않았다.

병태생리

편두통의 원인은 아직 모르며 병태생리학은 완전히 이해되지 않고 있다. 초기 학설에서는 두개내 혈관들이 편두통 조짐(migraine aura)이 있는 동안 수축하고 두통이 있는 동안 확장된다고 생각하였다. 그러나 지금은 활발한 혈관수축이 이러한 조짐을 유발하지 않을 것으로 생각되고 있다.

최근의 학설들에서는 삼차신경, 수막혈관, 뇌가 편두통 발생에 기여한다고 생각하고 있다. 이러한 학설들을 "삼차신경혈관설(trigeminovascular theory)"라고 한다. 수막혈관으로 주행하는 신경들은 무수신경이고 P물질, 뉴로키닌 A(neurokinin A), 산화질소, 칼시토닌유전자관련펩티드와 같은 혈관활성 펩티드를 함유하고 있다. 이러한 물질들은 삼차신경이 자극되면 방출된다. 또한, 세로토닌(5-하이드록시트립타민 또는 5-HT) 수용체는 수막혈관과 삼차신경 종말에 존재한다. 삼차신경 자극을 유발하는 인자는 아직 알려지지 않았지만 이러한 혈관활성 펩티드가 분비되면 이차적으로 삼차신경 통증섬유를 자극하는 무균염증반응이 유발된다. 삼차신경은 뇌간에서 뇌로 연결되며 이러한 연결로 인하여 구역과 구토와 같은 자율신경반응을 활성화시키는 것으로 생각되고 있다. 그물활성체와 대뇌피질로 주행하는 삼차신경 축삭은 통증반응을 활성화시키는 것으로 생각되고 있다.

편두통조짐은 피질에서 직접 발생하는 현상에 의한 것으로 생각되고 있다. 비정상적인 탈분극이 주로 후두피질에서 발생하며 인접한 신경원들의 신경전달물질이 방출되어 2~3 mm/min의 속도로 퍼져나가는 탈분극 파형을 생성한다. 이 파형에 의해 시각조짐이 유발된다. 또한, 해당 뇌 영역의 지속적인 과다분극이 과다분극 상태의 뇌세포로 흐르는 국소적인 혈류를 감소시킨다. 이러한 현상을 확산억제(spreading depression)라고 한다. 조짐(aura)을 유발하는 인자는 아직 밝혀지지 않았다.

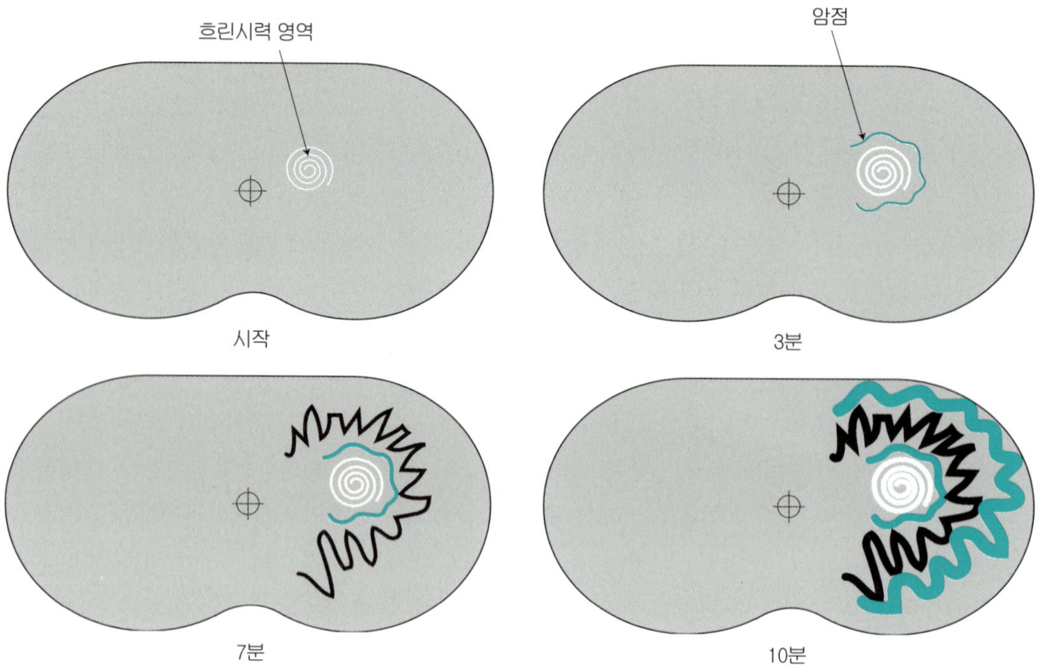

그림 20-1 10분간 진행되는 전형적인 편두통 시각조짐.

주요 임상소견

편두통 발작은 대개 한 달에 1~2회 발생한다. 유발인자는 대개 확인되지 않지만, 환자들의 경험에 의하면 술, 과도한 염분섭취, 피임약이나 결합에스트로겐, 불규칙한 수면, 어떤 음식, 스트레스 또는 스트레스 해소가 유발인자로 작용한다고 한다.

편두통은 다음과 같이 4기로 구분한다: 전구기, 조짐기, 두통기, 두통후기. 가끔 환자들은 전구증상을 경험하며 몇 시간 후 있을 편두통 발작을 예상한다. 이러한 모호한 증상들은 흔히 과민성, 기분변화, 액체잔류(fluid retention), 다뇨증, 눈부심, 이상한 기면으로 보고된다.

20% 정도의 환자들은 두통기 시작 5~20분 전에 조짐을 경험한다. 대부분 환자들의 조짐은 시각적이지만 일부 환자들의 경우 감각성, 운동성, 또는 실어증성 조짐이 나타난다. 시각조짐은 대개 시력이 모호하게 감소하거나 흐려지면서(완전히 상실되지는 않음) 마치 물속에서 보는 것처럼 시작하며, 밝은 흰색 또는 밝은 색의 빛이 다양하게 깜박거리면서 확장되고 한쪽 시야의 주변부로 움직이다가 사라진다(그림 20-1). 눈을 감아도 빛이 사라지지 않는다면 조짐이라고 단정할 수 있다. 반대로, 시력장애를 초래하는 대부분의 안구문제는 눈을 감으면 없어진다.

두통은 흔히 편측성이고(이마나 관자 부위), 치는 듯하고, 심하다(표 20-2). 두통이 시작하고 대개 1시간 이내에 심해진다. 환자들의 1/4 정도는 자신의 심한 두통이 양쪽에 있거나 비박동성이라고 한다. 구역과 구토는 흔하며 두통기 초기에 발생할 수 있다. 환자들은 흔히 눈부심(밝은 빛에 통증 증가)이나 고성공포증(큰 소음에 통증 증가)을 호소한다. 두통기 동안 두통은 약으로 조절되지만 집중력장애와 높은 수준의 대뇌기능장애가 발생하는 경우가 많다. 수면이 두통을 경감시키는 경우가 많기 때문에, 환자들은 흔히 중추신경계 자극을 피하고 휴식을 위해 어둡고 조용한 방을 찾는다. 두통은 대개 4~24시간 지속되지만 가끔 3일까지 지속될 수도 있다. 어떤 환자들의 경우 두통이 사라지면서 피로, 집중력장애, 구역 등의 증상이 길게는 1일간 잔존한다.

주요 검사소견

성인 환자에서 편두통의 진단은 대개 전형적인 병력과 정상적인 신경학적 검사소견에 근거한다. 이 병에 대한 진단적 검사방법은 없다. 통상적인 피검사와 뇌척수액 검사는 정상이다. 양전자방출단층촬영과 기능적 가기공명영상에서 혈류가 약간 감소된 것을 확인할 수도 있지만 진단에 도움이 되지 못한다. 조짐이 수반된 편두통은 "조짐이 있는 편두통" 또는 "전형적(classical) 편두통"으로 분류된다. 조짐이 없는 경우에는 "조짐이 없는 편두통" 또는 "보통(common) 편두통"으로 분류한다. 신경학적 징후와 함께 조짐이나 두통의 시간이 길어지면 "지속적 조짐이 있는 편두통" 또는 "합병증이 있는 편두통(complicated migraine)"으로 분류한다. 가끔 환자들은 두통 없이 시각조짐만 경험한다(유사 편두통[migraine equivalent]).

치료 원칙과 예후

편두통의 치료는 급성두통의 치료와 빈번한 두통의 예방으로 구분한다. 많은 환자들의 경우 편두통은 발작 당시에 간단한 치료로 잘 반응한다. 아스피린, 아세트아미노펜, 이부프로펜, 나프록센과 같은 약은 발작 당시 두통을 느끼자마자 복용해야 한다. 그 외 여러 종류의 약들은 수면을 유도하여 편두통을 확실히 중단시키는 것을 목적으로 복용한다. 에르고타민과 디히드로에르고타민, 2-에르고트알칼로이드는 세로토닌 길항제이고 5-HT_{1A}와 5-HT_{1D} 삼차신경 수용체와 친화력이 높다. 이러한 약물은 뇌와 전신 혈관을 수축시키고 삼차신경으로부터 염증펩티드매개체가 분비되는 것을 막아준다. 부작용은 주로 구역과 구토인데 흔하게 나타난다. 이러한 약들은 두통기 초기나 조짐기(aura)에 투여되어야 가장 좋은 효과를 얻을 수 있다. 그러나 구토, 구역, 위마비(gastroparesis)로 인해 경구 투여된 약물의 전신흡수가 차단되어 약물의 효과가 없는 경우도 있다.

1990년대에 피하, 코, 혀밑, 입으로 투여 가능한 트립탄이 소개되면서 두통의 치료결과가 획기적으로 좋아졌다. 트립탄은 수용체 작용제로 수막혈관에 있는 5-HT_{1B} 수용체에 작용하고, 삼차신경 자극에 의한 무균성 혈관주위 염증을 억제하는 것으로 생각된다. 트립탄은 삼차신경목복합체의 이차신경원을 통한 전달을 억제하기도 한다. 트립탄은 두통이 있는 동안 언제라도 복용 가능하다. 피하용 제제는 환자들의 3/4 정도에서 1~2시간 이내에 통증을 경감시키지만, 먹는 알약은 약간 적은 수의 환자들에게서 2~4시간 이내에 통증을 완화한다. 트립탄은 심장동맥의 경미한 수축을 유발할 수 있어 허혈심장병, Prinzmetal 협심증, 합병증이 있는 편두통 환자들에게는 금기이다.

편두통의 빈도를 줄이기 위한 치료는 대개 한 달에 4회 이상 편두통이 있는 경우에 시행된다. 비약리학적 치료가 도움이 되는데, 규칙적인 유산소운동을 강조하고, 규칙적인 수면시간을 유지하며, 술, 카페인, 그 외 알려진 유발인자들을 피하는 것을 목적으로 한다. 미국 두통협회에서는 여러 차례의 이중맹검(double-blind) 속임약조절(placebo-controlled) 시험에서 다음의 4가지 약물이 편두통의 빈도를 상당히 줄이는 것으로 확인하였다: 아미트립틸린, 디발프로엑스나트륨, 프로프라놀롤, 티몰롤. 이러한 약들은 매일 복용해야 하며 경미하거나 중등도의 다양한 부작용이 있지만 대개 편두통의 빈도를 50%까지 낮춘다. 다른 많은 약들은 편두통을 예방하는 데에 어느 정도 효과가 있었지만, 근거가 확실하지 않거나 부작용이 흔하던지 심각하다.

추천문헌

Basbaum AI, Jessell TM. The perception of pain. In: Kandel ER, Schwartz JH, Jessell TM, eds. *Principles of Neural Science.* 4th ed. New York: McGraw-Hill; 2000:472–491. *(Excellent review of central and peripheral pain systems.)*

Goadsby PJ, Lipton RB, Ferrari MD. Migraine—current understanding and treatment. *N Engl J Med.* 2002;346:257–270. *(Good review of pathogenesis theories and tryptan medications.)*

Purdy RA. Clinical evaluation of a patient presenting with headache. *Med Clin North Am* 2001;85: 847–864. *(Nice review of workup of new patient with headache.)*

Silberstein SD. Tension-type and chronic daily headache. *Neurology.* 1993;43:1644–1649. *(Good review of diagnosis and management of these headaches.)*

Silberstein SD, Lipton RB, Dalessio DJ. *Wolff's Headache and Other Head Pain.* 7th ed. Oxford: Oxford University Press; 2001. *(Reviews most primary and secondary headache types.)*

Solomon S, Newman LC. Episodic tension-type headaches. In: Silberstein SD, Lipton RB, Dalessio DJ, eds. *Wolff's Headache and Other Head Pain.* 7th ed. Oxford: Oxford University Press; 2001:239–246. *(Good review of TTH.)*

21_ 전정기관의 이상

개요

노인에서 어지럼증(dizziness)과 현기증(vertigo)은 매우 흔한 질병이지만, 어느 연령에서나 발병이 가능하다. 어지럼증이란 자신의 바깥 환경과 자기 자신과의 사이에 병적인 관계가 있다고 느끼는 감각을 총칭하는 용어이다. 환자들은 흔히 균형이 안 잡힌다, 평형을 잃었다, 흔들린다, 가볍게 머리가 아프다, 쓰러질 것 같다, 아찔하다, 머리가 흔들리는 것을 느낀다, 비틀거린다, 혹은 불안하다는 등으로 표현하기도 한다. 현기증은 몸이 빙빙도는 느낌 혹은 공간 안에서 신체가 움직이는 느낌이며 전정기관의 이상을 나타내는 현상이다. 표 21-1은 어지럼증과 현기증의 주된 원인을 나열하였다. 나이가 들면 종종 여러 가지 원인들이 중복으로 작용하기 한다.

정상적인 균형은 세 가지 감각(전정, 시각, 고유감각)이 뇌간과 소뇌에서 적절히 조정되어야 한다(표 21-2). 부적절한 감각신호나 감각자극들의 부적절한 통합은 어지럼증이나 현기증을 일으킨다.

전정기관은 각각의 달팽이(cochea)[반고리뼈관(semicircular canal), 타원랑(utricle), 구형랑(saccule)], 전정신경(vestibular nerve), 그리고 제 4 뇌실의 바닥과 소뇌중간 부위에 위치한 등쪽 뇌실에 있는 전정신경핵 근처에 있는 말단 기관이다(그림 21-1). 전정기관은 대표적인 두 부분으로 나누어진다. 첫째, 전정척수신경계(vestibulospinal system)는 중력의 변화에 작용하여 신체의 위치를 변화시켜 준다. 중력의 변화는 타원랑과 구형랑의 반점(macule)에 있는 털 세포(hair cell)(여기에 젤라틴 용액에 담겨있는 작은 칼슘 카보나이트 조각들로 구성된 이석의 이동)의 움직임에 의해 알아낸다. 감각은 전정신경을 통해 전정신경핵으로 전해지고 이것은 자세를 유지하는 항 중력근육을 조절하는 척수전각세포로 전해진다. 자세의 조절은 대개 의식적인 노력없이 자동적으로 이루어진다.

둘째, 전정안구신경계는 머리가 움직이는 동안 적절하게 안구운동을 조절한다. 각가속(angular acceleration)은 한 쌍 이상의 세반 고리관에 의해 포착되며, 세반 고리관들은 서로 90도 각도로 놓여 있다. 머리를 회전하면 내림프(endolymph)속에 있는 털 세포가 휘면서 감각신경의 기본 주파수의 변

표 21-1 어지럼증과 현기증의 주요 원인들

전정기관(25%)
- **양성발작성두위현기증(BPPV)**
- 메니에르 병
- 전정 신경염
- 만성 내이 균형이상

체성감각기관(15%)
- **말초성 감각신경 병증 (당뇨병, 알코올, 독성 물질들)**
- 악성 빈혈(비타민 B12 결핍)
- 척수소뇌 운동실조
- 사람면역결핍바이러스(HIVD) 척수병증

시신경계(1%)
- 최근 발병한 알 수 없는 복시 혹은 백내장

뇌간 혹은 소뇌(25%)
- 구조적(1%)
  - **경색** (외측 연수 혹은 소뇌 중앙부위)
  - 종양(교종, 뇌실막세포종, 기타)
  - 퇴행성(다기관 위축증)
  - 선천성(아놀드-키아리 변형증)
- 대사성(24%)
  - **심혈관**(기립성 저혈압, 혈관성 실신, 심장 부정맥, 심장부전, 심한 빈혈)
  - 내분비(저혈당, 고혈당, 갑상선 기능저하증)

심리생리(5%)
- 불안 및 과호흡

약물 부작용(30%)

150개 이상의 약물이 3%이상의 어지럼증과 현기증 유병률을 가지고 있다.
- 영구적인 전정 섬모 손상을 주는 전정 독성을 가진 약물들
- **아미노글리코사이드계 항생제**(특히 **젠타마이신**, 카나마이신)
- 항암제(시스프라틴, 클르람페이콜)

중추신경경 약물
- **진정제**(벤조디아제핀계 및 수면제)
- 심리안정제(페노티아진계, 리티움, 삼환계)
- 항경련제(페니토인, 카바마제핀)

순환계 약물
- **고혈압치료제**(프라조신, 베타 차단제) 혈관확장제(이소솔비드, 니트로글리세린)
- 부정맥치료제(맥실레틴, 프레카이니드, 아미오다론)
- 이뇨제(프로세마이드, 에타크린 산)

한약제제
- 많은 한약들이 부작용으로 어지럼증을 보인다.

% : 원인을 보이는 비율
굵은 글씨 : 각각의 분류 중 가장 흔한 원인을 보이는 것들

화를 뇌간 전정신경핵으로 전달한다. 전달된 신경 자극이 통합되어 제3,4,6번 뇌신경을 통해서 머리 회전 방향의 반대쪽으로 눈을 적절히 움직이도록 작용한다. 머리가 움직이는 동안 외부세계는 움직이지 않는 것으로 느낀다. 전정안구운동계 이상을 가진 사람은 머리를 움직일 때 어지럼증을 느낀다.

시신경계는 수평면에 위치하며 수평면에서 머리움직임을 인지한다. 또한 시신경계는 망막의 정보를 다시 전정신경핵으로 되돌려 보내서 전정운동반사의 통합에 기여한다. 시신경계는 눈, 시신경, 외측 슬상핵, 시방사부위, 시각피질, 그리고 외측 슬상체와 대뇌후두엽에서 전정핵으로 연결되는 신경다발로 구성되어 있다. 시신경계에 의한 원발성 어지럼증은 거의 없다. 그러나 시신경계는 다른 감각기관이 손상되면 주된 보상작용을 일으키는 기관이다. 그래서 낮에는 균형 감각을 잘 유

표 21-2 정상 균형 조절의 구성요소들

전정계
중력의 변화를 감지하고 자세를 유지시켜 준다. 머리가 움직이는 동안 눈을 일정하게 유지시켜 준다.
고유감각계
다리의 위치를 감지한다. 다리와 발의 움직임을 감지한다.
시신경계
수평면에 대한 머리의 움직임을 감지한다. 망막에서의 정보를 보내서 전정안구반사의 통합기능 유지에 기여한다.
뇌간과 소뇌의 전정신경핵
전정, 시신경, 그리고 체성감각신경을 통합하여, 그 정보를 세반고리뼈관, 내안근으로 보내고, 또한 자세와 안구운동을 적절히 조절할 수 있도록 대뇌 피질로 정보를 보낸다.

지하지만 시력이 작용하지 못하는 밤에는 균형을 잃고 어지럼증을 호소한다.

고유감각계는 발의 움직임에 대한 감각을 전달하고 다리와 발의 흔들림에 대해 보상작용을 한다. 발에 있는 관절감각 수용기는 발의 움직임을 작은 유수신경을 통하여 척수로 전달한다. 이 정보는 후부 척수로를 통해 전정신경핵으로 전달된다. 발에 있는 관절감각 수용기에서 느끼는 감각은 서있거나 움직이는 동안 균형을 유지하는데 중요하다. 이 체계에 고장이 생기면 현기증을 일으키기보다는 어지럼증을 일으키며 서거나 걷는 동안 균형을 유지하기 어렵고 앉거나 누운 경우에는 호전된다.

요약하면, 전정신경핵은 전정기관, 시각기관, 그리고 고유감각기관에서 오는 신호를 통합하여 균형을 유지하기 위해 자세를 적절히 변화시키고 머리가 움직이는 동안 외부세계에 대하여 시선을 고정하기 위해 눈의 위치를 조절한다. 등쪽 바깥쪽

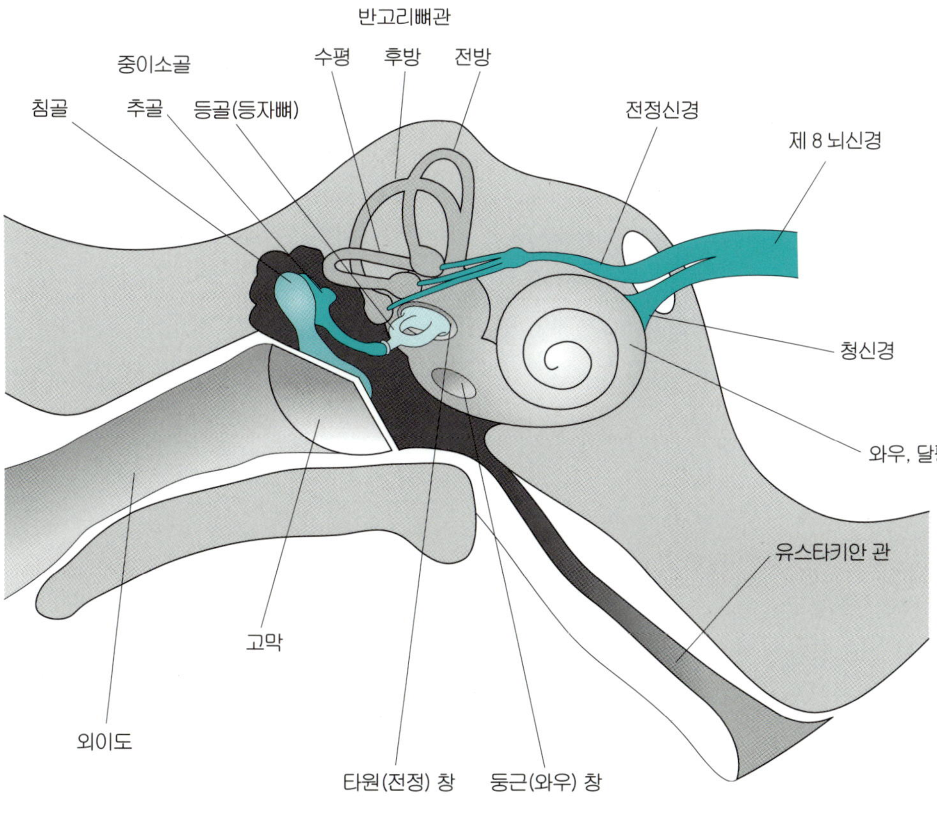

그림 21-1 내이의 해부도.

연수와 소뇌의 타래(flocculus)에 있는 한 쌍의 전정신경핵은 구심성 신호를 받고 통합한다. 원심성 신호는 내측과 외측의 전정척수신경로를 지나 척추신경 전각세포를 거쳐 항중력근육으로 가고 또한 자세유지 및 균형을 잡기 위한 의식적인 노력을 지배하는 대뇌 감각피질로 간다.

현기증과 어지럼증은 질병이 아니라 증상이다. 진단의 핵심은 신체의 어떤 기관이 증상과 관련이 있는가를 밝히는 것이다. 병력, 관련된 증상들, 이학적 검사를 통해 관련 기관을 찾아낸다(표 21-3). 전정기관이 관계가 있다면, 다음과 같은 질문에 대한 대답이 필요하다: 전정안구반사 혹은 전정척수기관에 이상이 있는가, 그리고 말초신경계(흔하다)의 이상인가 아니면 뇌간나 소뇌 등 중추신경계(드물다)의 이상인가.

보통은 병력과 이학적 검사로 비정상적인 전정기능의 원인을 찾을 수 있다. 그러나 검사실검사나 신경방사선학적 검사가 진단에 도움이 될 수가 있다. 신경방사선학적 검사는 관(cristae)이나 반점(macula)과 같은 내이막의 구조나 많은 다른 원발성 전정계질환을 밝히는데 도움이 된지 않는다. 그러나 측두골에 대한 섬세한 컴퓨터단층촬영은 측두골 골절, 종양, 혹은 내이를 침범하는 감염을 찾아낼 수 있다. 자기공명영상은 중이염, 청각신경종, 소뇌교각부종양, 그리고 뇌간 혹은 소뇌의 구조적인 이상 등을 찾아낼 수 있다. 전기안구진탕계는 안구운동과 연구실에서 실험할 수 있는 여러 가지 안구진탕을 검사 할 수 있다(표 21-3). 또한 전기안구진탕계는 외이도에 더운 물, 혹은 찬 물로 자극한 후 수평 세반 고리뼈관(단, 다른 세반 고리관, 타원랑, 둥근주머니는 제외)의 통합 기능을 측정할 수 있다. 전기안구진탕계는 전정기관 양쪽에 모두 이상이 있는가를 검사하는데 도움을 줄 수 있으며 또한 약물중독, 유전적인 질환, 혹은 일측성 전정신경염, 메니에르병(Meniere's disease), 측두골 손상 등을 진단하는데 도움을 준다. 뇌척수액 검사는 뇌막 종양 혹은 뇌막염 등이 의심되지 않으면 거의 사용하지 않는다.

현기증의 치료 원칙

현기증은 종종 오심과 구토를 동반하는 공중에 뜬 느낌을 갖는다. 자신감을 찾도록 하고 간단한 설명으로 많은 불안을 줄여 줄 수 있다. 현기증의 강도는 여러 가지 약물로 줄일 수 있다. 디아제팜(Diazepam)을 정맥주사하면 심한 증상을 멈출 수 있다. 최근에는 프로메타진(Promethazine)은 구강, 항문 혹은 정맥주사로 현기증과 오심을 치료하는데 사용하지만, 진정작용이 있다. 메클리진(Meclizine)도 약간의 효과가 있다.

증상 치료를 위한 약물치료는 여러 가지 증상들이 나타나는 동안에만, 그리고 급성기의 중증 어지럼증에만 사용해야한다. 이러한 약들을 경미한 어지럼증의 치료를 위해 지속적으로 사용하면 이런 증상이 자연적으로 치료되는 것을 오히려 방해할 수 있으며, 특히 노인에서는 진정작용이 나타날 수 있기 때문이다. 약물치료는 반복적으로 잠깐 동안 현기증이 나타나는 환자들에게 유용하다. 고유감각, 시각, 혹은 대사성 뇌간병변에 의한 어지럼증을 가진 사람은 현기증 치료제로 도움을 받을 수 없다. 현기증 증상에 대한 단순한 치료는 불충분하며, 적절한 치료를 위해서는 어지럼증의 원인을 반드시 찾은 후에 치료해야 한다.

양성발작성두위현기증

서론

양성발작성두위현기증(benign paroxysmal positional vertigo, BPPV)은 가장 흔한 형태의 현기증이다. 대개 일 년에 100,000명당 60명 정도의

표 21-3

병력

어지럼증 또는 현기증
지속적 또는 간헐적
어지럼증의 지속시간(초, 분, 시간, 일, 주)
발병 때의 상황(예. 두부외상, 감염, 새로운 약 등)
유발 혹은 악화요인(특정 방향으로의 머리움직임, 당뇨병 환자의 식사거름, 침대에서 일어날 때 등)
현기증의 경과(호전, 안정, 악화)
실신(실신이 있었다면 어지럼증이나 현훈이 문제가 아님)

관련 질환, 징후 및 증상들

새로 나타난 청력 상실 또는 이명 – 전정기관
복시, 새로 안경 낌, 백내장 – 시각
발의 통증, 무감각, 이상감각 또는 양쪽 다리의 허약 – 고유수용성감각
얼굴허약, 무감각, 뻣뻣한 목, 부동동공, 복시 – 뇌간 또는 구조적
당뇨, 갑상선저하증, 심혈관계질환 – 뇌간 또는 대사성

검사

전정안구계

전정안구반사 : 머리를 수평 혹은 수직으로 천천히 돌리면서 먼 물체를 바라본다. 목표물체가 움직일 때 물체를 따라잡는 안구단속운동이 늦게 나타나면 비정상 결과이다.

머리 흔들기 검사 : 머리를 수평으로 10회 빠르게 흔든 뒤 ("No" 라고 말할 때와 같이) 앞을 본다. 머리 흔드는 것을 멈춘 후 수평의 안진이 나타나며 어지럼증이 나타나면 비정상 결과이다.

홀파이크 기법 : 환자를 검사테이블 앉게 한 후, 머리를 옆으로 45도 돌린 뒤, 앉힌 자세에서 뒤로 재빨리 눕혀 머리가 테이블 끝보다 더 바깥쪽에 매달린 것 같이 한다. 직접적인 회전성의 안진이 잠깐의 지연 후 나타나면서 어지럼증이 재현되면 비정상 결과이다(그림 21-3).

전정척수계

직렬보행검사 : 발을 앞뒤로 붙여 똑바른 선을 따라 걷게 한다. 환자가 옆 발을 디디면 비정상 결과이다. 정상 결과는 전정척수계가 손상되지 않았다는 것을 의미하지만 비정상 결과는 정형 외과적 문제, 고유 수용성 감각, 혹은 소뇌의 기능 부전과 같은 다양한 원인에 의해 나타날 수 있다.

롬버그 검사 : 환자에게 두 발을 붙이고 선 자세에서 눈을 뜨거나 혹은 눈을 감게한다. 환자가 눈을 뜨고는 서있을 수 있지만 눈을 감고는 서있지 못하면 비정상이며, 이것은 고유수용체감각계 혹은 전정계의 이상 증상이다.

안진(빠른 시기의 안진방향으로 기술한다.)

느린 시기는 전정계 활동을 대변하며, 빠른 시기는 느린 시기를 교정하고자 하는 대뇌 피질의 활동에 의해 나타난다.

전정기관 말단 부위의 기능 부전으로 인해 발생한 안진은 수평적이거나 한쪽 방향으로 회전성의 안진이며 중앙부 혹은 중앙의 45도에서 흔하며, 시야고정을 제거하면 더욱 악화된다(프렌첼 안경 +30렌즈).

중추성 전정계가 원인인 안진은 완전 회전성이거나 완전 수직방향이며, 오래 지속되고 시야고정과 관계없다.

시야고정 의해 유발된 안진은 대칭적이고, 고빈도이며, 낮은 진폭의 수평적인 안진이 양쪽 방향의 먼 곳을 주시할 때 나타난다. 대체로 술, 벤조디아제핀, 페니토인, 진정제와 같은 약물에 의해 나타난다.

청력검사

검이경을 이용해 외이도를 검사한다.

속삭임이나 손가락 문지르는 소리를 양쪽 귀에서 들을 수 있는지 확인하고 128 Hz 정도의 낮은 진동수도 들을 수 있는지 확인한다.

청력이 없다면 감각신경성(공기전도가 골전도보다 크다.) 중이 전음성(골전도가 공기전도보다 크다.) 청력손실인지 확인한다.

고유수용성감각계

발의 진동감각과 자세감각
롬버그 검사와 직렬보행검사

시각계

복시에 대한 외안근 검사
단순시력검사
백내장에 대한 안저검사

뇌간과 소뇌

뇌신경검사(특히 뇌신경 Ⅴ, Ⅶ, Ⅸ)

심혈관계

심박수, 리듬, 심잡음의 유무
누웠을 때와 섰을 때의 혈압

폐

쉴 때와 운동시의 호흡수
폐 청진음

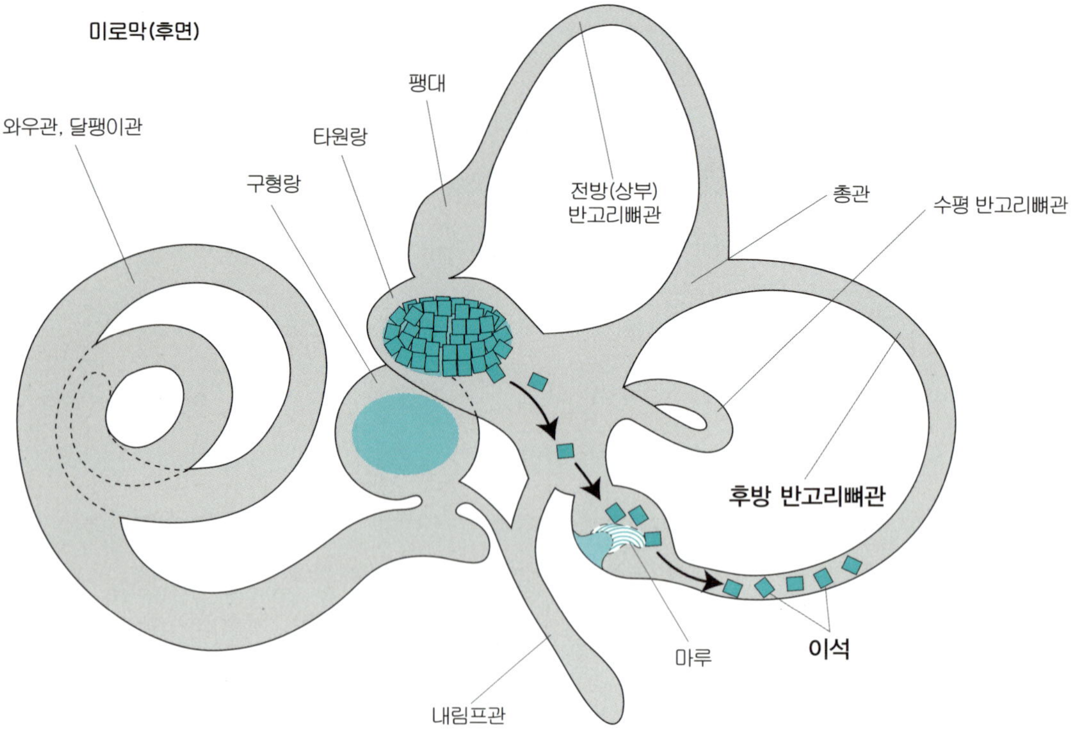

그림 21-2 양성발작성두위현기증.

유병률을 가지지만 50세 이상의 장년층에서는 100,000명당 50~120명으로 유병률이 더 높다. 대부분은 세반 고리뼈관(SCC)기능이상에 의한 말초성 질환이지만, 가끔 뇌간의 이상에 의한 중추성 질환도 있다.

병태생리

양성발작성두위현기증의 증상과 증후는 세반고리뼈관안에 덩어리진 물질들이 내림프액의 흐름을 방해하기 때문에 발생한다. 대부분의 경우는 이런 덩어리는 타원랑안에 있는 평형반에서 떨어져 나온 이석 부스러기들이다. 이런 작은 이석(otoconia) 부스러기들은 중력에 의해 반고리뼈관의 뒤쪽으로 내려간다(그림 21-2). 선 자세에서 머리를 회전하면, 반대측과 비교하여 동측 세반고리뼈관안의 이석 부스러기들이 동측 세반고리뼈관안의 전정안구운동계에 영향을 준다.

주요 임상소견

환자의 주요 증상은 머리를 위로 들거나 혹은 아래로 내리면서 머리를 회전시키면 약 15초 정도 지속되는 순간적인 현기증 증세를 보이는 것이다. 가끔 이런 느낌은 예상할 수 없이 환자를 깜짝 놀라게 하며 나타난다. 오심, 구토, 청력손실, 이명 기타 신경학적인 증세는 없으며, 하루에 1~5번 정도 발생한다. 이런 증상을 계속해서 나타나게 하는 동작을 반복하면, 현기증 증세는 점차 약화되고 기간도 단축되며 수 시간동안 잠복기를 갖게 된다. 이런 환자들의 약 20%는 경미한 두부 외상 후에 나타나는지만, 그들은 그런 외상에 대한 기억을 거의 갖고 있지 않다.

현기증이 반복되는 그 중간 기간에는 환자는 전

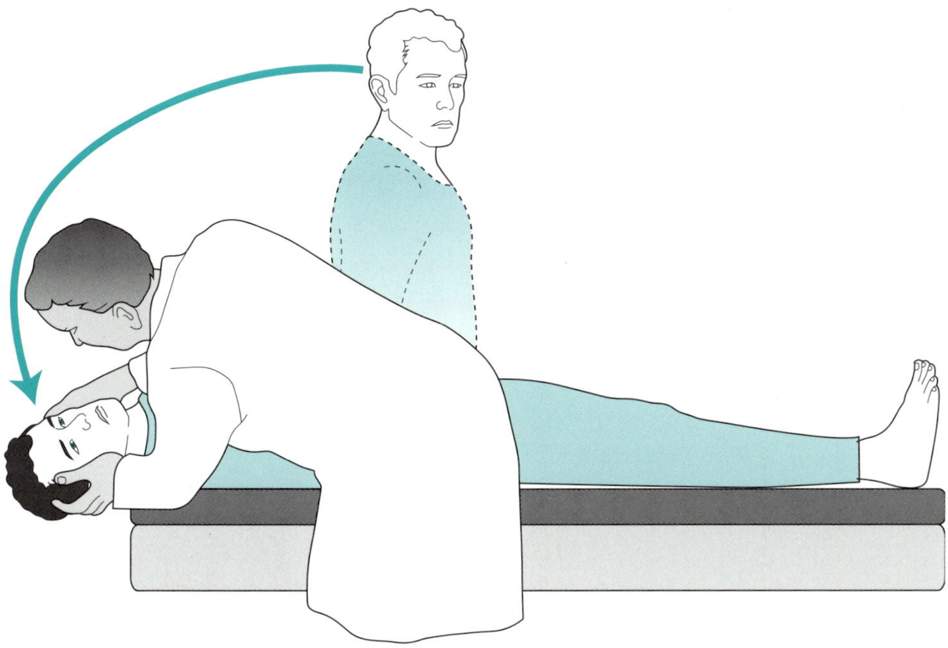

그림 21-3 홀파이크(Hallpike) 수기검사법

혀 증상이 없으며 정상적인 균형과 조절기능을 가지고 있다. 홀파이크(Hallpike) 혹은 딕스-홀파이크 수기검사법(Dix-Hallpile maneuver)으로 환자에게 현기증을 유발시킬 수 있다(표 21-3). 이 검사법으로 환자의 현기증 증세를 반복하여 검사할 수 있다. 검사자는 환자를 테이블 뒤로 환자를 누이면 1~5초 동안 방향성을 갖는 회전성 안구진탕이 나타나는 것을 볼 수 있다. 환자의 특징적인 병력과 홀파이크 수기검사 양성반응으로 진단할 수 있다.

주요 검사소견

신경영상검사와 진기안구진탕검사는 도움이 안 되며 대개 정상소견을 보인다.

치료 원칙과 예후

대부분의 양성발작성두위현기증은 1~2개월 안에 자연적으로 치유되지만 가끔은 더 오랫동안 지속될 수도 있다. 약 67% 이상에서 양성발작(성)두위현기증은 에플리(Epley) 치료법(이석 위치 재조절법)으로 완쾌되거나 증상이 완화된다(그림 21-4). 이 방법은 세반 고리뼈관 후방에 있는 이석덩이들을 중력을 이용하여 다른 곳으로 이동시켜 녹이는 것이다. 이것은 현기증을 유발시키는 귀쪽 방향으로 자세를 반복적으로 바꾸어 주는 것이다. 약 2분 이상 머리를 그쪽 방향으로 돌린 후, 천천히 머리를 정중앙으로 돌이며, 그 후 반대방향으로 다시 돌려준다. 마지막으로 환자를 돌리며 앉힌다. 환자는 잠자는 동안 이석덩이가 다시 세반고리뼈관의 후방으로 돌아가는 것을 막기 위해 머리 자세를 여러 방향으로 조절하고 수면을 취해야하며, 이런 방법으로 약 75% 이상에서 어지럼증 증세(양성발작성두위현기증)를 치료하거나 증상을 완화시킬 수 있다.

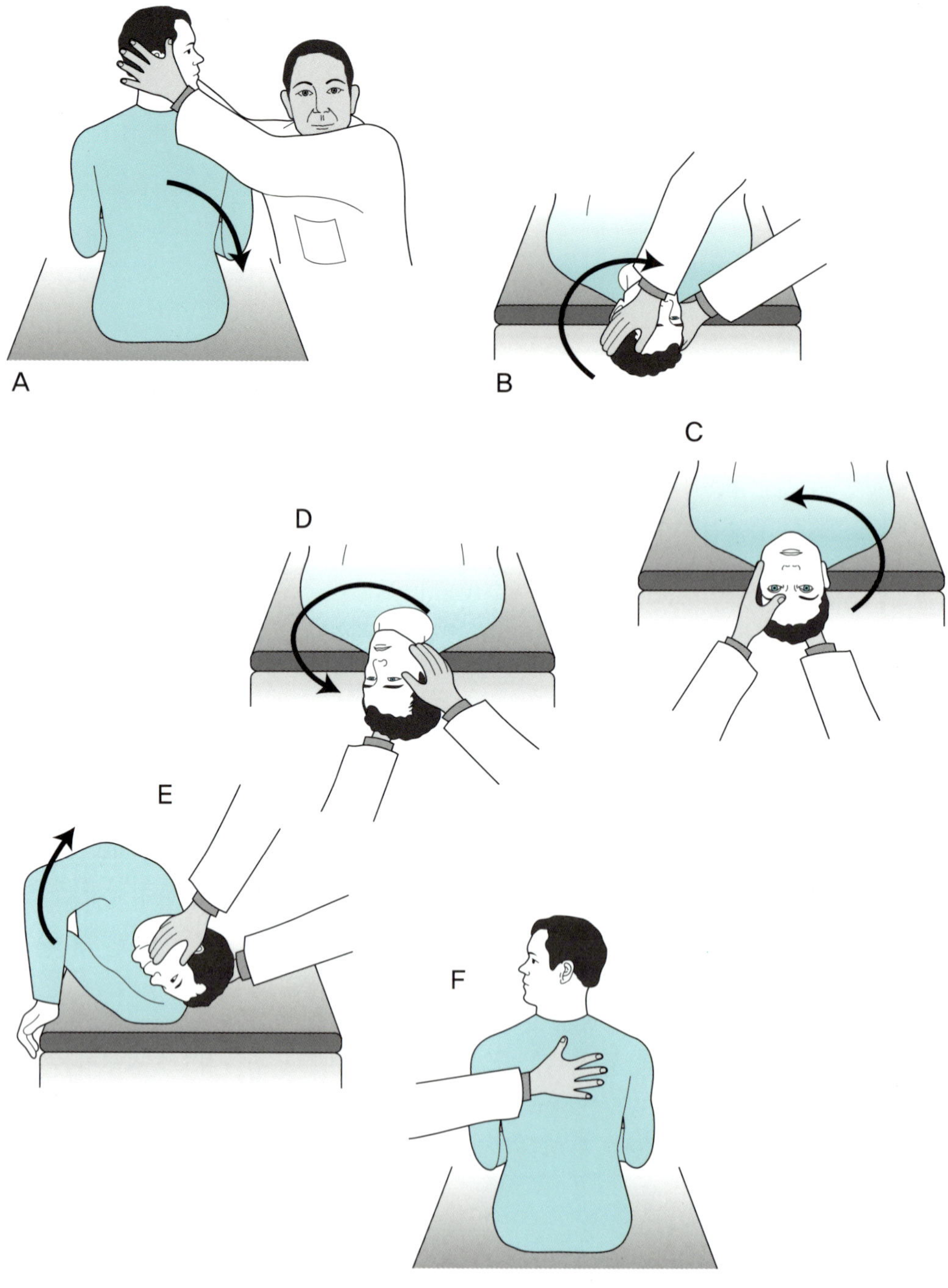

그림 21-4 에플리(Epley) 검사법(각 단계를 30초씩 유지한다).

메니에르병

서론

메니에르병(Meniere's disease) 혹은 내림프수종(endolymphatic hydrops)은 양성발작성두위현기증보다 드물지만 증상은 더 심하다. 유병률은 매년 100,000명 당 10~150명 정도가 이 질병으로 진단을 받는다. 이 질병은 남녀가 모두 같이 영향을 받으며, 대개 40~60대에 많이 발병한다.

병태생리

측두골 조사에서 주변림프계의 손상과 내림프액의 병적인 과대 축적에 의해 특징적인 내림프 수종을 볼 수 있다. 이차적인 내림프맥의 팽창과 손상이 달팽이관, 타원낭, 구형낭에서 나타난다. 내림프관의 파열과 상처의 흔적이 흔하다. 이 질병의 유병 기간에 따라서 달팽이관 혹은 전정기관안의 섬모에 다소간의 손상을 준다.

급성기 증상은 내림프관이 순간적으로 파열되어 칼륨이 많은 내림프액과 칼륨이 없는 주변 림프액이 섞이기 때문에 나타난다. 이런 비정상적인 자극이 전정 및 달팽이관 신경에 가해지면 영구적인 청각 및 전정기능 손상을 유발할 수 있다.

원인은 90% 이상에서 알 수 없다. 나머지 원인들로는 이석 매독(ototic syphilis), 이하선염에 의한 내이염(mumps labyrinthitis), 두부외상, 혹은 뇌막염 등이다. 이들 중 10%는 메니에르병에 대한 유전성 가족력을 가지고 있다.

주된 임상소견

경고없이 갑작스러운 현기증이 발생하거나 점차 발병쪽 귀에 이명이나 귀가 꽉 막힌 느낌, 청각저하 등의 전조 증상을 보이기도 한다. 유발요인은 없다. 현기증의 특징, 수평 방향으로 도는 느낌과 같은 현기증은 수평방향 안구진탕, 오심 및 구토증을 동반한다. 현기증의 중증도는 발병 때마다 다르지만 종종 넘어질 정도로 심할 때도 있다. 연관된 이명(고함소리 혹은 휘파람 소리)과 청력저하가 동측 귀에서 나타난다. 증상은 보통 수 시간 동안 지속되며 환자는 하루 종일 지치고 불안정해진다. 일반적으로는 한 달에 한 번 정도 증상을 경험하며, 혹은 일 주일 혹은 일 년에 두 번 경험한 경우도 있다.

주요 검사소견

주로 낮은 주파수의 청력 손실(250~500 Hz)이 많아 초기부터 언어 소통에 불편함을 경험한다. 질병이 진행하면, 모든 음역에서 청력 손실이 발생한다. 감각신경성 청력손실을 주로 보이는 일반적인 노인성 청력 손실은 높은 주파수 영역에서 시작하지만, 이 질병은 낮은 주파수 영역에서부터 정력 손실을 보이기 때문에 각각의 질병을 감별 진단하는데 도움이 된다. 50% 이상의 환자에서 이 질병이 있는 귀에서 검사한 칼로리 검사에서 양성 반응을 보인다. 원인 미상의 경우에는 신경방사선 검사나 뇌척수액 검사에서도 정상 소견을 보인다.

치료 원칙과 예후

이 질병의 완치 방법은 없다. 급성기 어지럼증은 그 증상을 치료하기 어렵지만, 오심과 구토는 약물치료가 가능하며, 어지럼증은 30분에서 2시간 내에 보통은 끝난다. 프로메타진(Promethazine)같은 약물을 직장 안에 투여하면 어지럼증과 구토 증세를 약화시킬 수 있다. 이 질병의 진행 과정과 발병빈도가 다양하기 때문에 치료 약물의 선택이 매우 어렵다. 가장 흔히 사용하는 약물로는 내림프액의 생성을 감소시키고 흡수를 촉진시키는 것이며, 음식에 염분을 줄이고 이뇨제(하이드로클로로타이진 혹은 아세타졸라미드)를 사용하는 것이다. 약물치료에 반응을 보이지 않는 중증의 환자에게 젠

타마이신(gentamycin)을 중이나 내이에 국소적으로 투여하여 효과를 볼 수 있으나 이것은 전정기관의 섬모를 파괴하여 청력 손상을 초래 할 수 있다. 내림프액의 흐름을 바꾸는 수술이나 전정신경을 절제하는 수술의 효과에 대해서는 아직 증명되지 않았다.

자발 현기증(spontaneous vertigo)은 발병 5~10년이 지나면서 치유되는데, 이 때는 질병이 진행하여 청력을 완전히 소실되거나 칼로리 검사에 반응이 없는 시점이다. 불행하게도 환자의 15%에서는 반대쪽 위에도 이 질병이 발생한다.

추천문헌

Baloh R. *Dizziness, Hearing Loss, and Tinnitus.* Philadelphia: FA Davis; 1998. *(Excellent straightforward book on causes of vertigo.)*

Furman JM, Cass SP. Benign Paroxysmal Positional Vertigo. *N Engl J Med* 1999;341:1590-1596. *(Excellent review of this syndrome and the Epley maneuver.)*

Paparella MM, Djalilian HR. Etiology, pathophysiology of symptoms, and pathogenesis of Meniere's disease. *Otolaryngol Clin North Am* 2002;35:529–545. *(Entire issue devoted to reviews of Meniere's disease.)*

흔한 신경학적 용어들

조절(accommodation): 감각신경은 자극이 계속 유지되더라도 시간이 감에 따라 감소되는 동적인 발화 속도를 갖는다. 다양한 거리에서 시력을 맑게 하기 위해 눈을 변화시키는 것도 조절이라고 한다.

구심성 경로(afferent pathway): 뇌나 척수로 이끌어지는 축삭

인식불능증(agnosia): 인식의 부족을 뜻한다. 인식장애와 동의어이다. 예는 시각 인식불능증으로 환자가 정상적인 지각과 각성을 지녔음에도 전에 알았던 비언어 시각 자극의 의미를 알지 못할 때를 말한다.

쓰기실어증(agraphia): 손바닥이나 손가락 끝에 쓴 숫자나 문자를 인식하지 못하는 것

읽기실어증(alexia): 쓰기 결손을 동반하거나 동반하지 않으면서 얻어진 읽기 장애

무해자극통증(allodynia): 통증이 없는 피부 자극을 통증으로 느끼는 것

일과성 흑암시(amaurosis fugax): 일시적인 단안 시각상실. 이것은 흔히 내측 경동맥 색전이 일시적으로 안동맥을 막아서 온다.

기억상실증(amnesia): 새로운 정보를 배우거나 전에 습득한 지식을 끌어내는 능력의 부분적이거나 완전한 능력 소실

근육위축(amyotrophy): 흔히 탈신경으로부터 근육의 위축

항문반사(anal reflex): 항문 주위 감각 자극에 대해 항문 괄약근의 반사적 수축

동맥류(aneurysm): 윌리스 환의 갈림부에서 두개내 동맥의 비정상적인 팽창 또는 팽윤

동공부등(anisocoria): 같지 않은 동공 크기

발목반사(ankle jerk): 발목 부위에서 아킬레스건을 쳐서 유발되는 심부건반사(아킬레스반사)

전각(anterior horn): 전각세포를 포함하는 신경원(하부운동신경원)으로 구성된 배쪽 척수의 회색질

안톤증상(Anton's symptom): 환자에 의해 부인되는 시각상실 또는 편측 반맹을 만들어내는 후두, 두정부를 포함하는 병변

실어증(aphasia): 우성반구의 대뇌 피질이나 시상에 있는 언어중추의 기능부전으로 구어를 표현하거나 이해하는 데 장애가 나타나는 병변

세포자멸사(apoptosis): 유전적으로 예정된(프로그램된) 신경원의 세포사로서 정상이거나 비정상적일수 있다.

실행증(apraxia): 흔히 두정엽의 기능부전으로 행위의 부분적 요소를 수행할 수 있음에도 불구하고 학습(습득)된 행위를 수행하지 못하는 것

동정맥기형(arteriovenous malformation, AVM): 뇌나 척수에 위치한 동맥, 정맥, 모세관으로 구성된 비정상적 혈관복합체로서 종종 출혈을 일으킨다.

동맥염(arteritis): 동맥 벽의 염증

입체인식불능증(astereognosis): 정상적인 촉감을 갖는 손에 쥐어주었을 때 크기, 모양, 감촉 등에 기초하여 작은 물체를 구분하거나 인식하지 못하는 것

실조(ataxia): 소뇌 기능의 손상으로 인해 팔다리나 몸의 움직임, 특히 보행의 부조화가 일어나는 것

무정위운동(athetosis): 팔, 다리, 몸통의 느리고 구부러지고 틀어지는 불수의적 움직임

위축(atrophy): 불용 또는 탈신경으로 인해 오는 근육의 위축

자폐증(autism): 언어와 상호작용에 영향을 끼치는 아동 질환

바빈스키 징후(Babinski sign): 발바닥 자극에 대한 반응으로 엄지발가락의 신전 반응과 다른 발가락들의 부채폄 징후가 보이는 것을 말한다. 이러한 신전 족저 반응은 9개월까지의 유아에서는 정상이며, 그 이후에 계속 나타나면 피질척수로의 손상을 의미한다(상부운동원 징후).

기저핵(basal ganglia): 조가비핵, 꼬리핵, 창백핵, 시상밑핵, 흑색질, 시상 등으로 구성된 대뇌반구의 심부 회색질 핵

두갈래근 반사(bicpes reflex): 두갈래근의 건을 쳐서 두갈래근의 짧은 수축이 유발되는 심부건반사

위팔노근반사(brachioradialis reflex): 원위부 요골을 쳐서 위팔노근의 짧은 수축이 유발되는 심부건반사

운동완만 또는 운동불능증(bradykinesia or akinesia): 파킨슨씨병에서 볼 수 있는 것처럼 정상적인 운동신경과 근육에도 불구하고 움직이기 어려운 상태

브로카 실어증(Broca's aphasia): 운동언어장애(표현성 실어증, 비유창성 실어증, 전방 실어증)가 우성 뇌 전두엽의 기능부전 때문에 나타나는 것으로서, 힘들게 간신히, 문법에 맞지 않게, 더듬고 생략되는 말을 구사하고, 정상적인 언어 선율이 상실된 상태

잡음(bruit): 좁은 동맥 분절을 지나가는 혈액의 와류 때문에 나오는 소리로서, 흔히 목에 있는 내측 경동맥으로부터 들린다.

연수(bulbar): 하부 뇌간의 연수와 교뇌

새발톱고랑 피질(calcarine cortex): 내측 후두엽에 위치한 일차 시각 중추

온도안구진탕검사(caloric test): 안뜰눈반사(vestibulo-ocular reflex)의 자극으로부터 눈 움직임을 평가하기 위해 외이도에 온수와 냉수를 넣은 검사

말총(cauda equina): 신경구멍을 통해 빠져나가기 전 요추와 천추관에 있는 요천추신경근

꼬리의(caudal): 머리 가까이에 같은 종류의 다른 구조와 비교되는 신경축의 하부

샤르코-마리-투스병(Charcot-Marie-Tooth disease): 팔다리의 원위부 수초 축삭을 침범하는 상염색체우성소질 유전질환으로서 특히 다리쪽에 원위부 대칭성 다발성신경병증을 초래한다.

체인-스토우크스 호흡(Cheyne-Stokes respiration): 과다호흡과 무호흡 사이의 규칙적인 주기성 진동 호흡 형태

무도병(chorea): 팔다리와 얼굴, 몸통 근육의 빠른 튀기기와 경련에 의해 특징되는 비정상적 불의적 운동

염색질융해(chromatolysis): 축삭이 나눠질 때 신경원으로부터 니슬소체(색소등물질)의 붕괴

톱니바퀴경축(cogwheel rigidity): 수동적 움직임에 대한 톱니바퀴와 같은 증가된 저항(과긴장)이 흔히 파킨슨씨병 환자의 손목에서 나타난다.

컴퓨터 단층촬영(computor tomography, CT): 조직(흔히 두개골 및 뇌)을 통해 지나가는 엑스선의 감별 약화로부터 조직을 통해 일련의 조각을 만들어내는 신경 영상 기술

구성실행증(constructional apraxia): 복잡한 물체의 조각(구성요소)을 조립(구성)하는데 문제가 있는 장애

피질연수로(corticobulbar tract): 뇌간운동핵으로 내려가는 하행 피질운동로

피질척수로(corticospinal tract): 주로 운동피질로부터 나오는 하행 피질운동로로서, 전각세포나 근처 사이신경세포에 시냅스하기 위해 척수로 내려간다.

반충(countercoup): 두개 외상과 반대쪽 면의 뇌손상

충격(coup): 두개 외상과 같은 쪽 뇌에 일어나는 손상

뇌절제자세(decerebrate posture): 하부 뇌간으로부터 상부 뇌간을 분리시키는 병변 때문에 특히 통증자극이 주어졌을 때 양쪽 팔다리가 신전된다.

뇌피질제거자세(decorticate posture): 뇌간을 반대측 또는 양측 피질의 영향으로부터 단절시키는 병변에 의해 편측 또는 양측 상지의 굴곡과 편측 또는 양측 하지의 신전이 나타난다.

심부건반사(deep tendon reflex): 힘줄을 가볍게 두드려 단시냅스성 신장반사를 유발하여 근육 수축을 일으키는 것

탈수초(demyelination): 축삭은 상대적으로 보존되면서 말초 또는 중추신경계의 수초(축삭신경집)만 주로 상실되는 것을 말한다. 분절 탈수초는 수초가 신경을 따라 정상 수초와 축삭의 일부분을 남긴채 반점형으로 상실되는 것이다.

어지러움(dizziness, 현기증): 머리가 어찔어찔하거나 균을 잃는 느낌이 들 때 쓰는 일반 용어이다.

인형안조작(Doll's eye maneuver): 혼수상태의 환자에서 흔히 시행되는 안뜰눈반사로서, 머리를 외측으로 돌렸을 때 눈은 고정된 채로 남아 머리와 함께 움직이지 않는다.

우세(dominance): 언어를 조절하고 쓰기, 먹기, 던지기 등에 사용되는 기준 팔다리를 조절하는 대뇌반구

척주핵(dorsal column nuclei): 연수 꼬리부분에 있는 얇은다발핵, 쐐기다발핵으로서, 척수의 척주에 대한 2차 신경원 세포체를 포함하며 흔히 위치감각, 진동, 촉각을 전도한다.

후각(후각, dorsal horn): 말초 구심성 감각섬유와 연관된 신경원을 포함하는 척수회색질의 후면

뒤뿌리(후근, dorsal root): 척수의 뒤뿌리절과 후각 사이에 있는 말초 구심성 감각신경 부분

뒤뿌리절(dorsal root ganglia): 척추체 가까이 각 분절 수준에 위치한 1차 말초 구심성 감각신경원 세포체의 군집

착의실행증(dressing apraxia): 옷입기, 몸차림 등에서 몸의 편측무시를 보이는 비우성 두정엽을 침범하는 병변

구음장애(dysarthria): "입에 돌을 넣고 말하는 것" 같은 소리로 말하는 조음장애

운동이상증(dyskinesia): 무도병, 무정위운동, 틱, 근육긴장이상을 포함하는 팔다리나 얼굴의 여러 불수의적 움직임

운동거리조절이상(dysmetria): 표적을 놓치는 것과

같이 원하는 움직임에 이상을 초래하는 팔다리 실조(실조)

삼킴곤란(dysphagia): 삼킴장애

발성장애(dysphonia): 말하는데 어려움이 있는 상태로서, 흔히 음량이 낮다.

근육긴장이상(dystonia): 근육 군의 강하고 지속되는 느린 수축이 팔다리나 전체 몸의 뒤틀림이나 꼬임을 유발하는 것을 말하며, 수축은 종종 아프고 볼꼴사납게 나타난다. 근육긴장이상은 수초에서 수분간 지속되며, 경우에 따라 수시간 지속되어 근육긴장이상 자세를 만들어낸다.

부종(edema): 세포체의 부종으로부터 뇌에 과다하게 물이 차는 것(세포독성), 또는 세포외 공간에 액체가 증가되는 것(혈관탓)을 말한다.

원심성 신경로(efferent pathway): 뇌나 척수로부터 외측으로 나가는 축삭

뇌파(electroencephalograph): 두피에 부착시킨 전극을 이용하여 뇌에서 만들어진 미세한 전기전류를 기록하는 장치

전기안구진탕검사계(electronystagmograph): 현훈 환자를 평가하기 위한 검사동안 눈의 dan직임이나 안구진탕에 의해 생성된 전기 신호를 기록하는 장치

간질(epilepsy): 비정상적 뇌 전기 활동으로부터 나오는 반복적인 발작에 의한 병으로서, 흔히 특정 발작 유형에 따라 여러 형으로 나뉜다.(예; 전신 긴장간대발작)

애플리 조작(Epley maneuver): 양성 체위성 돌발현훈 환자에서, 홀파이크 조작의 변형으로, 반복적인 짧은 현훈 발작을 제거하기 위해 후방세반고리관 주위의 유리평형모래(loose otoconia)를 돌리기 위해 시행된다.

눈바깥 운동(extraocular movement): 홍채나 수정체를 지배하는 근육보다 눈밖에 있는 눈 근육의 수축에 의해 일어나는 눈의 움직임

대뇌낫(Falx cerebri): 두 개의 대뇌반구를 반으로 분리하는 정중시상면에서의 딱딱한 경질주름(dural fold)

근육부분수축(fasciculation, 속상수축): 하나의 전각신경원으로부터 나오는 단일 신경 지배하에 있는 근육섬유다발의 수축이 근육의 일부분에 간헐적 자발적으로 보이는 움찔수축 현상으로 몸의 일부분을 움직일 정도로 일어나지는 않는다.

세동(fibrillation, 잔떨림): 더 이상 운동신경의 조절하에 있지 않은 개별적인 탈신경 근섬유의 자발적 수축(근전도에 의해서는 보이지만 눈에는 보이지 않는)

이완(flaccid): 근긴장이 없는 팔다리 근육

대공(foramen magnum): 두개골 밑바닥에 있는 큰 구멍으로 척수와 뇌간이 연결되는 곳이다.

오목(fovea, 망막중심오목): 무언가를 읽기 위해 가장 날카로운 시력과 관련된 망막의 황반 중심부

프렌첼 안경(Frenzel glasses): 충분히 고정시켜 명확하게 보는 것으로부터 환자를 방해하는 강한 정렌즈로서, 검사자로 하여금 눈 검사를 가능하데 한다. 안구진탕을 찾아내기 위해 사용하는 안경이기도 하다.

가돌리늄(Gadolinium): 파괴된 혈액뇌장벽을 갖는 뇌 영역을 찾아내기 위해 자기공명영상 전에 정맥내 주사로 투여하는 희토류화합물

신경절(ganglia): 뒤뿌리절과 같이 유사한 기능을 갖는 모든 신경원의 무리

게르스트만 증후군(Gerstmann's syndrome): 두손의 다른 손가락들을 가리키거나 이름대지 못하는 것, 몸의 오른쪽과 왼쪽을 햇갈리는 것, 계산이나 글씨 쓰기를 못하는 것 등의 복합 증상들을 갖는 상태

글라스고우혼수척도(Glasgow coma scale): 눈 뜨기, 운동 반응, 언어 반응 등에 기초하여 무의

식 환자에 대한 시행하는 간단한 점수체계로서, 예후를 알아보기 위해 사용한다.

아교세포(glia): 별아교세포와 희소돌기아교세포를 포함하는 중추신경계의 버팀 세포에 대한 용어

신경아교종(glioma): 별아교세포와 희소돌기아교세포 계통의 중추신경계 종양에 사용하는 용어

완전실어증(global aphasia): 음성 메시지를 이해하거나 표현하는 능력의 후천성 상실

가워 수기(Gower's maneuver): 근위부 다리 근육의 힘이 약한 근디스트로피 환자에서 볼 수 있으며, 일어나기 위해 손으로 무릎을 짚고 허벅다리를 일으키는 것

움켜잡기반사(grasp reflex): 손바닥을 자극하였을 때 불수의적으로 손을 움켜잡는 반사. 이 것은 아동에서 정상이지만 더 나이가 든 유아와 성인에서는 비정상이며 전반적인 전두엽 손상과 연관되어 나타난다.

홀파이크 조작(hallpike maneuver): 위치성 안구진탕을 발견하기 위한 검사로서, 환자를 눕히고 머리를 테이블 아래로 늘어뜨려 시행한다.

망치발가락(hammer toes): 총 모양 망치와 같이 발가락이 말리는 것으로, 흔히 원위부 감각운동 다발성신경병증 때문에 발가락 굴곡내재근의 위축 및 약화와 함께 더 근위부의 발가락 신전근이 위에서 끌어당김으로서 초래된다.

반맹(hemianopsia): 수직면에서 시야의 반에 해당하는 시각 상실을 말하며, 두 눈이 똑같이 침범되면 동측반맹이라고 부른다.

반불완전마비(hemiparesis): 몸의 한쪽만을 포함한 불완전 위약증

호르너 증후군(Horner's syndrome): 축동, 안검하수, 땀 감소 등이 편측 안면에 나타나는 것으로, 시상하부에서 시작하여 뇌간, 흉수, 경추 교감신경절, 경동맥)과 눈동맥 주변 교감신경 쪽으로 가는 제3차 신경원의 병변에 의해 일어난다.

뇌수종(hydrocephalus): 뇌의 하나 이상의 뇌실의 비정상적 확장을 말한다. 폐쇄성 뇌수종은 뇌척수액의 흐름이 뇌실계나 지주막하 공간에서 막히는 것을 말하며, 뇌수종 ex vacuo는 주위 백색질과 신경원의 상실에 의해 수동적으로 뇌실이 확장되는 현상을 말한다. 교통수두증은 척수의 지주막하 공간으로부터 측뇌실로 막혀 있지 않은 통로를 의미한다.

과다근육긴장(hypertonia): 관절에서 팔다리의 수동적 움직임에 의해 생성된 근육 긴장이나 저항의 증가

근육긴장저하(hypotonia): 관절에서 팔다리의 수동적 움직임에 의해 생성된 근육 긴장이나 저항의 감소

점두경련의뇌파(hypsarrhythmia): 뇌파상에서 보이는 무작위의 고전압 스파이크 서파로서, 시간과 위치에 따라 변한다.

얼음물 칼로릭검사(ice water caloric): 혼수상태 환자에게 전정 내이로부터 제3, 6뇌신경으로 가는 경로가 손상되지 않았는지 여부를 알아보기 위해 하는 검사이다. 경로가 정상일 때 한쪽 귀에 얼음물을 부으면 양쪽 눈의 움직임이 한쪽으로만 일어난다.

영아 연축(infantile spasm): 영아에서 보이는 목, 몸통, 팔다리 근육의 짧은 대칭성 수축(또한 salaam seizure라고도 부른다.)

허혈 경계영역(ischemic penumbra): 급성 뇌졸중에서 곧바로 나타나는 병변 주변 뇌영역으로, 기능을 수행하기에는 불충분한 혈류이지만 세포사를 막기에는 충분하며, 뒤이어 죽을 수도 있고 죽지 않을 수도 있다.

하악반사(jaw jerk): 턱을 아래쪽으로 가볍게 두드려 깨물근(masseter)의 수축과 위쪽으로의 턱 움직임을 유발하는 피질연수반사이다. 하악반사가 현저하게 강하게 나타날 때, 피질연수로

에서 제5뇌신경핵으로의 상부운동신경원의 비정상을 의미한다.

핵황달(kernicterus): 신생아동 황달로 인해 심부 뇌핵에 담즙색소가 침착되며 신경원이 변성되는 현상

무릎반사(knee jerk, KJ): 슬개건을 가볍게 두드렸을 때 다리가 잠시 신전되는 것을 유발하는 심부건반사로서 슬개반사라고도 한다.

코르사코프 증후군 또는 정신병(Korsakoff's syndrome or psychosis): 새로운 기억을 습득하는 능력의 상실과 대답을 꾸며내는 경향을 갖는 증후군이다. 이는 흔히 알코올 중독으로부터 오는 베르니케 코르사코프 뇌병증의 일부분이다.

외측 슬상체, 슬상핵(lateral geniculate body or nucleus): 시신경으로부터 정보를 받아 시각로 부챗살(optic radiation)을 거쳐 후두엽 피질과 상부 뇌간쪽으로 보내는 시상 핵

외측 연수 증후군(lateral medullary syndrome): 척추동맥의 가지인 후방하부소뇌동맥의 폐색으로 인해 발생한 뒤측 연수(연수)와 하부 소뇌의 경색

렌즈핵(lenticular or lentiform nucleus): 조가비핵과 창백핵의 조합

백색연화증(leukomalacia): 백색질 영역의 비정상적 연화

척추앞굽음증(lordosis, 척추전만): 앞쪽으로 볼록함을 갖는 척추 기둥의 굽이

하부운동신경원(lower motor neuron): 직접 근육을 지배하는 척수나 뇌간의 전각에 있는 운동신경원

요추천자(lumbar puncture): 속침을 가진 빈 바늘을 하부 요추 공간에 있는 척추관으로 집어넣어 뇌척수액을 뽑거나 약물을 투입하는 것

자기공명영상(magnetic resonance imaging, MRI): 변화하는 자기장을 사용하여 여러 면에서 뇌 절편으로 뇌 영상을 만들어 내는 장치

넙다리감각이상증(meralgia paresthetica): 허벅지의 외측대퇴피부신경의 피부 영역에 감각 장애와 이상감각이 나타나는 것

안쪽 관자(측두) 경화증(mesial temporal sclerosis): 한쪽 해마에 나타나는 신경원의 진행성 상실과 신경아교증으로 복잡부분발작을 유발한다.

축동(miosis): 동공의 비정상적 수축

단발신경병증(mononeuropathy): 하나의 말초신경을 침범하는 병변

근육통(myalgia): 근육의 경련이 아닌 통증

수초(myelin): 신경집세포에 의해 만들어져 말초신경을 감싸거나 희소돌기아교세포로 만들어져 몇몇 중추신경을 감싸는 지질과 단백질로 된 집

척수신경근병증(myeloradiculopathy, 척수뿌리병증): 척수와 주변 말초신경근, 말초신경들에 영향을 주는 병 상태

간대성근경련(myoclonus): 특정 근육이나 전체 몸을 침범하는 빠르고 매우 짧은 근육 경련으로 함께 섞이지 않고 무도병보다 지속시간이 짧다. 야간 간대성근경련은 깊이 잠들었을 때 일어나는 정상적인 갑작스러운 몸의 경련이다. 뇌파는 간대성근경련과 일치하는 스파이크 파형을 보일 수도 보이지 않을 수도 있다.

근육병(myopathy): 어떤 원인으로든지 근육의 질병을 의미하는 일반 용어

근육긴장증(myotonia): 비정상적으로 지속되는 근수축과 느린 이완으로서, 근전도에서 특징적인 유형을 갖는다.

무시(neglect): 개인 안팎 공간 부분에 정상적으로 참여할 수 없는 상태를 말하며 지각의 이상으로 설명할 수 없는 경우를 말한다. 시각 무시에서 환자는 환경의 왼쪽 또는 오른쪽에 있는 물체, 사람, 움직임을 무시하게 된다.

신경축(neuraxis): 입쪽 앞뇌부터 꼬리쪽 척수까지 이어지는 중추신경계의 세로축

신경포식현상(neuronophagia): 포식세포에 의한 신경원의 파괴

신경병증(neuropathy): 말초신경의 병을 표현하는 일반 용어

통각수용기(nociceptive): 통증 자극에 반응하는 감각 수용체

비발작성 경련지속증(non-convulsive status epilepticus, 비발작성 경련중첩증): 환자가 지속적인 혼돈과 손상된 각성상태를 보이지만 팔다리는 움직일 수 있는 복잡부분경련지속증

안구진탕(nystagmus): 눈동자의 진동성 움직임으로서, 생리적(원을 돌린 후)으로 또는 비정상적(내이, 뇌간, 소뇌 기능부전)인 원인에 의해 일어날 수 있다.

우측 눈(oculus dexter, OD): 우측 눈

눈근육마비(ophthalmoplegia): 눈의 움직임 마비

세가지 지남력(oriented x 3): 정신상태 검사에서 사람, 장소, 시간으로의 지남력을 검사하는 것

체위성 저혈압(orthostatic hypotension, 기립성 저혈압): 서있으면 혈압이 떨어져 어지러움이나 심지어 실신을 유발하는 것

좌측 눈(oculus sinister, OS): 좌측 눈

평형모래(otoconia): 타원랑(utricle)와 구형랑(saccule)의 황반(macula) 윗쪽의 아교모양 기질에 묻혀있는 아주 작은 탄산칼슘 결정으로, 붙어있는 털세포을 구부려 중력변화에 따라 움직임으로써 중력을 감지하는 역할을 한다.

귓물(otorrhea, 이루): 귀로부터 뇌척수액의 배출

시각신경유두부종(papilledema): 증가된 뇌압에 의해 시각신경 유두가 붓는 것

말이상증(paraphasias, 착어증): 부정확한 발음이나 부적절하게 대치된 단어와 함께 말단어 의미에 기초한 오류에 의한 뜻을 모르는 말이상증 (삼촌을 고모로), 또는 소리에 기초한 오류(took을 hook으로)에 의한 문자 말이상증을 보이게 된다.

감각이상(paresthesia): 저린감을 유발하는 말초신경섬유의 자발적 발화

발작(paroxismal): 뇌파에서의 스파이크 파형과 같은 갑작스러운 사건

과지시(past pointing): 전정기관이나 소뇌의 기능부전으로 인해 눈을 감은 채 손가락이나 발가락을 사용할 때 너무 멀리 가거나 한쪽으로 치우쳐 표적을 반복해서 놓치는 것

슬개 반사(patellar jerk): 슬개건을 가볍게 두드려 다리의 짧은 신전을 유발하는 심부건반사로서 무릎반사라고 부른다.

말초신경계(peripheral nervous system, PNS): 척수와 뇌간 밖에 있는 모든 신경조직으로, 운동, 감각, 자율신경과 그들의 핵으로 이루어져 있다.

정맥염(phlebitis): 정맥의 염증

고성공포증(phonophobia): 정상적으로는 불편함을 야기하지 않는 소음으로부터 불편함을 느끼는 것

눈부심(photophobia): 밝은 빛에 의한 비정상적인 눈 통증

다발신경병증(polyneuropathy): 전반적이고 대칭적인 감각, 운동, 자율신경 축삭의 원위성 기능부전으로 흔히 발에서 시작된다.

양전자방출 단층촬영(positron emission tomography, PET): 혈류, 당 이용, 뇌 수용체에 붙어있는 특정 리간드(배위자) 위치 등에 대한 정량화된 영상을 얻어내기 위해 주입된 방사선표지 화합물로부터의 방출을 검출하는 영상 기술

이마앞엽(prefrontal lobe): 운동과 운동앞피질의 앞쪽 뇌 부분으로 다감각 연합피질이다.

프리온(prion): 정상적인 숙주 단백질의 비정상적 단백질 형상으로, 전염성의 스폰지형뇌병증을

유발한다.

고유감각(proprioception): 무의식 또는 의식적인 감각으로, 바닥과 같은 고정된 물체에 관계된 몸 부분의 위치 감각

얼굴인식불능증(prosopagnosia): 친숙한 얼굴을 인식하지 못하는 것

거짓연수마비(pseudobulbar palsy): 뇌간에서 양측 피질연수로의 기능부전으로 인해 말소리, 발성, 삼킴장애와 정서 불안정을 유발하는 증후군

정신운동지연(psychomotor retardation): 정신 지체에 의하지 않고, 정신활동과 팔다리 움직임이 비정상적으로 느려지는 것

안검하수(ptosis): 한쪽 또는 양쪽 눈꺼풀이 비정상적으로 처지는 것

조가비핵(putamen): 기저핵의 일부분. 꼬리핵과 조가비핵은 줄무늬체를 형성하고, 조가비핵과 창백핵은 렌즈핵을 이룬다.

사분맹(quadrantanopia): 시각의 1/4의 소실

신경근병증(radiculopathy, 뿌리병증): 척수를 떠난 신경근의 손상으로 대응되는 근육분절과 피부분절에서 위약증, 감각상실, 이상 감각, 감소된 반사 등을 유발한다.

람세헌트증후군(Ramsay Hunt syndrome): 무릎핵으로부터 대상포진바이러스의 재활성에 의한 급성 안면마비

강직(rigidity, 경직): 얼마간의 운동단위의 발화를 유발하는 신장력 때문에 운동범위를 통해 굴곡근과 신전근의 근육 신장에 대한 일정한 저항이 일어나는 것을 말한다. 파킨스씨병에서 손목이나 팔꿈치의 빠른 굴곡과 신전이 흔히 톱니바퀴와 같은 느낌을 일으킨다(톱니바퀴 경직).

린네검사(Rinne test): 골전도(꼭지돌기에 진동 소리굽쇠를 위치)와 공기전도를 비교하는 것으로서, 정상적으로 공기전도가 골전도 보다 더 잘 들린다)

롤란드도랑(Rolandic fissure): 전두엽에서의 운동피질을 두정엽에서의 감각피질로부터 분리하는 도랑

롬베르크징후(Romberg sign): 눈을 뜨고 발을 모은 채 서있을 수 있으나 눈을 감은 채 자세를 유지할 수 없는 것을 보여준다.

먹이찾기반사(rooting reflex): 영아가 얼굴과 입술을 뺨에 닿는 엄마의 유두 쪽으로 정상적으로 돌리는 것으로, 성인에서 뺨에 닿을 때 보이는 비정상적인 "전두엽 해리 반사"와 다르다.

입쪽(rostral): 앞뇌쪽으로의, 꼬리쪽 척수와 반대쪽으로의 신경축 방향이나 위치

급속눈운동(saccadic eye movement): 자발적이거나 반사적인 빠른 눈 운동이 흔히 오목의 고정을 이루는 것

영아연축(salaam seizure): 영아에서 볼 수 있는 목, 몸통, 팔다리 근육의 짧은 대칭성 수축(또한 infantile spasm이라고도 부른다)

도약전도(saltatory conduction): 유수신경결절(node of Ranvier)에서 유수신경결절로 점프하여 수초 신경을 따라 움직이는 신경활동전위로서, 초당 80미터만큼 빨리 전도속도를 증가시키게 된다.

엉덩뼈신경통(sciatica, 좌골신경통): 엉덩뼈신경을 형성하는 하나 이상의 요천추신경근에 손상으로 인해, 다리쪽으로 내려오는 방사통을 이룬다.

반고리뼈관(semicircular canal): 서로 직각을 이루는 세개의 관으로 측두골에 위치한다. 각가속을 탐지하고 머리 움직임 동안 안정되게 눈을 유지하는 것을 돕는다.

단락(shunt): 경로를 따라 막혀있는(흔히 뇌실) 뇌척수액을 복부나 목정맥으로 옮기기 위해 사용하는 피하관으로, 그 곳에서 뇌척수액이 흡수될 수 있다.

단일광자방출단층촬영술(single photon emission computed tomography, SPECT): 양전자방출단층촬영과 유사하지만 더 저렴한 영상술로서, 국소 혈류량이나 뇌대사를 다른 뇌 영역과 질적으로 분석한다.

시각의 스큐편위(skew deviation of vision): 뇌간 병변 때문에 일어나는, 모든 주시영역에서 동일한 수직과 약간의 수평(대각선) 복시

입다시기반사(Snout reflex, 빨고핥기반사): 입술을 가볍게 두드려주면 입술을 삐죽 내미는 반사

경직(spasticity): 휴식상태의 근육이 중간 위에 있고 팔다리가 특징적인 굴곡위를 보이는 피질척수로 손상으로부터 결과하는 상태이다. 빠른 수동적 팔다리 운동이 초기에는 거의 저항을 일으키지 않지만, 저항이 갑자기 사라질 때까지 근육 저항이 점차 빠르게 증가한다.("접는 칼" 현상)

협착(stenosis): 동맥이나 척추관의 관내강이 좁아지는 것

사시(strabismus): 생리적 작업에 의해 요구되는 것과 다르게, 두 개의 시선축이 서로에 상대적인 위치를 가정함으로써 나타나는 눈 정렬의 결여 상태

하지직거상검사(straight leg raise test): 요추신경근병증에 대한 검사로서, 뻗은 다리를 수동적으로 들어올려 허리에 통증을 유발하는 것을 말한다.

줄무늬피질(straiate cortex, 선조피질): 일차 시각중추

줄무늬체(striatum): 꼬리핵과 조가비핵의 조합

대뇌낫밑 공간(subfalcial space): 띠이랑(cingulate gyrus)이 뇌압 증가에 의해 탈출될 수 있는 낫밑 공간

빨기반사(suck reflex): 입술에 닿았을 때 영아에서 나타나는 정상적인 빨기 반응이나, 성인에서 입술에 닿았을 때 빨기 반응을 유발하는 비정상적인 "전두엽 해리" 반사와 다르다.

실비우스 도랑(Sylvian fissure): 측두엽과 전두엽, 두정엽의 근처 부분을 분리하는 주요한 수평도랑

일렬보행(tandem gait): 직선으로 앞발의 발뒤꿈치와 뒷발의 발가락이 닿으면서 걷는 보행

틱(tics): 갑자기 얼굴과 팔다리 또는 발성에 일과성으로 반복적인 상동운동이 나타나는 것으로서 간단히 스스로 억제할 수 있다. 그러나 종종 뒤이어 억제가 제거되었을 때 틱의 폭발이 일어나게 된다.

소뇌편도탈출(tonsillar herniation): 소뇌 편도의 대공(foramen magnum)으로의 하방 운동으로서, 이는 후두와(posterior fossa)에 있는 국소 종괴에 의해 증가된 뇌압 에 대한 반응으로 일어난다.

편도(tonsil): 소뇌 중심부의 가장 아랫부분

일과성허혈발작(transient ischemic attack): 대뇌동맥의 순간적인 폐색에 의해 일어나는 국소 신경 징후로서, 흔히 한시간 내로 지속되며 언제나 24시간 이내에 국한된다.

삼두근반사(triceps jerk): 팔꿈치 뒤쪽 상방의 삼두근의 힘줄을 가볍게 쳐서 나타나는 심부건 반사

천막뇌탈출(uncal herniation): 내측 측두엽의 천막뇌이랑(uncal gyrus)이 측두엽-전두엽 종괴가 뇌압의 상승을 일으킨 데 대한 반응으로 천막패임(tentorial notch) 아래쪽으로 탈출하는 것을 말한다.

상부 운동신경원(upper motor neuron): 뇌간이나 척수에 있는 하부 운동신경원과 시냅스하는 상부 뇌의 신경원

타원랑(utricle): 중력을 감지하는 내이의 부분

발살바조작(Valsalva maneuver): 폐쇄된 성문 쪽으로 강한 날숨을 내쉼으로써 폐내압을 증가시키

는 행위

뇌실(ventricles): 뇌척수액의 경로를 따라 뇌척수액이 차있는 뇌 안에 있는 네 개의 강(측뇌실들, 제삼뇌실, 제사뇌실)

벌레(vermis, 소뇌충부): 몸통 균형과 보행에 관여하는 소뇌의 중간선 부위

현기증(vertigo): 본인 스스로나 환경이 비정상으로 도는 것처럼 느끼는 착각

분수령 뇌영역(watershed brain territory): 중간대뇌동맥과 뒤대뇌동맥의 말단부 사이(두정엽), 중간대뇌동맥과 앞대뇌동맥의 말단부 사이(전두엽 앞쪽)에 위치한 대뇌 피질로서, 뇌의 관류 저하가 일어났을 때 손상된다.

베르니케 실어증(Wernicke's aphasia): 말이나 글씨를 통한 의사 전달을 이해하는 능력의 상실과, 뜻이 전혀 통하지 않는 유창한 문장과 정상적인 선율로 말하는 언어 질환

백색질(white matter): 주로 수초(하얗게 보이는) 신경섬유로 구성된 중추신경조직으로서, 신경원 세포체는 없다.

황색변색증(xanthochromia): 용해된 적혈구, 빌리루빈, 매우 증가된 뇌척수액 단백질 농도로부터 나오는 노란 색의 뇌척수 상청액

찾아보기

ㄱ

ㄴ

ㄷ

ㄹ

ㅁ

ㅂ

ㅅ

ㅇ

ㅈ

ㅊ

ㅋ

ㅌ

ㅍ

ㅎ

기타